孕产期保健细节全知道

专家指导版

北京妇产医院围生医学专家
主任医师　王琪　编著

中国妇女出版社

图书在版编目（CIP）数据

孕产期保健细节全知道：专家指导版/王琪编著.
—北京：中国妇女出版社，2013.6

ISBN 978-7-5127-0692-7

Ⅰ.①孕… Ⅱ.①王… Ⅲ.①孕妇-妇幼保健-基本知识②产妇-妇幼保健-基本知识 Ⅳ.①R715.3

中国版本图书馆CIP数据核字(2013)第085090号

孕产期保健细节全知道（专家指导版）

作　　者：王　琪　编著
责任编辑：李　里
版式设计：方方设计
封面制作：陈　光
责任印制：王卫东
出版发行：中国妇女出版社
地　　址：北京东城区史家胡同甲24号　邮政编码：100010
电　　话：（010）65133160（发行部）65133161（邮购）
网　　址：www.womenbooks.com.cn
经　　销：各地新华书店
印　　刷：北京联兴华印刷厂
开　　本：170×240　1/16
印　　张：25
字　　数：370千字
版　　次：2013年10月第1版
印　　次：2014年4月第2次
书　　号：ISBN 978-7-5127-0692-7
定　　价：35.00元

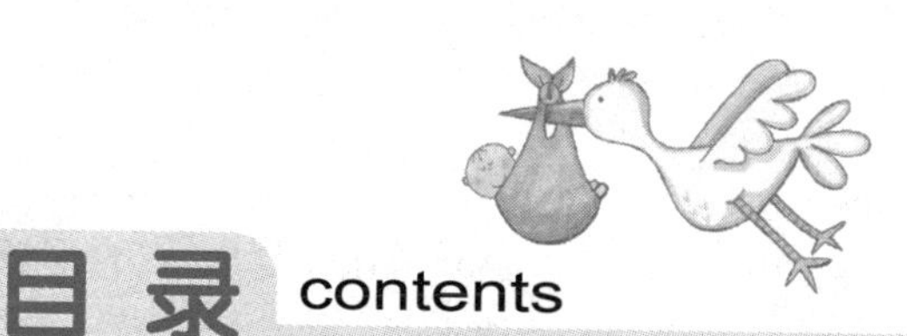

目录 contents

第1章 孕前准备细节：优生优育的基础

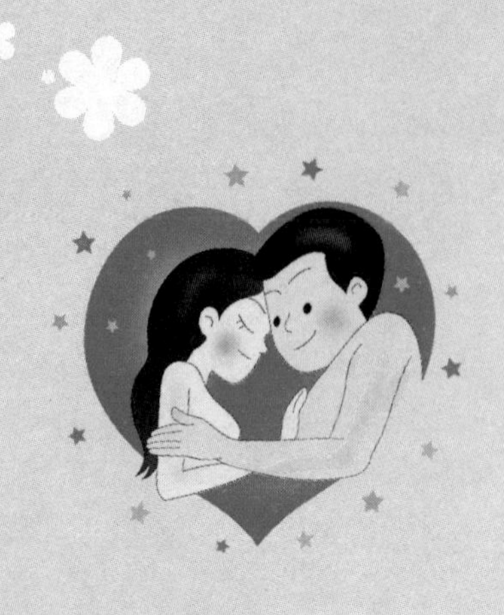

第2章 全面均衡营养：让宝宝健康又聪明

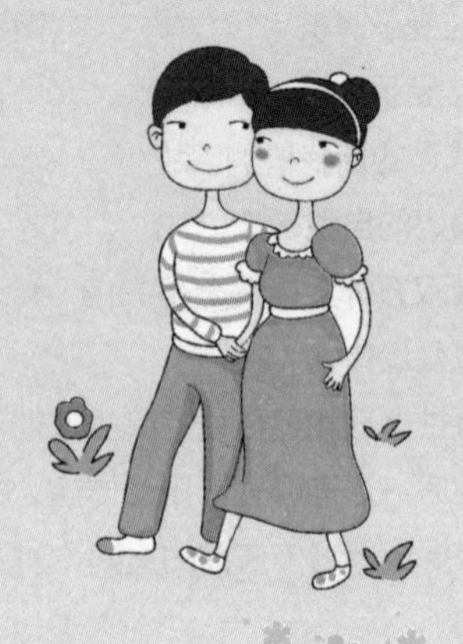

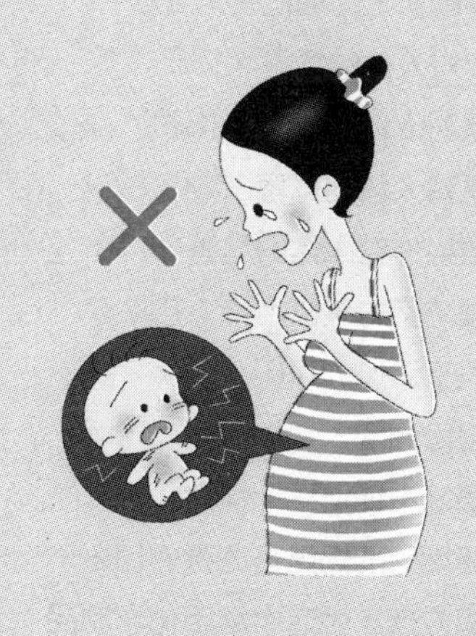

第3章 日常生活细节：居家出行保安全

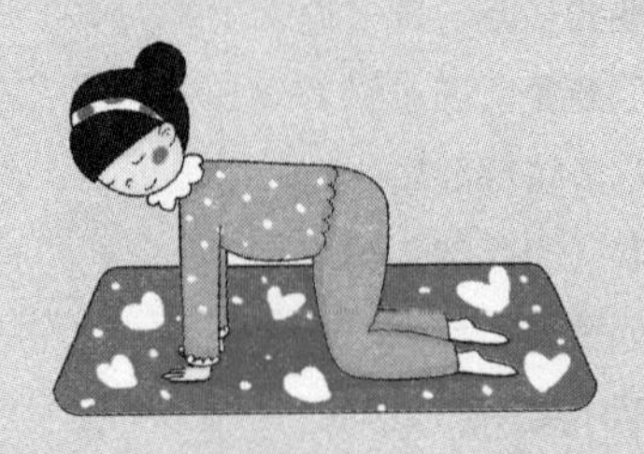

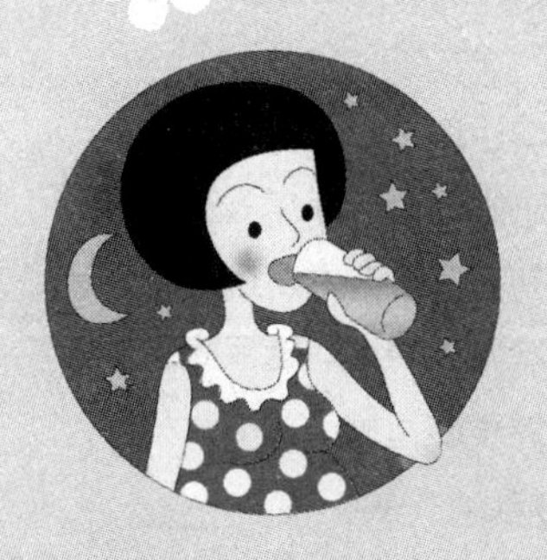

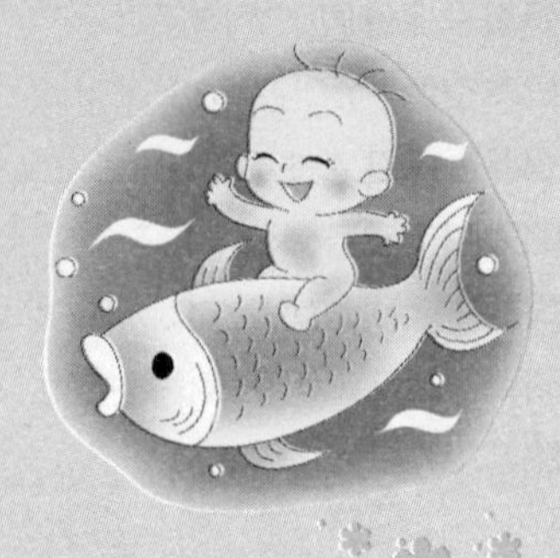

第5章 调整心态:准妈妈的心理调适方案

第6章 合理运动:孕全程健身方案

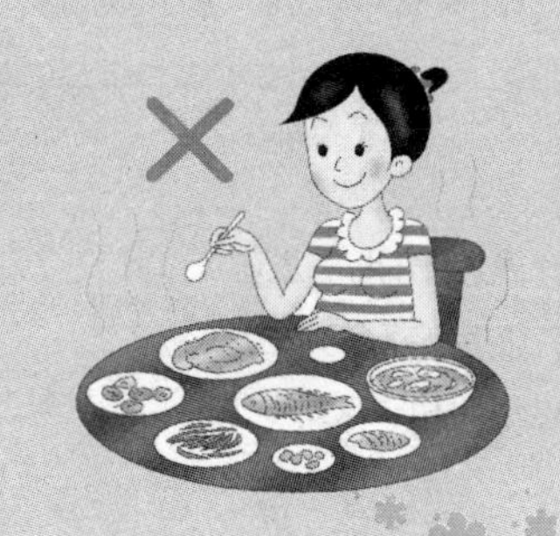

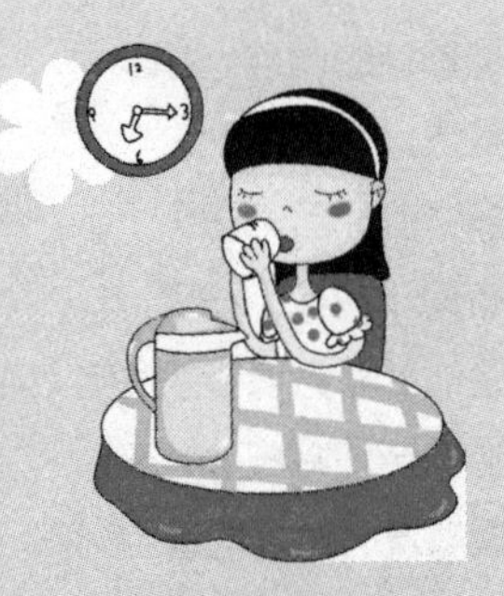

第7章 安全分娩：母子健康的保障

第8章 产后恢复：抓住休养生息的黄金期

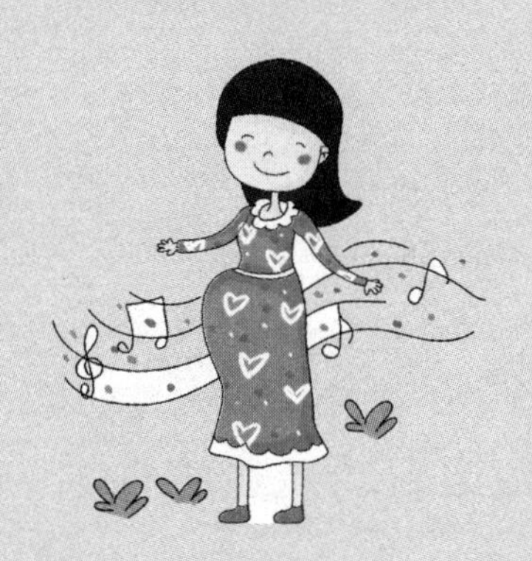

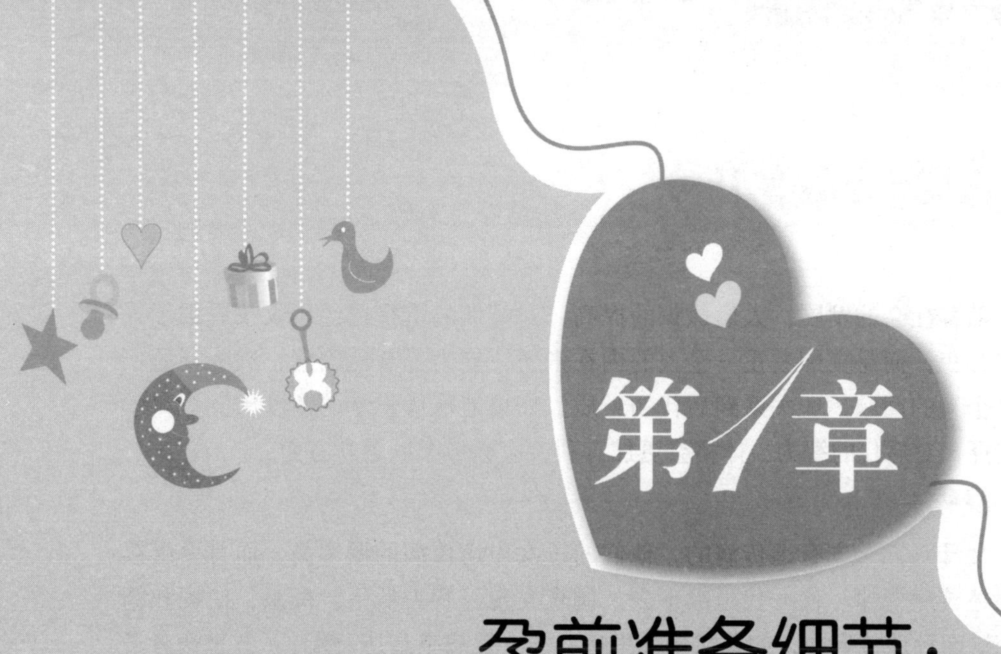

第1章

孕前准备细节：优生优育的基础

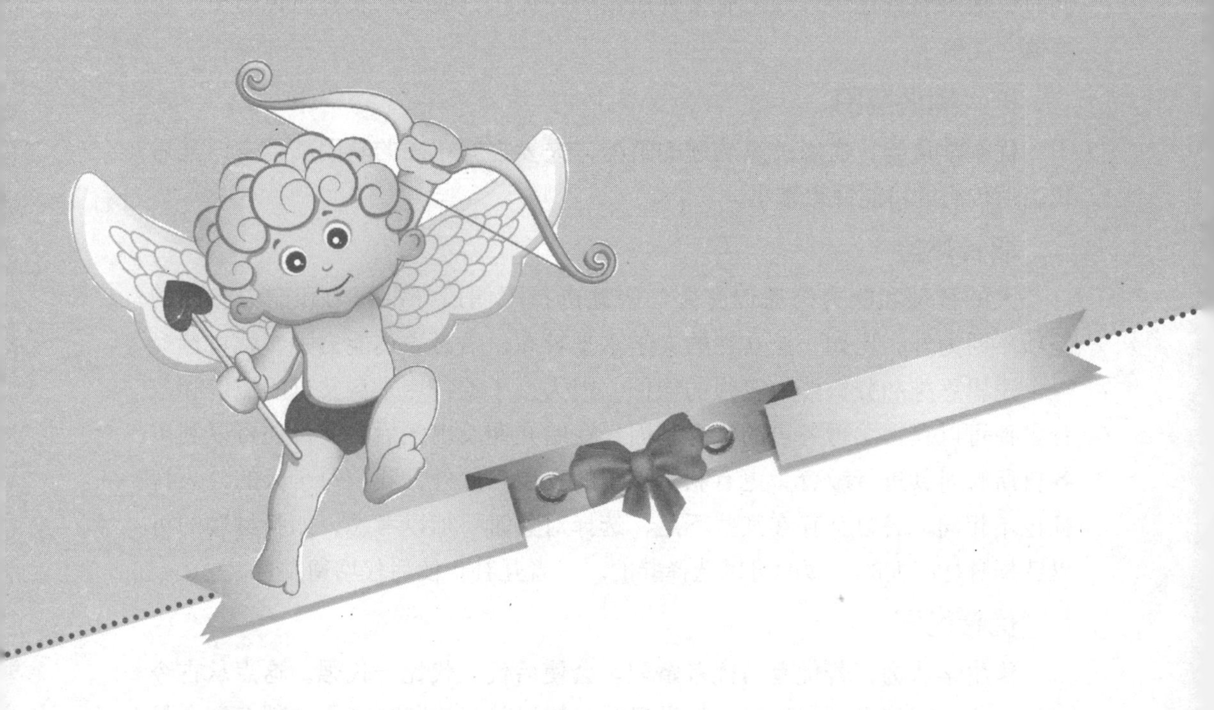

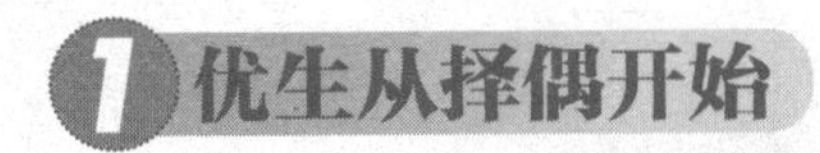

1 优生从择偶开始

随着社会的发展、人们认识的提高，对配偶的选择已经不仅仅局限于人品和容貌，而是更加看重一个人的内在素质、能力等其他因素，因为择偶不仅是个人的问题，还关系到后代的素质。如果能从优生学的角度出发，科学地选择，对后代的智力、体格会更加有利。应该考虑以下几方面。

家族史

父母双方一方有遗传病的，他们的子女患遗传病的概率高，而且会继续按照遗传病规律一代一代延续下去。调查发现，智力低下、痴呆、白痴和精神病这四种遗传病中，如果父母都患病，子女发病率高达73%；一方患病者子女发病率为39%；父母均没有患病的，子女发病率只有0.25%。有的人表面上虽然和正常人一样，却带有致病基因，可以遗传到下一代。因此，在选择配偶时，如果对方已经表现出有某种遗传病的症状，或其家族有遗传病史，就要慎之又慎了。

扩大择偶范围

优生学认为：血缘关系越远的婚配，夫妻之间相同的基因就越少，其后代患遗传病的可能性也越小。

取长补短

人的智慧和能力与遗传有关，因此选择配偶最好以智力和能力方面的差项不同为好。比如一位女性的文学水平较高，语言表达能力强，就可选择一个逻辑思维和分析能力较强的伴侣。因为孩子的特点来自父母的遗传和教育，他可以获得父母各自的优秀基因，在胎儿期及出生后，父母还可以利用各自所长对其进行教育，更有利于孩子的发展。此外，我们每个人的外表特征也不相同，各自都存在某些不足，选择对象时要加以考虑，如身材矮的可以选择身材高大的，瘦的可以选择胖的。二者互补，使后代均衡发育。

优者优配

优生学认为，若优者与优者婚配，会使后代一代比一代强。这点从古今中外的优秀家族中不难看出，如世界闻名的巴赫家族8代136人中就有50个是著名的音乐家。因此，在基本条件都比较好的情况下，应在文学、音乐、观察能力、逻辑思维等方面选择相对优秀的伴侣，这样才有可能生育出较自己更为优秀的后代。

2 近亲结婚的危害

英国伟大的自然科学家达尔文是生物进化论创始人，他的伟大发现却和家庭的悲剧不幸地交织在一起。

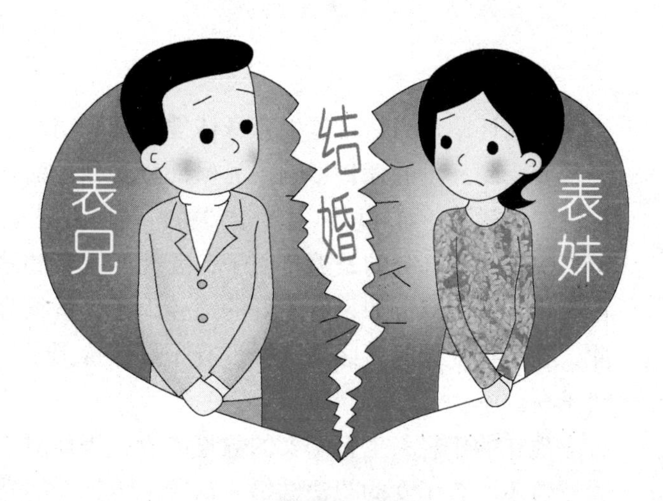

1839年1月，达尔文同他舅舅乔赛亚的小女儿埃玛在梅庄教堂举行了婚礼。新娘是个高雅、贤淑、聪明、美丽的姑娘。尽管达尔文与妻子互敬互爱，但由于他们是表兄妹，他们的真诚结合却拉开了达尔文意料之外的家庭悲剧的序幕。

达尔文结婚以后，埃玛一共生了10个孩子。其中长女安娜·伊丽莎白、次女玛丽·埃莉诺和最小的儿子查理·费林均幼年夭折。另外的7个孩子也都不同程度地患有各种疾病。达尔文的二儿子乔治、三儿子费朗西斯、五儿子霍勒斯和终生未嫁的四女儿伊丽莎白均患有不同程度的精神病。其他3个孩子，长子威廉、三女儿亨利埃塔和四儿子伦纳德虽然没有明显的精神症状，但他们婚后都没有留下后代。

据后人考证，达尔文的家族长期患有一种神秘的疾病，这种疾病到达尔文这一代已经表现得很明显。达尔文从中年起就患上了抑郁症，这种病折磨了达尔文的后半生。由于近亲结婚，使达尔文家族的疾病在后代中完全显现出来。

达尔文的家庭悲剧启示了其表弟高尔顿。高尔顿创立了优生学、遗传学和分子生物学，揭示了近亲不能结婚的科学道理。

然而，时至今日，在偏远、落后的贫困地区，近亲婚配的风俗仍较为流行。我国湖北某县就有两个被当地人称为“傻子村”的村庄——石碳村和马家冲村，其遗传病患病率高达15.5%，而智力低下者竟占34.5%。

近亲婚配殃及家庭、民族、国家，乃至人类的发展。由于“血缘婚配”所生子女比“无关婚配”子女隐性遗传病的发病率高150倍，因此我国《婚姻法》已经明确规定：禁止“直系血亲和三代内旁系血亲”结婚。

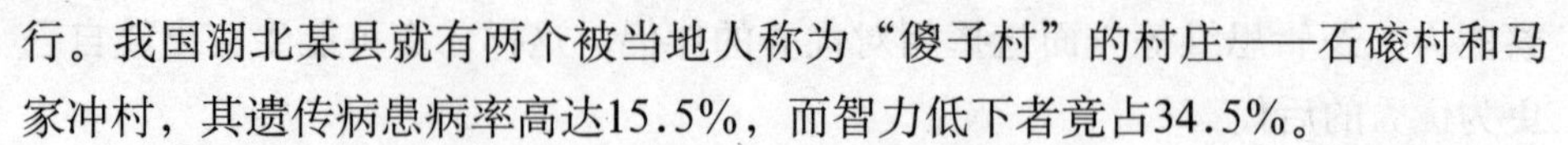

3 遗传与优生的关系

婚后怀孕，当然希望生育身体健康又聪明的孩子。子女各方面的品质，一部分受到父母的遗传影响，另一部分受到生活环境的影响，换言之，遗传提供“材料”，而环境再对这个“材料”加工制成“成品”。

决定遗传部分的是遗传因子，婴儿所携带的遗传因子来自父母双方且各占一半，夫妻双方如果有不好的遗传因子，就很难生育出无缺陷的婴儿。因此，在选择配偶时，必须选择没有不好遗传因子的配偶，这样才有优良的后代子女。

现在的年轻人生育子女的数量减少，因此对于择偶非常重视，但却也有人持着不生育子女的想法结婚，这种人也许会对选择配偶的规定提出抗议：“我不打算生育子女，不必考虑遗传问题。”这种观念是错误的，因为遗传性的疾病，如精神或神经疾病，有很多都是到青年期乃至壮年期才发病的，所以，即使从未打算生育子女，也必须重视遗传咨询。一般而言，配偶是终生的伴侣，如果配偶遗传的精神病发作，幸福的婚姻生活将不复存在。所以，准备结婚的年轻人必须重视遗传病，不可掉以轻心。

4 优生的措施

优生就是生个聪明健康的孩子，给社会造就优质的人力资源，防止先天性畸形和患遗传性疾病的孩子出生。要做到这一点，必须采取下列措施。

1. 禁止近亲结婚。

2. 患有遗传性疾病者不宜结婚。

3. 有遗传病家族史者应进行遗传咨询和婚前检查。

4. 一旦妊娠后，要避免接触影响胎儿的不利因素，如工业毒物、有害气体、放射线、禁服药物等。

5. 注意加强产前保健。

6. 注意孕期卫生和营养。

7. 定期做好产前检查，坚持产前常规检查，必要时做一些特殊检查，进行胎儿监护，以便在早期发现问题，防止畸形儿的出生。

5 婚前体检——优生优育第一关

婚前体检是结婚登记的一个规定程序，也是优生优育的第一关。当事人去做婚检时，需携带各自的近期免冠照片2张、居民身份证和户口本。

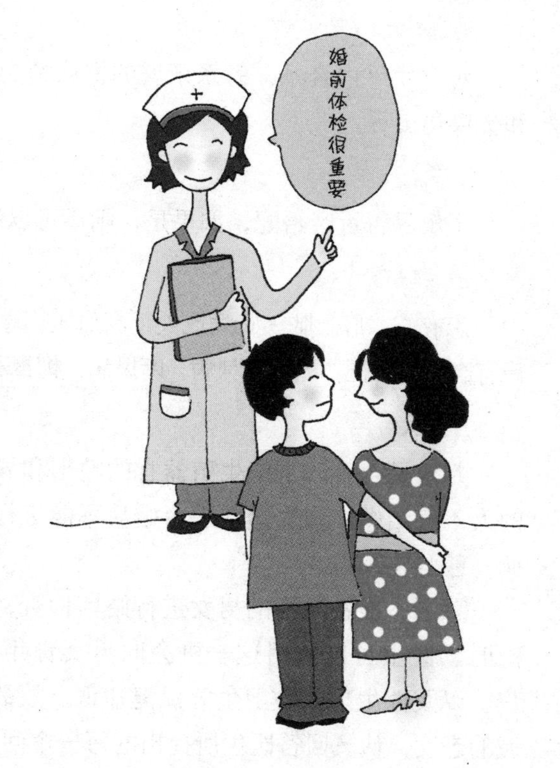

病史检查：医生要了解当事人的家族史、个人史和既往史，有无不适合结婚的情况和近亲血缘关系，以及各种遗传病发生史。

体格检查：包括早上空腹到医院抽血做肝功能、血、尿常规化验检查，以及一般的检查项目，如身高、体重、血压、脉搏、呼吸；精神、言语、行为能力；肢体活动状况；生殖器官发育状况；必要时还要做B超、心电图、性病检查等。

保健指导：介绍性生理与性卫生知识、避孕和受孕知识。

通过婚前体检，可以发现配偶是否患有任何不适宜结婚的疾病；或治愈某些疾病后才可结婚；或其患有某些疾病能结婚但不能生育；又或者其患有某些疾病在怀孕时需做产前胎儿诊断等，从而使婚姻更美满更幸福。

专家指导

婚前体检不是贞操检查，医生会对当事人的隐私保守秘密，接受检查的当事人不必紧张。

6 婚前检查的主要内容

婚前检查包括对男女双方疾病史的了解和进行系统的身体检查。

家族史

对三代以内直系、旁系亲属的健康情况的询问，尤其是遗传病、精神病和传染病史等。

血缘关系

了解是否近亲婚配，如果是，则不可以结婚。

健康状况

患有心、肝、肺、肾病或处于高血压病急性期，需待疾病痊愈后方可结婚。患有唐氏综合征、严重精神病、麻风病、梅毒和红斑狼疮者应该禁止结婚。

生殖器官

判定是否有严重的生殖器官的畸形和异常。患有无法矫正的生殖器畸形的人不宜结婚，因为这些患者婚后不能进行正常的性生活，会造成婚姻不协调，甚至导致离婚。

总之，准备结婚的男女进行婚前检查，可使双方都真正了解是否健康。同时，医生可以利用这一机会向男女青年讲解生理知识，宣传优生优育知识，以及性生理、性卫生等保健知识。故欲婚男女青年，应该本着科学和坦诚的态度，认真回答医生所提出的每一个问题，并积极、虚心地求教。

7 准备怀孕的女性要做好充分的心理准备

有些女性朋友在孕前会对生育产生恐惧心理，这与还没有充分做好身体、心理和物质上的准备有关。

如果你正准备怀孕，不妨先学习有关优生优育的知识，然后还要做好充分的心理准备。你可以对照以下问题看看自己是否已经思考清楚了：

1. 作为夫妻，你们两人是不是都对对方有积极的承诺，而且特别希望要个宝宝？

2. 你想要宝宝的目的是想让宝宝加强你和丈夫之间的关系，还是为了取悦家人？

3. 你和丈夫是否清楚应该为宝宝做些什么？

未准妈妈在孕前要思考清楚上述问题，调整好心态，一直保持稳定愉快的情绪，从容乐观地面对怀孕的种种问题。

8 孕前男性的心理准备

研究表明，平时的情绪对男性精子的生成、成熟和活动能力也有影响。

如果因家庭琐事造成夫妻不和，互相指责，双方终日处于忧愁和烦恼之中；或者工作劳累，压力过大，整日情绪不佳，这些不良的精神状态可直接影响神经系统和内分泌的功能，使睾丸生精功能发生紊乱，精液中的前列腺液、精囊腺液、尿道球腺液等成分也会受到影响，不利于精子存活，大大降低了受孕成功概率。

首先，夫妻应善于主动营造轻松、愉快的氛围，当一方由于某些原因心情不好或压力过大时，另一方要善于引导，帮助对方摆脱困境。安排适宜的生活节律，以消除日常生活、工作中的压力感。

其次，彼此都应善于在特定情况下，加大处理与对方关系时的容忍度，平时有可能在某些问题上引起争论、分歧甚至争吵，这时可先容忍下来，留待以后适当的时机解决，也可以借其他方法使之自然消化。

专家指导

孕前做好心理准备，不只具有优化妊娠心理方面的作用，还将对准妈妈顺利度过妊娠中的生理适应过程产生明显的“支柱”作用。

9 夫妻感情是优生的重要条件

恩爱夫妻的基本特征是感情融洽，同时也是遗传优生的重要条件。夫妻感情是否和谐与受孕率高低有关。和谐的夫妻感情，愉快的求偶气氛，欢乐的生育环境，对促进女性排卵和提高男性射精质量是十分必要的。高质量的性生活，可使生育能力达到最佳状态，这一点已经得到医学研究结果的证实，而这一前提就是加强夫妻感情。对于妻子没有性高潮者，丈夫应在性生活之前做好“启动”工作，力求尽情爱抚，触摸妻子的敏感部位，使妻子愿意甚至迫不及待时方可尽兴。

对于夫妻感情欠佳者，更应注意这一方面的“前奏”。应当知道，夫妻感情不好，还会引起两人精神紧张，而紧张是不利于受孕的。日常生活中我们经常可以看到，盼子特别心切时，则往往久不孕育，而当有了孩子后，心情放松了却又自行怀了孕，便是心理因素对于生育影响的一种例证。

在幸福和谐的家庭生活中，准妈妈会有一个好心情，有利于为受精卵创造一个良好的充满爱意的生长环境，胎儿的发育就特别顺利，生下的孩子往往健康聪明。反之，夫妻感情不睦，使妻子经常处于焦虑、忧郁、愤怒、怨恨之中，这些不良刺激对胎儿也是不利的。

所以，夫妻之间要学会处理好矛盾，互相尊重，互相理解，耐心听取对方的想法和意见，理智地、心平气和地对待彼此间的分歧，求同存异，为了家庭和未出世的孩子互相体贴，使孕期变成一个相依相伴、充满温馨和快乐的时期。

10 稳固的家庭关系是孕育宝宝的基础

如果决定要宝宝，那么，夫妻双方应在身体状况及经济状况方面多做考

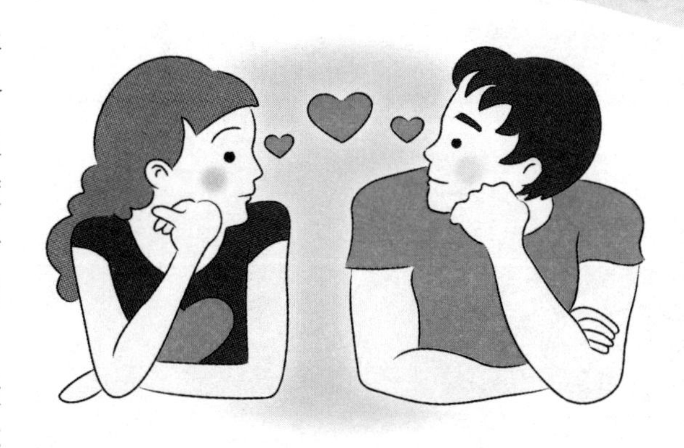

虑。尤其是做丈夫的，要更加体贴妻子、照顾妻子，以创造一个愉快舒适的环境，让妻子拥有良好的心态去迎接怀孕，并顺利度过孕期。生宝宝不仅仅是妻子一人的事，同样也是丈夫的事，确切地说是整个家庭的大事。

也许，怀孕期的某些阶段可能会影响夫妻性生活。如在怀孕初期及中期，尽管不妨碍过性生活，但还是应该减少次数与强烈程度。怀孕后期，准妈妈体态改变较大，要避免撞击膨大的腹部，准妈妈外阴、阴道柔软充血易受伤，动作应轻柔些。预产期前一个月，子宫对外界的刺激较敏感，易导致早产、早破水和感染，应停止性生活。所有这些都是夫妻间要考虑和计划的，特别是准爸爸，心理上更要有所准备。和谐的孕前心理对健康孕育很重要，一定要做好这些方面的调适。另外，生宝宝应建立在稳固的家庭婚姻关系基础上，夫妻双方都愿意有一个小宝宝，并愿意肩负起做父母的责任，这是最基础的，也只有这样，才可能以欢乐祥和的态度迎接新生命的到来！

专家指导

有些夫妻想以生宝宝来改善双方的关系，把宝宝作为婚姻的纽带。如果宝宝的到来并没有给摇摇欲坠的婚姻带来转机，反而起反作用，这对宝宝来说是极不公平与不负责的。

11 了解生殖系统

女性外生殖器官：女性外生殖器官包括阴阜、大阴唇、小阴唇、阴蒂、前庭、前庭球、前庭大腺、尿道口、阴道口、处女膜。外阴是重要的女性性器官，是接受性刺激的感受器，也是女性性功能的表达器官。外阴有丰富的神经末梢分布，对触觉有极端的敏感性，是女性重要的性感区。抚摸外阴可诱发性欲、性冲动，以致出现性的高潮。

女性内生殖器官：女性内生殖器官包括阴道、子宫、输卵管和卵巢。

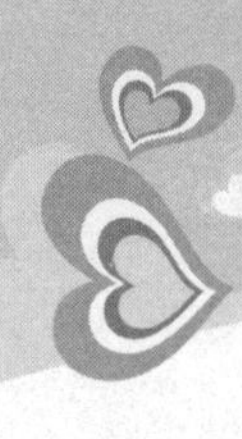

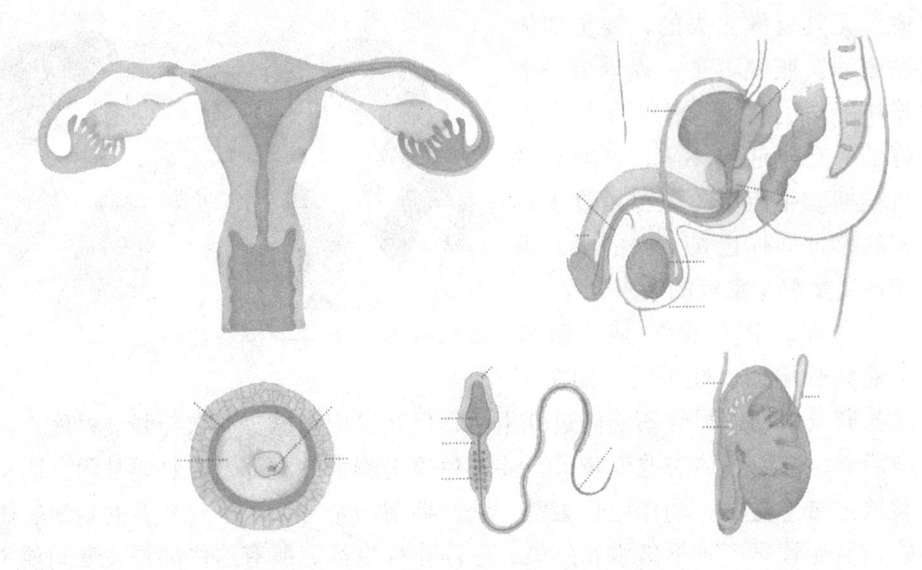

阴道为性交器官，以及月经血排出和胎儿娩出时的通道；子宫是女性特有的生殖器官，承担着繁衍人类、孕育胎儿的历史重任，可以说是孕育胎儿的摇篮，它在胎儿发育中有着不可忽视的地位；输卵管是精子和卵子相会的地方，也是受精后的卵子向子宫运行的管道；卵巢的主要功能是产生和排出卵子并分泌性激素。卵巢性激素能促进女性生殖器官的发育，并保持女性的特征，如乳房饱满、乳头大和具有性功能等。

男性外生殖器官：外生殖器官包括阴茎与阴囊。阴囊为一皮囊，其中包裹着睾丸、附睾、精索及输精管的阴囊段。通过阴囊的收缩和松弛产生调节阴囊温度的功能，使睾丸始终处于大约35℃的环境，从而有利于精子的产生与发育。

男性内生殖器官：内生殖器官包括阴囊内的睾丸、附睾、输精管、精囊腺、前列腺、射精管等。睾丸是男性主要的性器官，也是产生精子和分泌雄性激素的地方；精子由睾丸进入附睾，在附睾中进一步发育成熟，附睾也是储存精子的仓库；输精管则是精子从附睾输出的通道；精囊腺不仅可储存精液，也是一个分泌器官，其分泌液除了为精子提供能源外，还对精子具有稳定和保护作用；前列腺是一个分泌器官，其分泌液对精子的功能和活动起保护作用，还参与精液的液化过程，使黏稠的精液在女性生殖道内逐渐液化，促使精子顺利地进入女性生殖道；尿道球腺在性兴奋快达到高潮时，分泌一种黏性蛋白，透明而清凉，具有润滑尿道作用，也是射精时精液的组成部分。

12 了解受孕过程

精子和卵子结合的过程叫作受精或受孕，受孕就是怀孕的开始。女子在育龄期，卵巢每月排出一个成熟的卵子，排卵日期在下次月经来潮前14天左右。卵子从卵巢排出后立即被输卵管伞部吸到输卵管内，并在输卵管壶腹部等待精子的到来。

性交时，男子每次排出2亿～4亿个精子，其中大部分精子随精液从阴道内排出，小部分精子依靠尾部的摆动前进，先后通过子宫颈管、子宫腔，最后到达终点站——输卵管壶腹部，在那里等待和卵子结合。

精子在女性输卵管内能生存1～3天，卵子能生存1天左右，如在女子排卵日前后数天内性交，精子和卵子可能在输卵管壶腹部相遇，这时一群精子包围卵子，获能后的精子其头部分泌顶体酶，以溶解卵子周围的放射冠和透明带，为精了进入卵了开通道路，最终只有一条精了进入卵了，然后形成一个新的细胞，这个细胞称为受精卵或孕卵，这个过程称为受精。

受精卵从输卵管分泌的液体中吸取营养和氧气，不断进行细胞分裂。与此同时，受精卵逐渐向宫腔方向移动，3～4天到达宫腔时已发育成为一个

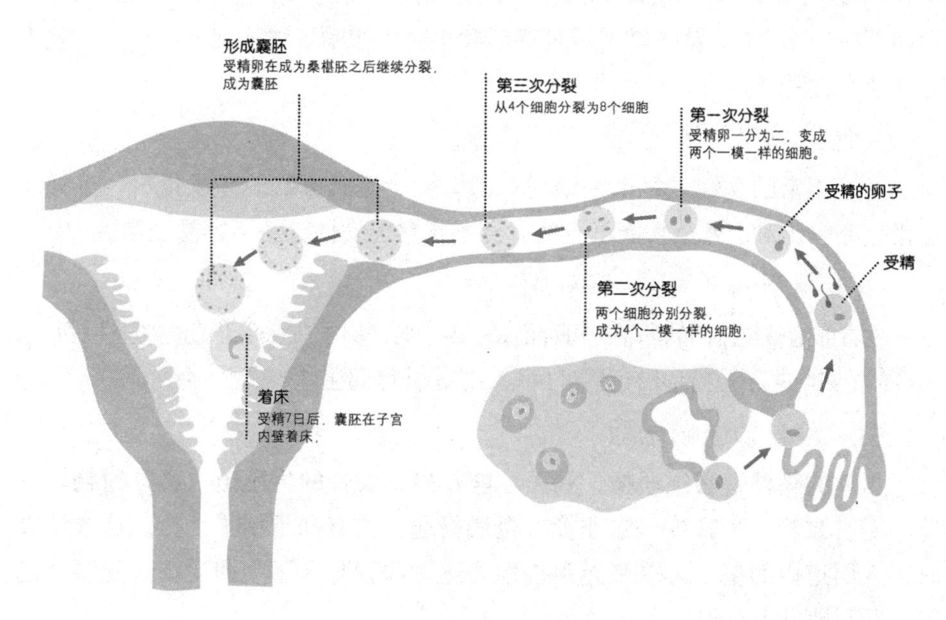

（排卵和受精的过程）

具有多个细胞的实体，在受精后6～8天进入子宫内膜，这个过程叫作着床或种植。受精卵着床后就在子宫腔里逐渐发育，停经5～8周，受精卵发育为胚胎，9周以后发育成为胎儿。

专家指导

女性如果存在阴道炎、宫颈炎、宫颈糜烂、宫颈息肉、盆腔炎、附件炎、输卵管阻塞或粘连、卵巢炎、卵巢囊肿、卵巢肿瘤、子宫内膜炎、子宫肌瘤、子宫腔粘连等疾病，都有可能导致不孕的发生。

13 了解受孕的条件

精子和卵子结合成受精卵，受精卵再着床到子宫内膜上生长发育，称为受孕。受孕是一个奇妙的过程，要完成这个过程，夫妻双方必须具备以下生育条件。

男子身体健康，能提供正常的精子

正常精子的标准：正常成年男子一次射出的精液量为2毫升～6毫升，每毫升精液中的精子数应在6000万以上，有前向运动能力的精子达60%以上，异常精子在15%以下，精子排出后可存活48小时。如精子达不到上述标准，就不容易使女方受孕。

女性的卵巢功能正常，能正常排卵

月经正常的女性，每个月经周期都有一个健康成熟的卵子排出，这样才有机会怀孕。对于卵巢功能不全或月经不正常的女性，就不容易受孕。

在排卵期内要有正常的性生活

女方卵泡破裂排出的卵子，可存活16～24小时，精子在女性生殖道内能生存1～2天，在排卵期进行性生活才有受孕的可能，在非排卵期性交一般是不会受孕的。

生殖道必须通畅无阻

男性的输精管必须通畅，精子才能排出。女性的生殖道也必须通畅，阴道—子宫颈管—子宫腔—输卵管，全线畅通，才有利于精子上行。这样性交时进入阴道内的精子可以毫无阻挡地到达输卵管与卵子相遇受精。受精卵也可以顺利地进入宫腔。

子宫内环境必须适合受精卵着床和发育

卵子受精后，一边发育一边向子宫方向移动，3～4天后到达子宫腔，6～8天就埋藏在营养丰富的子宫内膜里，然后继续发育为胎儿。受精卵发育和子宫内膜生长是同步进行的，如受精卵提前或推迟进入宫腔，这时的子宫内膜就不适合受精卵着床和继续发育，也就不可能怀孕。

以上任何一个环节有障碍，均可发生不孕。所以，为了健康受孕，准备孕育宝宝的夫妻，应该积极为上述条件的最优化做准备，如有问题及时治疗，以保证正常受孕和分娩，孕育健康的宝宝。

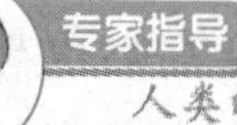

专家指导

人类的延续并不是单纯的生殖系统的工作，孕前生理功能的调适自然也不只是指生殖功能的调适。

人类要健康地生活，自然时刻都该注意生理卫生，对于准备生育下一代的新婚夫妇来说，尤其显得重要。应建立一系列的生理功能保健措施，针对婚前检查所发现的有关疾患和不够理想的生理功能问题，进行治疗、调养和功能性锻炼。特别是要保持精液的正常成分和卵子成熟的质量以及生殖器官的健康状态。必要时，夫妇可以主动接受孕前生育门诊的指导。

14 最佳生育年龄

在享受了甜蜜温馨的二人世界后，大多数家庭下一步要考虑的就是生一个健康、可爱的小宝宝。可是，小宝宝在什么时候出生好呢？

女性最佳生育年龄在25～30岁。这一时期女性全身发育完全成熟，卵子质量高，若怀胎生育，女性并发症少，分娩危险小，胎儿生长发育好，早产、畸形儿和痴呆儿的发生率最低。

男性最佳生育年龄在30～35岁。男性精子质量在30岁时达高峰，然后能持续5年的高质量。

近年来，优生学家已经注意到了一些“神童”与其父母的“年龄差”之间微妙的关系，最典型的事例莫过于著名作曲家柴可夫斯基和诺贝尔奖得主居里夫人。他们的父亲年龄均比母亲大，并且都是在生育的最佳年龄有了他们。父亲年龄大些，智力相对成熟，遗传给下一代的“密码”更多些；而母亲年轻，生命力旺盛，无疑给胎宝宝提供了一个良好的孕育环境，有利于胎儿的生长发育。

35岁以上高龄产妇很可能要面对高血压、糖尿病等妊娠并发症，不仅影响胎儿的正常发育，更会给孕妇带来生命危险，发生乳腺癌的概率也会很大。

15 父亲高龄对优生不利

除了高龄孕妇会带来较高的胎儿染色体异常风险之外，父亲高龄也与胎儿染色体异常的基因突变有关。年龄超过40岁的男性致孕后，新生儿痴呆的概率明显提高，而且男性年龄每提高5岁，其新生儿染色体异常的机会提高1%。因此，有以下情况之一者应做产前诊断。

1. 夫妻皆超过41岁。
2. 夫妻中的一人超过41岁，另一人为35～40岁。
3. 孕妇超过41岁，丈夫小于35岁。
4. 孕妇小于35岁，丈夫超过50岁。

与父亲高龄有关的单基因突变疾病可分为三大类：一类是高关联性疾病，包括软骨发育不良、侏儒症、骨化性肌炎、马方综合征、尖头并指畸形等四种。二类是中关联性疾病，包括视网膜胚细胞瘤、神经纤维瘤、结节性硬化症等三种。三类是隔代关联性疾病，包括A型血友病、莱施-尼汉综合征、杜肯肌萎缩症，这三种疾病与外公的生育年龄太高有关。另外，超过40岁的男性，生育出畸形儿的概率可高达0.4‰～0.6‰，较40岁以下的男性高出20%。晚婚晚育虽应提倡，但过高龄生育也不利于优生。所以广大育龄夫妇应适龄受孕，以利后代健康。

16 女性高龄妊娠的危险

女性的原始生殖细胞是在胎儿期形成的，如果怀孕时间过晚，卵子的年龄过大，受环境污染的影响较多，卵巢功能开始减退，容易发生卵子染色体老化，导致畸胎率增高，出现胎儿畸形及智力低下等问题，甚至不孕。

怀孕失败率增高：女性到了35岁时，由于流产、死产或子宫外孕等原因，怀孕失败率达20%。到了42岁，失败率高达51%以上。在22～24岁，流产的概率是9%，但到了45岁，此概率增加到74.7%。

宫外孕概率增高：宫外孕是指受精卵在子宫和卵巢之间的输卵管内长大，发生这种危险情况的机会会随着母亲的年龄而升高，从21岁时的1.5%增加到44岁时的7%。

先天愚型胎儿的发病率增高：这种疾病随准妈妈年龄的增加而成倍增加，24～29岁为0.12%，30～35岁为0.25%，36～40岁为0.57%。40岁后上升幅度加大，45岁以上可达5.5%。还有妊娠风险增加，葡萄胎发生率增加20倍，死产和新生儿死亡率增加9倍。35岁以上的高龄孕产妇更是危险重重。无论在孕期还是分娩中发生妊娠高血压综合征、妊娠期糖尿病、流产、早产、胎儿宫内发育迟缓的发生率均明显多于年轻孕产妇。

另外，由于母亲的骨盆和韧带的松弛性下降，软产道组织的弹性差，易发生难产。剖宫产率及产妇死亡率也高于年轻产妇。

即使高龄产妇正常分娩了，但她们所生的孩子，特别是第一胎，身体的免疫力也相对较弱，发生各种疾病的比例增大，如白血病等。分娩后，女性身体恢复慢，不仅容易发生各种产后疾病，而且内分泌对身体的调整及生殖器官的恢复能力也会减弱。资料显示，年龄越大，产后身体康复的速度越慢。

17 选择什么季节怀孕最理想

选择适宜的怀孕季节，对准妈妈和胎儿都有益处。一般来说，选择合适的怀孕季节，要考虑多方面的因素，其中包括空气质量、穿衣服行动是否方便、日照时间是否充足、蔬菜瓜果是否丰富、能不能避免病毒感染等。

受孕的最佳季节应该是秋季

从优生学角度来讲，受孕的最佳季节应该是秋季，即每年的7～9月份。

怀孕后最初3个月是胎儿的大脑组织开始形成和分化的时期，这时，对宫内各种因素极为敏感。脑组织数目的增殖是一次性完成的，如果错过这一时

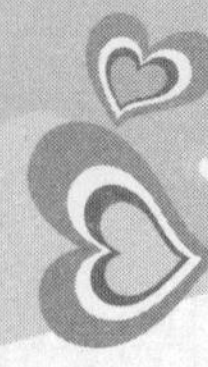

机，以后就再也无法补偿了。

这一时期受孕，宫内的胎儿较少受到病毒性感染，且逢蔬菜瓜果的收获季节，孕妇有足够的休息、营养和维生素C 的摄入，均有利于胎儿大脑发育和出生后的智力发展。

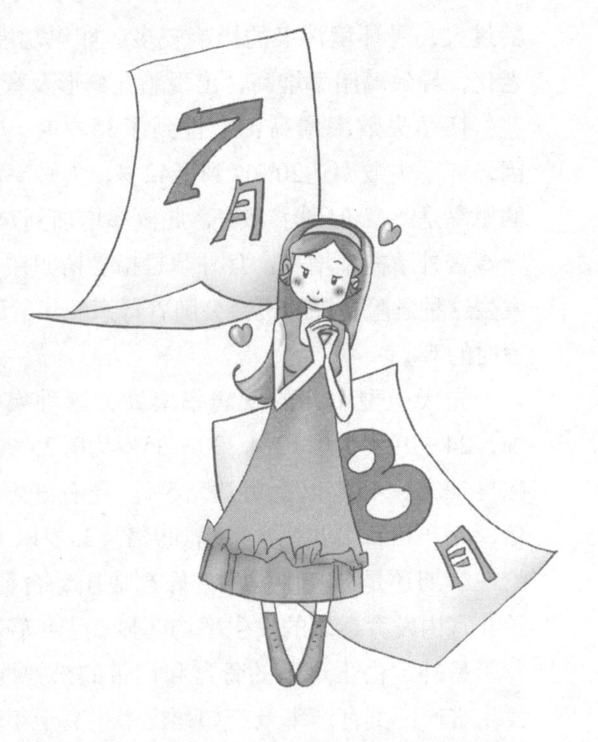

而孩子出生的季节又是春末夏初，气候温和，水果蔬菜供应充裕，有利于产妇身体康复和促进乳汁的分泌。户外可有良好的光照条件，有利于婴儿生长发育的骨骼钙化，不易患佝偻病，当进入冬季时，婴儿已逐渐长大，可避免肠道传染病流行高峰。

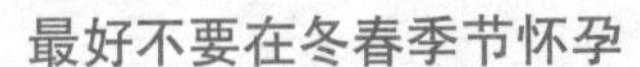

从优生优育的角度来讲，早期妊娠（3个月内）应避免在冬天和早春。冬末春初是一些疾病流行的时期，病毒性传染病较多。病毒可能引起胎儿的先天性缺陷。怀孕头3个月是胚胎的敏感期，如果受病毒感染，容易导致畸胎。

18 最佳受孕时机

所有的夫妻都想生个既聪明又健康的宝宝，除了平时双方进行体质锻炼和健康维护外，选好受孕时机也是十分重要的因素。

受孕的最佳时间：如果想怀孕的话，做爱的最佳时间是下午5:00～7:00。因为男性精子的数量和质量在下午稍后的这段时间会达到高峰，恰好也在此时女性最容易受孕。

受孕的最佳季节：要想生一个可爱的宝宝，还要考虑季节。怀孕期应避开冬春季节，选择在5～9月这段时间内怀孕为好。

若早孕发生在空气污染较重的冬季，胎儿是缺陷儿的相对危险性会明显高于其他季节。室内外空气污染与早孕胚胎致畸显著相关。冬季空气中过多的二氧化硫也可以使人体细胞内的遗传基因染色体发生异常，导致胎儿畸形。

春季空气湿度、温度逐渐升高，有利于各类病毒的复制和生长，病毒性疾病在人群中迅速地扩散，增加了准妈妈的感染机会。据调查，早春怀孕的胎儿发生畸形的主要因素是准妈妈的病毒感染。

夏、秋季怀孕既可使胚胎在前3个月避开流行性病毒感染，又有利于孕妇多在室外散步，充分吸收氧气，还有大量的水果、蔬菜供应，以保证母子合理的营养结构和营养量。

19 最佳受孕环境

生活环境：居室应清洁安静，阳光充足，并保持冷暖适宜、空气新鲜流通，没有香烟缭绕，因为香烟中的一氧化碳、氰化物、尼古丁、烟焦油等有害物质，不但会污染室内空气，而且还会影响胚胎的质量，所以，男性一方在受孕前3个月就应把烟戒掉。

工作环境：在准备受孕前，夫妻都应暂时避开职业危害，及时调离接触铅、汞、苯、镍、氨、放射线、放射性核素、电磁波等有害物质的工作岗位。因为这些有毒有害的物质会损伤生殖功能，导致精子异常、流产、胎死腹中、早产、胎儿畸形等。

受孕地点：应选择双方都比较熟悉的，温馨、舒适的地方，这样两人的神经才能得到彻底放松，所以，最佳受孕地点应是在自己的家里。最好不要在新装修好的居室里受孕，因为装修材料中的有害物质如甲醛、苯、甲苯、乙苯、氨等无法在短时间里完全散发掉，所以会危及胎儿健康，增加先天性畸形、白血病等的发病率。

20 准爸爸的自我检测

对于准爸爸来说，应检查自己在生殖功能方面是否存在隐患，例如阳痿、早泄、精液过多或过少及睾丸异常等。

阳痿：在医学上被称为阴茎勃起功能障碍，大致可分为心理性阳痿和生理性阳痿两种。心理性阳痿从客观上讲并不是疾病，只是男人“偶尔脆弱的一面”。如果善于调节，放松心情，很快就能重新振作。而生理性阳痿则通常是疾病造成的，如阴茎异常、动脉硬化、高血压、前列腺炎、肥胖等。此种情况下，需配合医生，积极治疗。

早泄：早泄是指性生活时精液泄出过早。这无疑会破坏双方的“性致”，而且对未来宝宝的健康影响也很大。早泄也分为心理性和生理性两种，引起生理早泄的疾病有尿道炎、前列腺炎等。

精液：一般说来，正常男子一次排出的精液量为2毫升～7毫升。如果偶尔一次射精量小于2毫升，可能是因为性生活过频而导致的“供不应求”。但如果每次的精液量都小于2毫升，就属于病态了，应去医院检查一下。当然，精液量过多也并非好事。过多的精液量通常是由精囊炎症引起，精囊炎症会导致大量渗出液分泌，使精液增多，但质量却堪忧。

此外，睾丸是产生精子的地方。因此，无论是先天发育障碍还是后天的诸多因素引起的睾丸病变，都会影响未来宝宝的健康。

21 准妈妈的自我检测

作为孕育小生命的主体，准妈妈的健康自然不容忽视。

月经：女性生殖方面的疾病，很多时候就是通过月经反映出来的。经期的长短、经血量的多少、经期是否疼痛，都能显示女性身体的病变。

若月经周期过长，可能是因为黄体功能不全或子宫内膜炎症等；月经周期过短，就应警惕子宫是否发生病变，如子宫肌瘤、子宫炎症等。经血量过多可能由子宫肌瘤、卵巢方面的疾病引起；经量过少可能是因为根本就没有排卵，也可能是因为激素分泌异常或子宫发育不全造成。

如果痛经严重，则可能与子宫内膜异位、子宫肌瘤、盆腔炎、子宫发育不良等有关，应及早去医院检查。

白带：白带是女性生殖健康的另一个重要晴雨表。它的量、味、色都能反映生殖系统，特别是阴道的变化。如果白带突然增多或者带有难闻的异味，很可能是患上了滴虫性阴道炎、宫颈糜烂、子宫内膜炎等疾病。如果白带的颜色变黄或黄中带白，也同样说明有炎症。若白带呈粉红色或者白色中带有几许血丝，那就更糟糕了，因为这很可能是子宫糜烂、宫颈炎，甚至不排除恶性肿瘤的可能，最好及时去医院检查并医治。

是否有流产经历：无论是人工流产还是自然流产，对身心的伤害都是很大的。特别是子宫，它作为孕育宝宝的基地，需要夫妻双方共同呵护。如果是习惯性的自然流产，更应小心为妙。

22 夫妻双方都要谨慎用药

通常，女性在怀孕时使用药物都很慎重，但孕前就不是那么重视了，更容易忽略孕前丈夫的用药。其实，很多药物，包括避孕药，均会影响精子的生存质量，甚至会引起精子的畸形；睾丸中含有药物的精液可通过性交排入阴道，经阴道黏膜吸收后进入女性血液循环，从而影响受精卵，产生低体重儿或畸形儿。

孕前6～3个月：夫妻双方都要避免使用吗啡、氯丙嗪、红霉素、利福平环丙沙星、酮康唑，以及解热镇痛类药物，以免影响卵子的受精能力。

如果长期采用药物类避孕工具和口服避孕药物，应在停药后6个月再怀孕。

避免服用影响女性生殖细胞的药物：激素、某些抗生素、止吐药、抗癌药、镇静催眠药等，都会对生殖细胞产生一定程度的影响。有长期服药史的女性一定要咨询医生，才能确定安全受孕时间。

在计划怀孕期内需要自行服药的女性，应避免服用药物标志上有“孕妇禁服”字样的药物。

避免服用影响男性精子质量的药物：咖啡因、吗啡、类固醇，以及抗组胺药、抗癌药、利尿药、壮阳药等。这些药物不仅可能导致新生儿缺陷，还可能造成婴儿发育迟缓、行为异常等。

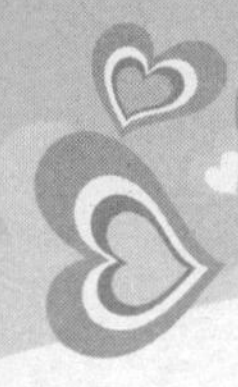

23 什么是遗传病

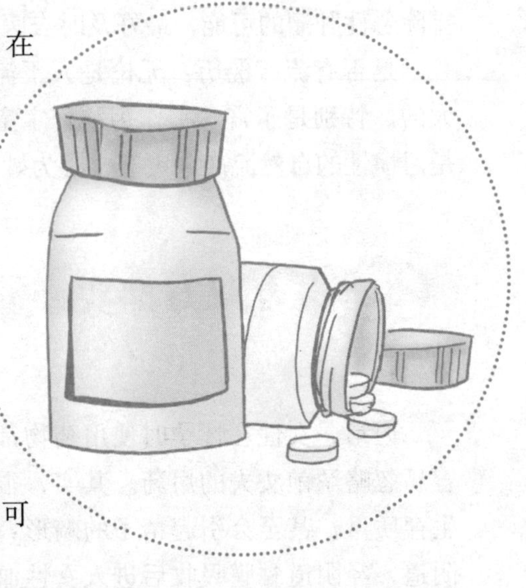

遗传病是父母的遗传物质（基因）在亲代和子代之间，按照一定的方式垂直传递而引起的疾病。遗传病的特点是先天性、终身性和遗传性。通常在孩子出生时就会表现出来，如先天愚型（唐氏综合征）、多指畸形等，但也有一些是在孩子生长发育到某一阶段才表现出来。

婚前检查是预防遗传病的重要方法。婚前检查可筛查出不宜结婚或需治疗痊愈后才能结婚的人群，还可初步筛查出可能患有遗传病的人或致病基因携带者。

虽然目前取消了强制性的婚检，但是为慎重起见，婚前，特别是准备要宝宝的夫妇，最好要去正规医院做全面、有效的健康体检。

24 先天性疾病和遗传性疾病的区别

先天性疾病：先天性疾病指的是胎儿时期就发生的疾病，出生时就可做出诊断或有可疑表现，但不一定都是遗传病。如先天性心脏病、先天性髋关节脱位等。父母并无这些病的基因，可能因孕期病毒感染，接触某些有毒物质等而发生。出生后也可通过手术等方法进行治疗。

遗传性疾病：遗传性疾病则是从父母亲或长辈的基因一代一代遗传下来的，可能在出生时就有表现，也可能过一段时间才表现出来。遗传性疾病大多不能治疗，即使现在最先进的基因治疗往往也难以奏效，如继续结婚生育，则可能一代一代地传给后代子孙。

25 孕前应该咨询哪些常见遗传病

常染色体隐性遗传病：地中海型贫血、先天性肌弛缓、白化病、先天性聋哑。

常染色体显性遗传病：先天性肌强直、遗传性神经性耳聋、软骨营养不良、多指（趾）畸形、神经纤维瘤、马方综合征等。

X连锁显性遗传病：只要1个X染色体上带有致病基因就会发病。如：抗维生素D佝偻病、脂肪瘤、遗传性慢性肾炎等。

X连锁隐性遗传病：基因位在X染色体上，因为男性只有1个X染色体，所以一定会发病。女性有2个X染色体，女性可为致病基因携带者。当两条X染色体上等位基因都是隐形致病基因纯合子时则会表现出症状。如：蚕豆症、红绿色盲、血友病、贝克肌肉萎缩症等。

Y连锁遗传病：先天性心脏病、唇裂、精神分裂症、原发性癫痫等。其中Y连锁遗传病及X连锁隐性遗传病均有一定的性别限制，男性发病率高，且只有男性发病，女性仅为致病基因携带者。因此患有此类遗传病的夫妇，可以选择生育女孩，不生男孩，以保证孩子的健康。

染色体病：是指染色体多了或少了一部分，如：21-三体综合征（唐氏综合征）是由于第21对染色体多1条，猫叫综合征是由于第5对染色体短臂部分缺失等。

专家指导

预防遗传病的措施包括：避免近亲结婚、加强产前咨询、普及遗传病知识、产前严格诊断等，从而避免或减少遗传病儿的出生。

26 有必要进行遗传咨询的夫妇

1. 生产年龄在32岁以上。

2. 曾经生产过患有唐氏综合征等染色体变异疾病的婴儿或先天性畸形儿。

3. 本人或配偶的亲属中有人存在染色体变异或患有与染色体相关的遗传性疾病，如血友病、进行性肌肉萎缩症等。

4. 本人及配偶表现出产前可以诊断的生化学异常疾病的症状。
5. 曾经历过1次流产，或经历过几次连续性流产从而形成习惯性流产。
6. 曾经生过原因不明的死胎。
7. 在不知有孕的情况下，服用过药物或接受过放射线照射。

27 怀孕前要多锻炼身体

很多女性在怀孕后发现自己的身体不适于生育或有可能影响胎宝宝发育，结果只能忍痛割爱，终止怀孕。

这样的例子数不胜数，这不仅是家庭的遗憾，而且也会给女性身体带来很大的伤害。在这里我们特别提醒每一位计划怀孕的女性，在怀孕前尽可能使体重达到正常标准，多运动，增强体质。

夫妻双方在计划怀孕前的一段时间内，若能进行适宜而有规律的体育锻炼，不仅可以促进女性体内激素的合理调配，确保受孕时女性体内激素的平衡与精子的顺利着床，避免怀孕早期发生流产，而且可以促进准妈妈体内胎宝宝的发育，提高日后宝宝身体的灵活程度，更可减轻准妈妈分娩时的难度和痛苦。

夫妻双方计划怀孕前3个月，可以一起进行慢跑、做体操、游泳、打太极拳等运动，以提高各自的身体素质，为怀孕打下坚实的基础。相信这些夫妻的宝宝也一定是聪明可爱的健康宝宝。

28 女性孕前将体重调整至最佳状态

女性孕前太胖或太瘦都是不利于怀孕的。太瘦不但影响受孕，还会使宝宝生下来体重偏轻；太胖也会影响受孕。且会增加孕期妊娠高血压综合征、妊娠糖尿病的概率，还容易生出巨大婴儿。因此，准备怀孕的女性，应争取将体重调整到标准范围内。

体重的正常范围值

标准体重取决于BMI值。BMI值是一种测量身体的体脂肪率的计算公式，公式是以身高和体重为计算基础的。

BMI值=体重（千克）÷【身高（米）】^{2}

BMI指数与体重的衡量

分级	孕前身体质量指数（BMI）
体重过轻	18.5以下
正常范围	18.5≤BMI＜24
过重	24≤BMI≤27
轻度肥胖	27≤BMI＜30
中度肥胖	30≤BMI＜35
重度肥胖	BMI≥35

如果BMI小于18.5，说明女性偏瘦，需补充营养；如果BMI在18.5和24之间，说明女性的体重正常，只需注意均衡饮食即可；如果BMI大于24，说明女性体重有些超重，需要将体重调整到标准范围内；如果BMI大于35，说明女性体重过胖，要尽量减肥。

过胖或过瘦对怀孕均有危害

准备怀孕的女性，可以把自己的体重按照上述指标做一个鉴定，如果自己的BMI值在18.5～24这一区间之外，并且相距甚远，那就该引起足够的重视了。

女性过胖会影响体内的内分泌功能，不利于受孕，而且孕后容易并发妊娠高血压综合征、妊娠糖尿病等，同时还会增加宝宝出生后第一年患呼吸道疾病和腹泻的概率。

女性过瘦同样不利于受孕，且生下的宝宝会因母体营养缺乏会而疾病。

总之，过胖或过瘦都是由于体内营养不均衡或缺乏锻炼造成的，因此，准备怀孕的女性，无论过胖或过瘦都应积极进行调整，力争达到正常状态。

身体调理原则

身体过瘦的女性要多吃鸡鸭鱼肉类、蛋类和豆制品类食品，补充营养，一定要吃早餐和午餐。此外，还要多参加一些强度稍大的运动，增加消耗，增进代谢。

身体过胖的女性则相反，应控制热量的摄取，少吃油腻及甜腻的食品，杜绝快餐、自助餐，午餐前最好喝杯水，晚餐少进食，更应避免食物解压行为。此外，还要有计划地进行高耗能运动，比如做家务、散步及慢跑等。

29 孕前不宜过度减肥

现代女性都以瘦为美，不少人都有过节食、瘦身、不吃或少吃含过多脂肪的食物或主食的经历，但对于计划怀孕的女性来说，如果过度节食减肥，使体内营养失衡，就会造成胎儿发育所需的某些营养素缺乏，不利于优生。

过度减肥会降低生育能力

现代人崇尚减肥，但是“蜂腰细腿”的代价却有可能是与生育宝宝无缘了。因为适当的脂肪是怀孕的必要条件之一，成年女性的脂肪过度减少，会造成排卵停止或症状明显的闭经。脂肪含量还可能影响雌性激素水平，关系到雌性激素是否呈现出活力。

药物减肥会影响胎儿发育

一般减肥药物，都不会针对孕妇配制，也不会考虑到对胎儿是否有影响，使用后，一旦对胎儿有不良反应，后果难以预测。如果在不知道已经怀孕的情况下使用，很有可能导致早产儿、畸形儿或有先天性疾病的胎儿出生。

减肥会造成营养不良

胎儿在母亲体内是非常需要营养的，而任何减肥方法都可能致使营养丧失，特别是药物减肥。使用药物减肥，一方面对大脑的饮食中枢造成一定抑制作用；另一方面是通过一些缓泻剂使多余的水分和脂肪排出体外，从而达到减肥效果。而这两种途径都有可能造成营养不足。如果饮食中枢过于抑制，则容易导致厌食的发生，严重影响准妈妈对营养的吸收，从而导致胎儿的营养危机。

30 停止避孕，谨慎用药，提供优质卵子

需要注意的几类避孕法

口服避孕药

口服避孕药主要靠所含的雌性激素和黄酮体来抑制女性卵巢的分泌，防止卵子“着陆”。它以其方便、舒适赢得了很多家庭的青睐。

在停药后，避孕药的影响并不会一下子消失，在一定时期卵巢的分泌功能不能完全恢复，子宫内膜也相对薄弱，不能很好地接收卵子。

停止用药时间：如果口服长效避孕药，需要在计划要宝宝前至少半年停止用药，使体内残留药物慢慢代谢出去，以恢复子宫内膜和卵巢的功能。如果是短效避孕药，如一旦有生育要求，停药后恢复一次月经就可以了。

宫内节育器

宫内节育器主要通过“霸占”子宫腔而阻碍受精卵着陆来达到避孕的目的。宫内节育器一次性置入就可以避孕多年，很多夫妻都采用这种方法。

停止避孕时间：虽然宫内节育器没有药性作用，但可能会发生节育器在体内扭曲、变形等情况，可能会有个别分子在子宫外安家落户，造成宫外孕，所以在怀孕前2～3个月，就要去除节育器，给子宫恢复的时间。

化学药物

如避孕药膜、避孕栓。这类药物是靠其化学成分帮助避孕，这种方式对卵子的危害较大。

停止用药时间：为避免残留的化学药物危害受精卵，在计划怀孕后应立即停止服用此类药物。

激素及抗生素类药物

激素类药物：激素类药物主要用于过敏症、炎症等，女性大量使用含有雄性激素类药品后，会影响卵子质量，让腹中的女宝宝出现男性特征，造成胎儿发育不正常，出现宝宝发育缓慢、生理缺陷等症状。在准备要宝宝时，应咨询医生是否需要停药和停药的时间。

抗生素类药：很多抗生素都对卵子有损害，严重者甚至会引起胎儿再生障碍性贫血、骨生长障碍、脂肪肝变性、黄疸等症状。对此类药物，一定要认清危害，谨慎用药！

31 丈夫应细心呵护“种子”质量

虽然宝宝在妈妈的肚子里孕育，但孕育前准爸爸的“种子”也至关重要。“种子”质量的好坏直接关乎宝宝的身体素质，所以准爸爸们一定要细心呵护你们的“种子”！在日常生活习惯中，要注意改变有损精子的坏习惯。

精子怕高温，不要常洗热水澡

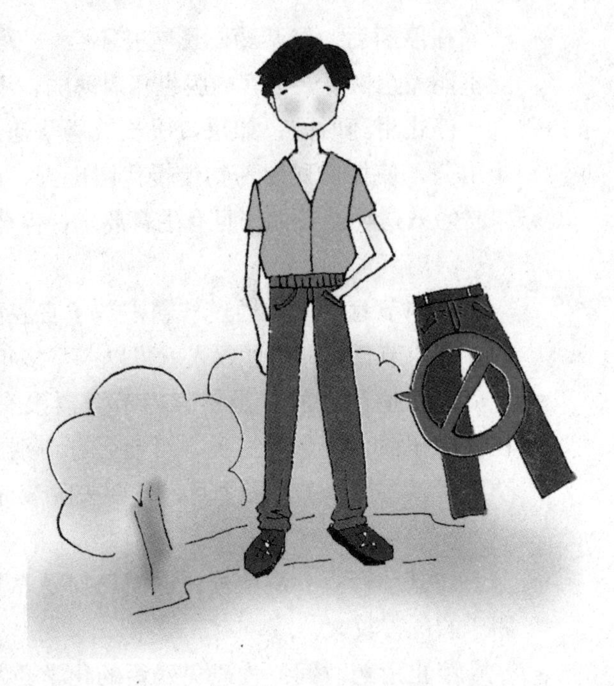

精子很敏感，喜好低温环境。当睾丸的环境温度在34℃～35℃时，才能顺利产出精子。调查显示，原本正常密度的精子，如果连续3天在43℃～44℃的温水中浸泡20分钟，其密度就可下降到1000万个/毫升以下，并持续3周如此。这项调查表明，频繁、过久地泡热水澡会损害精子，减低精子成活率。

此外，很多男性习惯将笔记本电脑放在腿上使用，也会造成阴囊温度的升高，这种习惯也应该改变。

睾丸怕挤压，不要长时间骑自行车

骑车时身体前倾，弯腰度加大，这样会使男性的睾丸、前列腺因为紧贴车座而受到挤压。如果长期长时间骑车，会出现水肿、发炎、缺血等症状，影响精子的生成和精液、前列腺液的正常分泌。而且当骑在不平坦的路上时，身体受到震动和颠簸，会损害阴囊。准备做爸爸的男性，最好暂时放弃爱好的自行车，改换公交、地铁等交通工具。

精子生长怕限制，不要常穿紧身裤

很多男性喜欢穿过紧的牛仔裤或过紧的内裤，这些紧身裤会隔离睾丸，使睾丸无法“呼吸新鲜空气”，处于燥热的环境中。而燥热的环境不适宜精子生长。

生殖器怕伤害，不要做剧烈运动

篮球、足球、网球等运动强度比较大，运动比较激烈，很容易伤害到生殖器官而影响精子的制造，也会影响性生活质量。对于准备要宝宝的男性最好避免这些运动，可以改换其他运动强度小、安全系数高的运动。

32 孕前需要体检的项目

女性在计划怀孕前，要去医院做体检，以便了解自己的身体状况。孕前体检不同于常规体检，体检的项目如肝功能、肾功能、血常规、尿常规、心电图等，都是最基本的身体检查，但孕前检查更侧重于检测夫妻双方生殖器官的健康状况和体内的激素水平。

检查项目	内容	目的	时间	对象
生殖系统	通过白带常规筛查滴虫、真菌、支原体、衣原体感染，阴道炎症，以及淋病、梅毒等性传播性疾病	确认是否有妇科疾病或性传播疾病，如有最好先彻底治疗，然后再怀孕，否则会引起流产、早产等	孕前任何时间	所有育龄女性
脱畸全套	包括风疹、弓形虫、巨细胞病毒3项	大部分人在孕龄前已感染过风疹病毒，因此孕期妇女感染率不高，但一旦感染，特别是妊娠头3个月，会引起流产或胎儿畸形	孕前3个月	所有育龄女性
肝功能	肝功能检查目前有大小功能两种，大肝功能除了乙肝全套外，还包括血糖、胆质酸等项目，比较划算	如果母亲是肝炎患者，怀孕后会造成胎儿早产等后果，肝炎病毒还可直接传播给孩子	孕前3个月	育龄夫妇

尿常规	查尿	有助于肾脏疾患的早期发现，10个月的孕期对母亲的肾脏系统是一个巨大的考验，身体的代谢增加，会使肾脏的负担加重	孕前3个月	育龄女性
口腔检查	如果牙齿没有问题，只需洁齿就可以了，否则，要视情况或修补、或拔牙	让孕妈妈健康、顺利地度过孕期	孕前6个月	育龄女性
妇科内分泌	包括卵泡促激素、黄体生存激素等6个项目	月经不调等卵巢疾病的诊断	孕前任何时间	月经不调、不孕的女性
ABO溶血	包括血型和ABO溶血滴度	避免婴儿发生溶血症	孕前3个月	女性血型为O型，丈夫为A型、B型，或者有不明原因的流产史
染色体异常	检查遗传性疾病		孕前3个月	有遗传病家族史的育龄夫妇

注：某些准妈妈，如患有糖尿病、高血压，或过度肥胖，还要进行相关的特殊检测，以保证母亲和胎儿顺利地度过整个孕产期。

专家指导

还有一些特殊的体检项目是可以选择的。例如，家中有宠物或从事动物养殖、进行过器官移植、生食过鱼类或肉类的女性需要进行特殊病原体检测，其中包括弓形虫、风疹病毒、单纯疱疹病毒等项目。

33 准爸爸也要做孕前体检

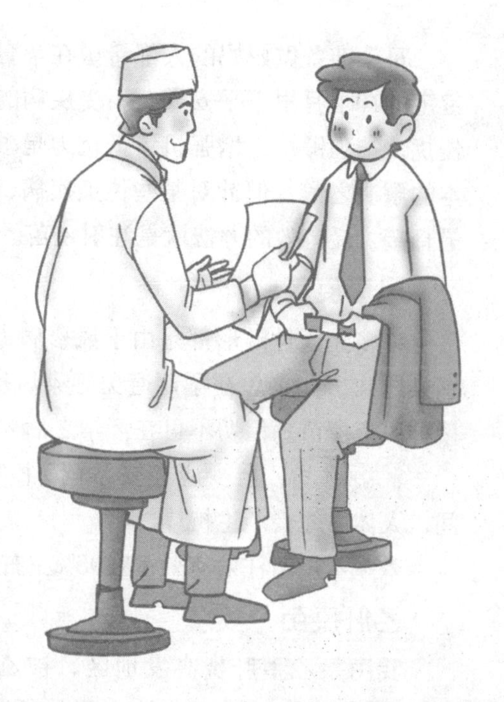

男方的检查相对比较简单，主要是精液常规检查。它是分析男性生育能力的一个重要依据。精液常规检查中最主要的内容，一般包括精液颜色、精液量、液化时间、精子密度、1小时存活率、精子活力、畸形精子百分比、白细胞数等。

精液颜色：正常精液的颜色呈透明灰白色，如果禁欲时间长，可呈淡黄色，生殖道有炎症时呈黄色，甚至精液中有血液。

精液量：每次排精量2毫升～7毫升，但受排精频率及次数的影响。精液量少于1毫升/次为精液量过少，精液量多于6毫升/次为精液量过多，这些都是异常情况。

精液液化时间：精液刚排出体外时呈凝胶状态，经过5～30分钟会变成液体状态，这一过程称为液化。精液的液化需要有一系列蛋白水解酶的参与，黏稠而且不液化的精液，常见于有前列腺或精囊疾病的患者。精液呈弱碱性，pH值为7.2～7.8，如pH<7则偏酸，pH>7则偏碱，均会使精子功能受到限制。

精子密度：精子密度是指每毫升精液中含有的精子数量，正常每毫升精液中精子数量在2000万以上，如少于2000万/毫升属于少精症，就会影响生育。

专家指导

男性泌尿生殖系统的疾病对下一代的健康影响极大，因此这个隐私部位的检查也必不可少。如果觉得自己的睾丸发育可能有问题，一定要先问一下父母亲，自己小时候是否患过腮腺炎，是否有过隐睾、睾丸外伤和手术、睾丸疼痛肿胀等，将这些信息提供给医生。

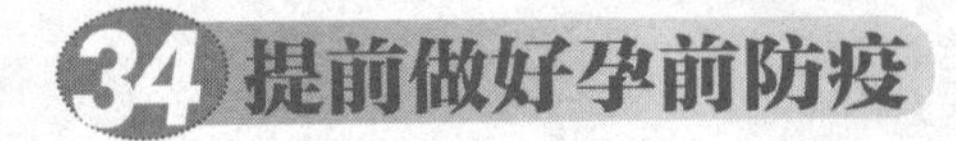

34 提前做好孕前防疫

每个准备做妈妈的人都希望在孕育宝宝的10个月里平平安安，不受疾病的侵扰，加强锻炼、增强机体抵抗力是根本的解决之道。但针对某些传染疾病，最直接、最有效的办法就是注射疫苗。

风疹疫苗

许多先天性畸形都是由于风疹病毒感染所致。如果想在孕期避免感染风疹病毒，目前最可靠的方法就是在孕前接种风疹疫苗。但切不可在怀孕之后才进行接种。

注射时间：至少应在受孕前3个月注射。因为注射后大约需要3个月时间，人体内才会产生抗体。

效果：疫苗注射有效率在98%左右，可以达到终身免疫。

乙肝疫苗

我国是乙型肝炎高发地区，被乙肝病毒感染的人群高达10%左右。母婴垂直传播是乙型肝炎的主要传播途径之一。一旦传染给孩子，他们中85%～90%的人会发展成慢性乙肝病毒携带者，其中25%在成年后会转化成肝硬化或肝癌。因此还是及早预防为好。

注射时间：按照“0、1、6”的程序注射。即从第一针算起，此后1个月时注射第二针，在6个月的时候注射第三针。加上注射后产生抗体需要的时间，至少应在受孕前9个月进行注射。

效果：免疫率可达95%以上。免疫有效期在7年以上，如果有必要，可在注射疫苗五六年后加强注射1次。

这两种疫苗在注射之前都需进行检查，确认被注射人没有感染风疹和乙肝病毒。

还有一些疫苗可根据自己的需求，向医生咨询，做出选择。

甲肝疫苗

甲肝病毒可以通过水源、饮食传播。而妊娠期因为内分泌的改变和营养需求量的增加，肝脏负担加重，抵抗病毒的能力减弱，极易感染。因此专家建议高危人群（经常出差或经常在外面吃饭者）应该在孕前注射疫苗防病、抗病。

注射时间：至少应在受孕前3个月注射。

效果：免疫时效可达20～30年。

水痘疫苗

孕早期感染水痘可导致胎儿先天性水痘或新生儿水痘，如果怀孕晚期感染水痘可能导致孕妇患严重肺炎甚至致命。

注射时间：至少应在受孕前3个月注射。

效果：水痘疫苗的免疫持久性较好，是预防水痘感染的唯一手段。接种水痘疫苗不仅能预防水痘，还能预防因水痘带状疱疹而引起的并发症。

流感疫苗

属于短效疫苗，抗病时间只能维持1年左右，且只能预防几种流感病毒，对于孕期防病、抗病的意义不大。因此专家建议可根据自己的身体状况自行选择。

注射时间：北方地区每年的10月底或11月初，南方地区每年11月底或12月初。在注射流感疫苗3个月以后再尝试怀孕。

狂犬疫苗

属于事后注射疫苗，也就是在被动物咬伤后再注射。孕早期尽量避免注射狂犬疫苗。只有在被动物咬伤极为严重的情况下，在征求妇产科医生的意见后，才能考虑注射。

注射时间：被动物咬伤后立即注射2针，而后在第7天、第21天各注射1针。整个接种周期仅为3周。

效果：该疫苗的预防效果以中和抗体水平和保护率为主要指标。抗体维持时间至少半年。

35 治愈好慢性病再怀孕

准妈妈带病妊娠，不仅对本人有害，使病情加重，而且还会危及胎宝宝。不过，也并非所有的慢性病患者都不能妊娠。因为，有些慢性病短时间不能治愈，但经过合理、恰当的治疗，待病情好转后，也可以妊娠。如贫血、高血压、肾病、肝病、糖尿病、心脏病、膀胱炎、肾盂肾炎、阴道炎等。

贫血

在妊娠前如发现患有贫血，首先要查明原因，确定是由哪一种原因引起的贫血，然后进行治疗。如系缺铁性贫血，要食用一些含铁和蛋白质丰富的食品，如仍不好转，应遵医嘱，待贫血状况基本好转之后，才可妊娠。

心脏病

心脏病患者需经医生同意后方可妊娠。患有心脏病的孕妇如果孕期发病，容易造成大脑及心脏供血不足，胎儿的发育也会受到影响。某些心脏病患者孕期仍需用药，甚至需在医院接受治疗和观察，不可大意。

高血压

高血压患者在受孕前应按医嘱进行合理治疗，把血压控制在允许的范围，自觉症状基本消失，即可妊娠。患有高血压的孕妇应比一般孕妇更注意孕期检查，经常测量血压，并预防妊娠高血压综合征。

肝病

怀孕可增加肝脏负担，如果原本肝脏就有问题，就会使病情加重。如果是乙肝"小三阳"的患者，应等化验结果稳定后再考虑受孕；即使医生认为可以怀孕了，也要在怀孕的第7、第8、第9个月时，每月注射免疫球蛋白，以阻止乙肝病毒的宫内感染。

肾病

严重的肾病患者不宜妊娠。症状较轻且肾功能正常者，经医生允许可以妊娠，但要经过合理治疗，必须把水肿、蛋白尿和高血压控制好，孕后应预防妊娠高血压综合征。

糖尿病

糖尿病患者应慎重妊娠，可在控制好尿糖和血糖的情况下受孕，孕后要加强检查和自我保健，严格控制饮食，在医生指导下使用胰岛素。

专家指导

如果女性患有心理性疾病，最好在孕前找心理医生进行咨询治疗。其实心理疾病和生理疾病一样，都会引起人体在精神和生理上的不适，并不用讳疾忌医。只要认真面对，正视病情，都是可以治愈或控制的。

36 提前治疗口腔疾病

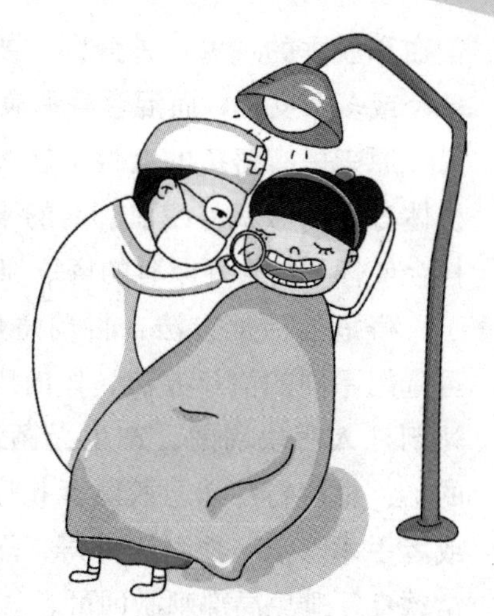

孕期的牙病发作一般都起始在孕前，因此怀孕前一定要去看一次牙医，及时发现隐藏的龋病、牙周病、智齿冠周炎，并尽早治疗，做到防患于未然。

治疗牙龈炎

怀孕后，女性体内的雌性激素，尤其是黄体酮水平会明显上升，使牙龈血管增生、血管的通透性增强。如果口腔卫生欠佳，容易诱发牙龈炎，称之为“妊娠性牙龈炎”。研究证实，怀孕前患牙龈炎的女性，怀孕后患妊娠性牙龈炎的概率和严重程度均高于孕前没有患牙龈炎的女性，牙龈会出现增生、肿胀，出血较多。个别的牙龈还会增生至肿瘤状，称为“妊娠性龈瘤”，极易出血，严重时还会妨碍进食。有些患者由于牙周袋中细菌毒性增加，对牙周骨组织的破坏也会加重，往往易引起多颗牙齿的松动脱落。

治疗蛀牙

孕期由于生理功能的改变和饮食习惯的变化，以及对口腔护理的疏忽，常常会加重蛀牙病情的发展。如果蛀牙病情持续严重，可能会引发牙髓炎或根尖炎等更为严重的口腔疾病。一旦暴发急性牙髓炎或根尖炎，不但会给准妈妈带来难以忍受的痛苦，而且如果治疗时服药不慎也会给胎宝宝造成不利影响。另外，有调查证明，若怀孕时妈妈患有蛀牙，生出的婴儿患蛀牙的可能性也远远大于怀孕时没有蛀牙的妈妈所生的婴儿，因为妈妈口腔中导致蛀牙的细菌是婴儿蛀牙的最早传播者，所以，怀孕以前要治愈蛀牙。

37 孕前要治疗痔疮

痔疮是由于习惯性便秘、妊娠、前列腺肥大及盆腔内有巨大肿瘤等因素的影响，使直肠静脉血液回流发生障碍，从而形成的。

根据痔疮发生的部位不同，痔疮可分为内痔、外痔、混合痔。内痔常有便血和脱垂的现象，外痔则主要是在肛周有圆形或椭圆形的皮下血块，可有单个或多个皮垂，而混合痔则兼有内痔和外痔的特性。

原来患有痔疮的女性，在怀孕前应积极治疗痔疮。因为女性由于妊娠，机体分泌的激素易使血管壁的平滑肌松弛，增大的子宫压迫腹腔的血管，这样会使怀孕的女性原有的痔疮加重或出现新的痔疮。

痔疮的治疗方法：目前痔疮的治疗方法有很多种，依据不同的种类，可选用不同的治疗方法。如内痔，可根据病情选择注射疗法（将硬化剂或坏死剂注入痔块周围，产生无菌性炎症反应，从而达到小血管硬化萎缩的目的）、枯痔钉疗法、胶圈套扎疗法以及物理疗法（冷冻或红外线照射疗法）或者手术疗法；而对于外痔，无须特殊的治疗，只要保持肛门清洁，注意日常饮食，避免局部刺激即可。

患有痔疮的女性平时要多吃蔬菜、水果、玉米、大豆等食物，增加膳食纤维摄取量，养成定时排便的习惯，加强锻炼。

38 携带乙肝病毒或患有乙肝女性的孕育指导

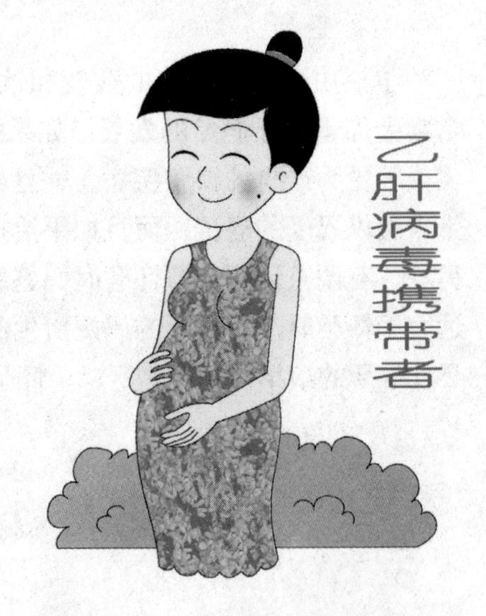

女性如果属于长期肝功能正常的病毒携带者，是可以考虑怀孕的。如果肝功能异常，这时应该避免怀孕。如果此时怀孕，身体负担加大，肝脏要完成更多的工作，肝炎不易恢复，反而容易导致重型肝炎，危及孕妇生命。另外，活动性肝炎患者经治疗后，病情稳定，肝功能恢复正常半年以上，怀孕较为安全。

定期监测肝功能：乙肝患者怀孕后应注意定期监测肝功能，一般为每月1次。若有食欲缺乏、恶心呕吐应及时就诊或住院治疗。要加强孕期保健，定期产前检查，及时发现有无胎儿异常和产前异常。注意休息，保持良好心情，注意合理饮食，忌烟、酒、浓茶、咖啡和油腻及辛辣食物。

阻断母婴传播方法：准妈妈在孕期28周（可早至20周）起肌内注射乙肝免疫球蛋白（HBIg）200国际单位，每四周一次直至临产，至少3次。宝宝出生后在两小时内注射完第一针乙肝免疫球蛋白，“大三阳”妈妈的宝宝建议在一个月后注射第二针球蛋白。最好用HBIg联合乙肝疫苗，这样可明显提高阻断效果。

专家指导

一般不提倡“大三阳”妈妈产后母乳喂养，或者说应谨慎哺乳。“小三阳”的产妇可做一下血清HBV-DNA检测，如为阴性，可以母乳喂养。此外，顺产和剖宫产对母婴传播的影响，没有显著差异。所以，患有乙肝的准妈妈生产时应按临产时的自身体质变化由医生来决定生产方式。

39 孕前要学会心理调适

怀孕前，最好不要总是给自己很大的工作压力，一定要从工作中解脱出来，这里向职场妈妈推荐四种快捷有效的放松方式。

深呼吸：这一放松甚至可以在你的书桌前完成。慢慢地呼吸，还可以配合肢体动作。以手臂肌肉作为例子来说，先握紧拳头直到手臂肌肉到达紧张的极致，然后放松。紧张，然后放松，持续几次这样的动作并配合呼吸，直到你可以轻松地控制肌肉。

冥想：当你的身体放松之后，就该放松一下你的大脑了。必须注意一点：冥想时一定要精神高度集中，全身放松。用鼻子呼吸，不要分散注意力或者想其他的事情。当你进入深沉的冥想状态时，你的血压和心跳会下降，这样能够让你的感觉更灵敏，思维更清晰。

情景想象：首先要闭上眼睛，放松身体，然后停止一切跟工作有关的思考，想象自己置身于一个非常舒服的环境。比如，你可以想象自己正在一片幽蓝平静的湖上泛舟。周围高山耸立，绿树成荫。你一边划着桨，一边听着水波拍舟的声音。小鸟为你歌唱，阳光柔和地照在你身上。想象自己置身于绿色的环境中有助于精神的放松。

转移疲劳：当你觉得身心俱疲的时候，不妨放下手头的事情或工作，做一些无关的事。比如，听听音乐、看场电影、逛街购物或者去美容院做美容。

当你努力使自己怀孕时，有时会觉得人生的整个目标就是为了要孩子。

不要给自己这么大的压力，放松心情，可以向好朋友倾诉，或找和自己一样准备怀孕的女性聊聊。

40 孕前准备不要过头

怀孕前是要做些准备工作，但切忌做过了头！

过度紧张弄巧成拙：怀孕前的准备完全没有必要过度谨慎。例如不但对自己“高标准、严要求”，对“孩子他爸”也是“严加看管”。要老公戒烟、戒酒、戒可乐，不看电视、不开电脑、不打手机等，高度紧张反而造成忧虑、郁闷、神经质等不良情绪，影响到性生活的和谐，进而会影响到精子和卵子的质量。

盲目进补适得其反：孕前补充营养也要因人而异，盲目进补是不可取的。身体瘦弱、贫血的女性可以多补充营养，以便增强体质。但是如果女性原本就比较胖，这个时候就应该注意避免体重增加过快、营养过剩的问题了。如果孕前体重就“一发不可收拾”，孕后就更不容易控制了。

在计划怀孕阶段，夫妻应保持感情和睦，性生活美满和谐，情绪稳定、放松。孕前应该保持饮食的均衡营养，食物的丰富新鲜，不要偏食，更不可暴饮暴食。此外，为了减少胎宝宝神经管畸形的可能，女方可从孕前3个月开始每日补充叶酸400微克～800微克。

41 子宫肌瘤治愈后再怀孕

子宫肌瘤可以影响怀孕，有25%～40%的患者因此不孕。这与肌瘤的大小及生长的部位有关。如子宫角部的肌瘤可造成输卵管扭曲、变形，影响精子或受精卵的通过，减少受孕机会。黏膜下的子宫肌瘤占据宫腔的位置，影响受精卵着床。而比较大的肌壁间肌瘤既可改变宫腔的正常形态，又可压迫输卵管。

为了提高生育机会，特别是不孕症的肌瘤患者，要及时就医。医生会根据肌瘤的大小，生长的不同部位，采取不同的手术方案，或切除子宫上的瘤，或在宫腔镜下切除黏膜下的肌瘤。这样可保留患者的生育功能，提高受孕机会。

肌瘤切除之后子宫虽然保留下来，但子宫壁上却留下了瘢痕，瘢痕需要一段时间才能修复，否则妊娠后有可能发生子宫破裂。所以，手术之后应该避孕半年后再怀孕。肌瘤切除手术后3年内的妊娠率可达60%，想要宝宝的人，最好3年之内争取怀孕。因为随着时间的推移，术后肌瘤复发的机会有可能增加，3年后肌瘤的复发率为10%～20%。

42 停用避孕药后至少6个月才能怀孕

服避孕药时怀孕或停药后短期内怀孕，胎宝宝的先天性畸形概率一般比较高，如果在怀孕的早期继续用药就会增加药物致畸的可能性。如果在服避孕药期间怀孕，不应该抱侥幸的心理生下宝宝，最好做人工流产。

一般情况下，在停止使用避孕措施之后生育能力就恢复了，至于恢复的速度到底有多快，要视采取何种措施而定。如果使用的是宫内节育器，只要一把它摘除，就能立刻恢复生育能力。如果是服用避孕药，为了安全起见，最好是停药后6个月后再怀孕。针对具体情况，可以向医生咨询。

避孕方式不同，对胎宝宝的影响不太一样，不能一概而论，应该及时到医院就诊。激素类药物可能会影响到胚胎的生长和发育，一般在紧急避孕药避孕失败之后，都是建议做人工流产的。

专家指导

紧急避孕药毓婷（左炔诺孕酮）里面有一种叫炔诺酮的物质，是具有雄激素作用的孕激素，如果剂量特别大，超过500毫克的话，就可能会导致女性胎儿的外生殖器男性化。但是如果剂量小，是否要把这个宝宝生出来，就得孕妇自己权衡利弊了，这只是一个概率的问题。

43 紧急避孕药不可常吃

紧急避孕药并非常规避孕措施，而只是一种补救措施，只有在正常的避孕方法没有达到效果时使用，或者在避孕套出现破损，精液流入子宫时紧急避孕，不应作为一种常规用药经常服用。

紧急避孕药内含有的雌激素水平很高，一次紧急避孕的药量相当于8天常规短效口服避孕药的药量，服用量过大，会产生肠胃不适、月经周期紊乱、卵巢抑制等现象，破坏了正常的月经，造成内分泌紊乱。如果长时间服用，严重者还会造成闭经。

紧急避孕药也并非百分之百有效，在使用不当或者药品失效的情况下也会引起避孕失败，所以紧急避孕药需避免在潮湿温热的环境下储藏。

紧急避孕药对女性的卵巢功能、肝肾的代谢系统等产生的严重危害，有时是很难估量的。不到万不得已，不要采用此种避孕方式。即使选用，一年也最好不要超过1次。

44 酒后忌受孕

嗜酒对身体有害

因为酒的主要成分是酒精，当酒精被胃、肠吸收后，进入血液运行到全身，少量通过汗、尿及呼吸排出体外，大部分在肝脏内代谢。肝脏首先把酒精转化为乙醛，进而变成醋酸被利用，但这种功能是有限的。所以，随着饮酒量的增加，血液中酒精浓度也随之增高，对身体的损害程度也相应增大。酒精在体内达到一定浓度时，对大脑、心脏、肝脏、生殖系统都有危害。

酒精可使生殖细胞受到损害

受酒精毒害的卵子很难迅速恢复健康，酒精还可使受精卵不健全。酒后受孕可造成胎儿发育迟缓。所以，受孕前1周女性饮酒对胎儿不利，那些常年饮酒的女性，即使受孕前1周停止饮酒，也还是有一定危险。

夫妻双方，尤其是女性，应在孕前提早戒酒。女性最好在受孕前1周就停止饮酒。当然，为了孩子的健康，夫妻双方应在准备生育1年以前就开始戒酒。

45 洞房之夜忌受孕

婚后立即怀孕对胎儿和孕妇都不利。夫妻的身体和精神状况会明显地影响精子和卵子的质量，并影响到精子和卵子结合后的胚胎。在结婚前后，夫妻双方都为婚事操劳，休息不好，精力消耗也很大，会觉得精疲力竭。要想改善双方的身体健康状况，确实需要一段相当长的时间。如果婚后不久，身体还未恢复时就怀孕，对胎儿生长的先天条件将会产生不良影响。而且婚后立即怀孕对女性本身也不利，操劳所造成的疲惫还未恢复，再很快怀孕，可谓“雪上加霜”，身体状况会变差。

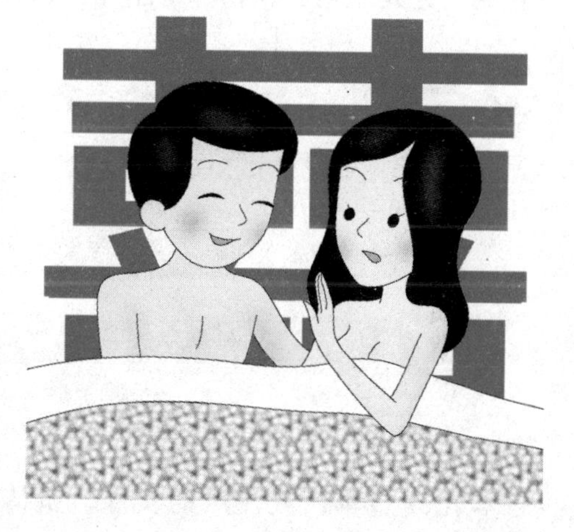

新婚夫妇在洞房第一次过性生活时更不宜受孕。新婚夫妇在结婚仪式上迎送亲朋好友，忙了一天，身体和精神都处于极度疲劳状态，这时受孕极为不利，易生出痴呆儿。在新婚宴席上，新郎、新娘都要喝酒，甚至多喝几杯，如果酒后受孕，会对胎儿十分有害。有些新婚夫妇初次性交，没有经验，精神紧张，性生活质量很难保障，这也对胎儿无益。

46 蜜月旅行忌受孕

旅行结婚或蜜月旅行时怀孕容易诱发胎儿多种疾病。受孕应在安逸愉快的条件下进行。现在旅游结婚比较普遍，在旅游时，生活无规律，心情尽管放松，但出门在外，精神及身体都很疲劳，机体抵抗力也会下降，这些都会影响精子和卵子的质量。而且，旅游中所到各地气候有差别、缺乏良好的洗漱和淋浴设备，吃住卫生条件常不能保证，容易感染或诱发各种疾病。无论是感染疾病，还是服用药物，都对胎儿不利。

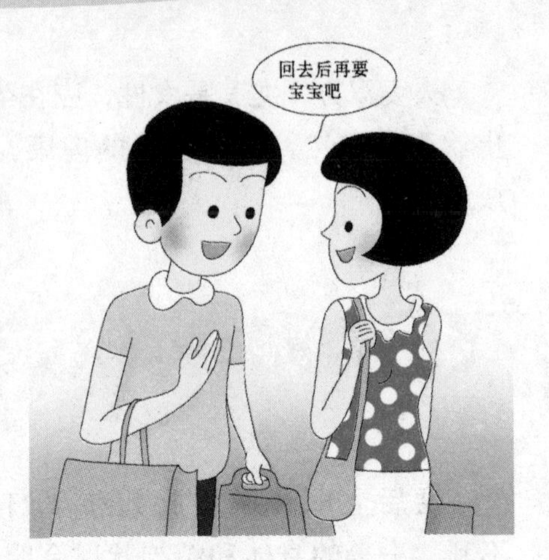

专家指导

有学者对200例蜜月旅游受孕的夫妇调查发现，先兆流产率达20%，胎儿畸形率达10%，均大大超过正常情况。

47 早产及流产后忌立即再孕

出现过早产或流产的女性，机体某些器官的平衡被打破，出现功能紊乱，子宫等器官一时不能恢复正常，尤其是经过人工刮宫的女性更是如此。如果早产或流产后不久就怀孕，由于子宫等器官的功能不健全，对胎儿十分不利，也不利于女性身体的恢复。

为了使子宫等器官得到充分休息，恢复应有的功能，为妊娠提供良好的条件，早产或流产的女性过半年后再怀孕较为合适。

48 长期服用药物的女性忌立即怀孕

有些女性患病，需要长时间服用某些药物。激素、某些抗生素、止吐药、抗癌药、治疗精神病的药物等都会不同程度地对生殖细胞产生影响。初期卵细胞发育为成熟卵子约需14天，在此期间卵子最易受药物的影响。

一般来说，女性在停用药物20天后受孕，就不会影响胎儿。当然有些药物影响的时间可能更长些，最好在准备怀孕时向医生咨询，请医生确定合适的怀孕时间。

49 受过X线照射不久的女性忌立即怀孕

女性在怀孕前一段时间内最好不要受X线照射。如果在怀孕前4周内受X线照射，也会发生问题。医用X线的辐射虽然很少，但它能杀伤人体内的生殖细胞。因此，为避免X线对下一代的影响，接受X线透视的女性，尤其是腹部透视者，过4周后怀孕较为安全。调查表明，在1000个儿童中，发现有三色色盲的儿童的母亲腹部大多曾接受过X线照射。

女性平时应尽量减少X线的照射机会。怀孕前4周内必须避免照射X线。

50 孕前要戒烟

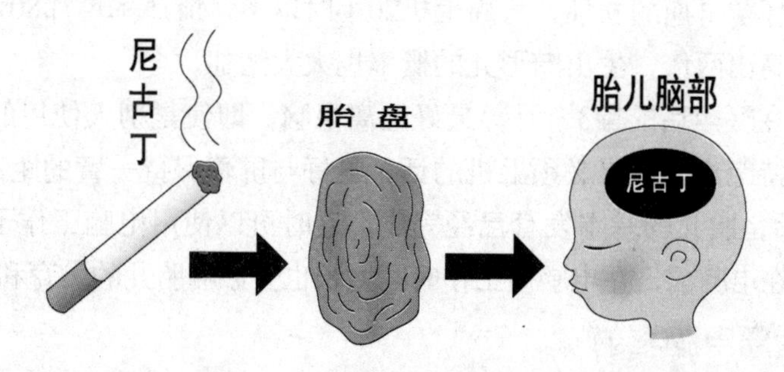

吸烟的危害是巨大的，除了会引起心血管疾病、肺癌和高血压外，还会对下一代产生极其可怕的影响。有研究表明，香烟里的有害物质可以通过吸烟者的血液循环进入生殖系统。在男子体内可以使精子发生异变，也就是使染色体和遗传基因发生异变。

据美国国立卫生研究院的调查显示，香烟在燃烧过程中所产生的苯并芘有致细胞突变的作用，对生殖细胞有损害，卵子和精子在遗传因子方面的突变，会导致胎宝宝畸形和智力低下等。

所以，为了保证下一代的健康，吸烟的准妈妈和准爸爸都要戒烟。最好在孕前就开始戒烟，因为吸烟会影响到准爸爸的精子质量和数量，导致精子发育不良，从而增加流产、死胎和早产的发生率，或者使宝宝出现形态功能等方面的缺陷。

不论是自己吸烟，还是被动地吸“二手烟”都有可能影响到下一代的“质量”。所以，准妈妈除了自己戒烟外，还要注意远离二手烟，必要的时候，可以婉转地要求身边的人，如上司、同事、朋友、家人等，让他们不要在你身边吸烟。

51 为了胎儿的健康，请暂时远离电脑

电脑辐射的危害

在现代社会中，电脑已成为工作和娱乐、生活的必需品。人们都知道，电脑辐射会损害眼睛和皮肤，那么对于孕期的准妈妈和胎儿这样的特殊群体，会产生怎样的危害呢？研究表明，电脑开启时，显示器散发出的电磁辐射对细胞分裂有破坏作用，在怀孕早期会损伤胚胎的微细结构。根据最新的研究报告，怀孕早期的女性，每周上机20小时以上，流产率增加80%，比一般女性流产率高出两倍，生出畸形儿的概率也大大增加。

因此，在怀孕后的前3个月，最好远离电脑，即使是别人使用的电脑，你也要与它保持距离。如果必须上机的话，最好与屏幕保持一臂的距离。

3个月后，胎儿的基本发育已经完成，这时可以使用电脑工作了，不过也不要整日坐在电脑前，在电脑前工作时间太长也会影响胎儿的发育和免疫力。

如何远离电脑辐射

首先，应尽可能购买新款电脑。一般来说，在同距离、同类机型的条件下，旧电脑的辐射是新电脑的数倍。

其次，最好在显示屏上安装一块电脑专用滤色板以减轻辐射的危害，室内不要放置闲杂金属物品，以免形成电磁波的再次发射。

第三，在使用电脑时，要调整好屏幕的亮度，一般来说，屏幕亮度越大，电磁辐射越强，反之越小。

第四，电脑使用后，脸上会吸附不少电磁辐射的颗粒，要及时用清水洗脸，这样将使受辐射度减轻70%以上。

第五，电脑摆放位置很重要。尽量别让屏幕的背面朝着有人的地方，因为电脑辐射最强的是背面，其次为左右两侧，屏幕的正面辐射最弱。

最后，注意室内通风。研究证实，电脑的荧屏能产生一种致癌物质，所以，使用电脑时一定要注意通风。

52 生男生女准爸爸说了算

胎儿的性别是由受精卵中的一对性染色体决定的。

人体的每个细胞（包括生殖细胞）中都有23对携带遗传物质的染色体，其中22对为常染色体，决定除性别以外的全部遗传信息，另一对为性染色体，决定胎宝宝的性别。常染色体男女都一样，没有性别差异。性染色体则不同，男性的1对性染色体由X和Y染色体组成（XY），女性的1对性染色体均为X染色体（XX）。23对染色体中一半来自父亲，另一半来自母亲。

分裂成熟后的精子分为两种，一种含X性染色体，称为X精子，另一种含Y性染色体，称为Y精子。女性的1对性染色体为XX，所以分裂成熟后的卵子都含有1条X性染色体。由此可知，男性的精子有2种，而女性的卵子只有1种。

精子和卵子结合后融为一体，成为受精卵。这样，精子中的23条染色体和卵子中的23条染色体又配成23对染色体。如果是X精子和卵子结合，则受精卵中的一对性染色体为XX，胎宝宝发育为女性；如果Y精子与卵子结合，则受精卵中的一对性染色体为XY，胎宝宝发育为男性。

生男生女取决于男方的精子所携带的性染色体是X，还是Y，而与卵子无关。

53 通过饮食不能控制生男生女

民间有一些传说："想生男孩，丈夫多吃酸性食物，妻子多吃碱性食物；想生女孩，则做法相反。"其实这些说法是没有科学根据的。

精子根据其含有染色体的不同分为X和Y2种。在酸性环境中X精子比较活跃，易优先受精而生女；在碱性环境中Y精子比较活跃，易优先受精而生男。但是通过改变饮食来选择胎儿性别是没有科学道理的。

什么是碱性食物：所谓的碱性食品，是指经代谢后产生的阳离子如钾、钠、钙、镁较多的食物。如柠檬、杏、杨梅等味道虽酸，却仍属碱性食物。

什么是酸性食物：经代谢后产生磷、氯、硫等阴离子占优势的食物属酸性食物，如肉、鱼、蛋类，以及米、面等虽无酸味，但代谢后产生的阴离子较多，仍属于酸性食物。

人体酸碱度不会因食物而改变：人体体液的酸碱度，即pH值是相当恒定的，无法由食物来改变。而阴道内和子宫内的酸碱度，会因生理周期而产生变化，不会受到食物品种的影响。想用食物来改变体液的pH值，使身体分泌物和生理调整到适于生男或生女的状态，这是没有生物化学理论基础的，也是没有临床实验依据的。

所以，通过选择饮食无法控制生男生女。其实受孕和决定生男生女是一个比较复杂的过程，并不仅仅是酸碱环境所决定的。饮食应着眼于身体的营养均衡，和对健康有益的方面，否则将不利于自身健康，并可能影响胎儿的发育。

54 父母血型与子女血型的遗传

我国是世界上最早探讨血型的国家。早在三国时代，便有“滴血验亲法”以确认血缘关系。人类的血型有很多种，十分复杂。我们通常说的A、B、O和AB四种血型，实际上是属于一个血型系统，即ABO血型系统。

血型是有遗传规律的，依照血型遗传规律，如果知道父母的血型，便可推算出子女可能是哪种血型，不可能是哪种血型，这在法医的亲子鉴定上，可提供某些参考价值，当然，目前最准确的方法是DNA检测。除此之外，了解血型的遗传规律，对输血或治疗血液性疾病，也有重要意义。

双亲血型	子女血型的可能型	子女不可能有的血型
O+O	O	A、AB、B
O+A	A、O	AB、B
O+B	B、O	A、AB
O+AB	A、B	O、AB

A+A	A、O	AB、B
A+B	A、B、AB、O	
A+AB	AB、B、A	O
B+B	B、O	A、AB
B+AB	B、A、AB	O
AB+AB	AB、A、B	O

如表所示，父母都是O型血者，遗传关系最简单，宝宝只可能是O型血；而父母为“A＋B”型血时，遗传关系最为复杂，宝宝可能出现AB、A、B、O等四种血型。

55 会遗传的容貌特征

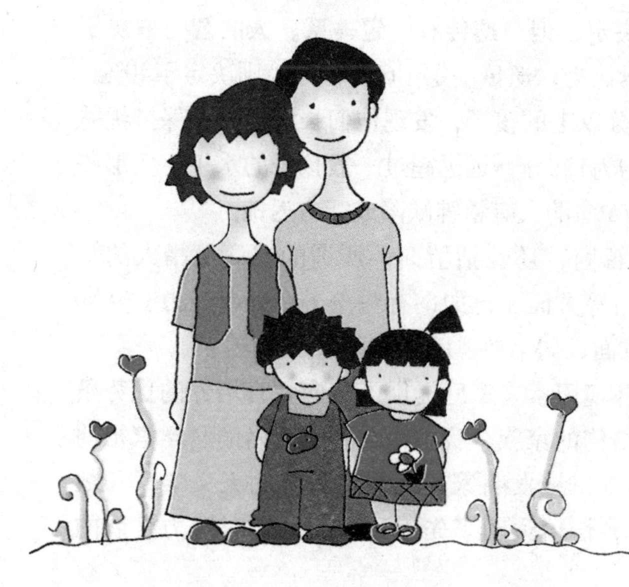

在已知的十大特征性遗传中，有些是“绝对”像，有些是像又不像，有些像得微不足道。接近百分之百的“绝对”遗传特征有：

下颌：下颌是不容商量的显性遗传。比如，父母中任何一方有突出的大下巴，宝宝长大后毫无例外地长着酷似父母的大下巴，遗传真的很神奇。

肤色：遗传时不偏不倚，让人无法选择。它的原则是“中和”。比如，父母的皮肤较黑，宝宝也不会很白；如果一方白，一方黑，那么宝宝的肤色会是一个不黑不白的“中性”肤色。

双眼皮：眼形是遗传的，而且大眼睛相对小眼睛是显性遗传的。如果父母一方是小眼睛，而另一方是大眼睛，生下大眼睛宝宝的可能性比较大。宝宝刚生下来时是单眼皮的话，不用过分担心，说不定日后会变呢！据统计，幼儿时有双眼皮的宝宝只有20%，中学时有40%，到大学时约占50%。

眼球的颜色：黑色等深颜色相对浅颜色是显性遗传。如果父母一方是蓝眼睛，而另一方是黑眼睛，那么他们的宝宝也不会是蓝眼睛的。

长睫毛：是显性遗传的。

56 不要忽视智力的遗传因素

遗传对智力的作用是客观存在的。据统计，父母的智力高，宝宝的智力往往也高；父母智力平常，宝宝智力也一般；父母智力有缺陷，宝宝有可能智力发育不全或迟钝。但是，智力还要受到主观努力和社会环境的影响，后天的教育及营养等因素也会起到相当大的作用，否则再好的遗传基础也不行。

虽然智力不完全由遗传所决定，但与遗传有一定关系。人的智力取决于遗传、环境两方面的因素。一般认为，遗传决定了60%，环境则决定了40%。有人长期研究过一些智商在140分以上的孩子，发现他们长大后一直保持优秀的才智，他们的孩子的智商平均为128分，远远超过一般孩子的水平。而那些精神缺陷者，他们的孩子当中有59%的人有精神缺陷或智力迟钝。

在智力遗传中，不仅包括智商，还包括情商。所谓的情商是指人的个性、脾气、处事能力、交际能力等方面。比如，有些孩子在处事能力、交际能力方面像爸爸，而另外一些方面，如个性、脾气与母亲很相像。

家庭是智力发展最基本的环境因素，家庭提供了定向教育培养的优势条件。古今中外，有许多高智能结构的家族，我国南北朝时著名的科学家祖冲之的儿子祖恒之、孙子祖皓都是机械发明家，又都是著名的天文学家和数学家。智力的家族聚集性现象，恰恰说明了先天和后天因素对智力发展的作用。

由此可见，遗传是智力的基础，后天因素影响其发展。因此，要想使后代智力超群，就必须在优生和优育上下工夫，使宝宝的智能得到充分发挥。

另外，孩子的智力与环境也有很大的关系，智力的实际表现还要受后天因素的极大影响，因此专家提倡早教。从胎儿开始，脑细胞发育的第一高峰出现在10～18周，第二高峰出现在孩子出生后的3～6个月。如果期望孩子智力发育好，就要在第一高峰期即孕早期注意摄取营养，第二高峰期注意进行母乳喂养，这样就会使孩子的智力很好地发育。

由此可见，遗传是智力的基础，后天因素影响其发展。因此，要想使孩子智力超群，就必须同时在优生和优育上下工夫，才能使孩子的智能得到充分发挥。

专家指导

无论是爸爸还是妈妈，在某些方面的天赋都有可能遗传给孩子，使孩子具有很高的潜力。因此，父母遗传的天赋在周围环境影响下，如果适当进行开发，就可以使孩子在这些方面有更好的发展。

57 智力遗传因素关键在于母亲

智力有一定的遗传性，这一点已成共识。在正常人群中，遗传对智力的影响是十分明显的，据科学家综合评估，遗传对智力的影响占50%～60%。遗传结构完全相同的同卵双生子，即使在不同的环境中长大，其智商仍极为一致。就遗传而言，父亲与母亲的影响力并非“平分秋色”，而是有所侧重的，母亲对孩子智力的影响力更大。

母亲的智力在遗传因素中占有更重要的地位。

澳大利亚科学家的研究结果表明，人类与智力有关的基因主要集中在X染色体上。女性有两条X染色体，而男性则有一条X染色体，一条Y染色体；母亲的X染色体基因决定着孩子大脑皮质的发育程度，而父亲的基因则对塑造后代的情感和性格的影响力要更大一些。因此，母亲的智力在遗传因素中占有更重要的地位。据相关数据显示，父亲智力低下而母亲智力正常，子女出现智力低下的机会小于10%；如果母亲智力低下，父亲智力正常，则下一代出现智力低下的机会大于10%。可见聪明妈妈生聪明孩子的说法是有科学道理的。

母亲在后天的环境和教育中对孩子的影响更大。

法国著名遗传学家米歇尔•杜依姆认为：“虽然对于大脑细胞神经发育及

运转起非常重要作用的某种基因是遗传而来的，但这并不能说明智力完全与遗传有关，因为智力的发展要受到环境的影响。比如母亲怀孕及分娩时的环境以及家庭环境不同，也可能造成儿童在智力发育上的差别，从而导致智商各不相同，而且即使孩子继承了父母某些聪明的特征，这些特征也会因为后天环境的不同而被完全改变。”

文化素质高的母亲对胎儿的保护意识更高。

在后天的影响中，由于母亲承担着孕育的重任，所以母亲对胎儿的保护意识也影响着孩子将来的智力。而女性是否对胎儿有保护意识，则与女性的文化素质有关。

一般文盲或半文盲的女性早婚早育率高。由于过早生育，自身高级神经系统和骨骼系统等尚未发育成熟，怀孕期又承担着营养胎儿的任务，极易导致孕妇营养缺乏、贫血、水肿、软骨病等疾患临身，并可连带影响胎儿的发育，导致婴儿先天不足，体质衰弱，先天愚型患儿的出生概率也因此增加了1倍以上。据有关资料显示，具有初中以上文化程度的孕妇，有积极保护胎儿意识的占71.3%，而文盲和半文盲孕妇仅占45.7%。

母亲的文化程度影响孩子的智力发展。

孩子出生后，由于母亲往往在家庭教育中承担着比父亲更重要的角色，所以母亲的文化程度也影响着孩子的智力发展。我国儿保专家几年来通过调研家庭环境对小儿智能发育的影响，结果表明：在语言方面，环境总分与智商偏高的，大部分母亲文化修养较高。她们不仅自己要求学习，也重视小儿教育，肯花时间为小儿讲故事，耐心回答小儿提出的所有问题。

综合这样几点，母亲对孩子智力的影响显然要大于父亲。看来，想要生一个聪明的孩子，男人一定要娶一个聪明的妻子，而女人则不一定非要嫁一个聪明的丈夫。

专家指导

有研究表明女性长寿可以遗传给子女，而男性长寿却只“传男不传女”。有关科学家指出，人类寿命的长短，很大一部分取决于遗传因素，有长寿家族史的子女更容易从父母处“世袭”长寿基因。然而，爸爸的长寿基因只传给儿子，而妈妈长寿的基因却能够遗传给所有的孩子。

全面均衡营养：
让宝宝健康又聪明

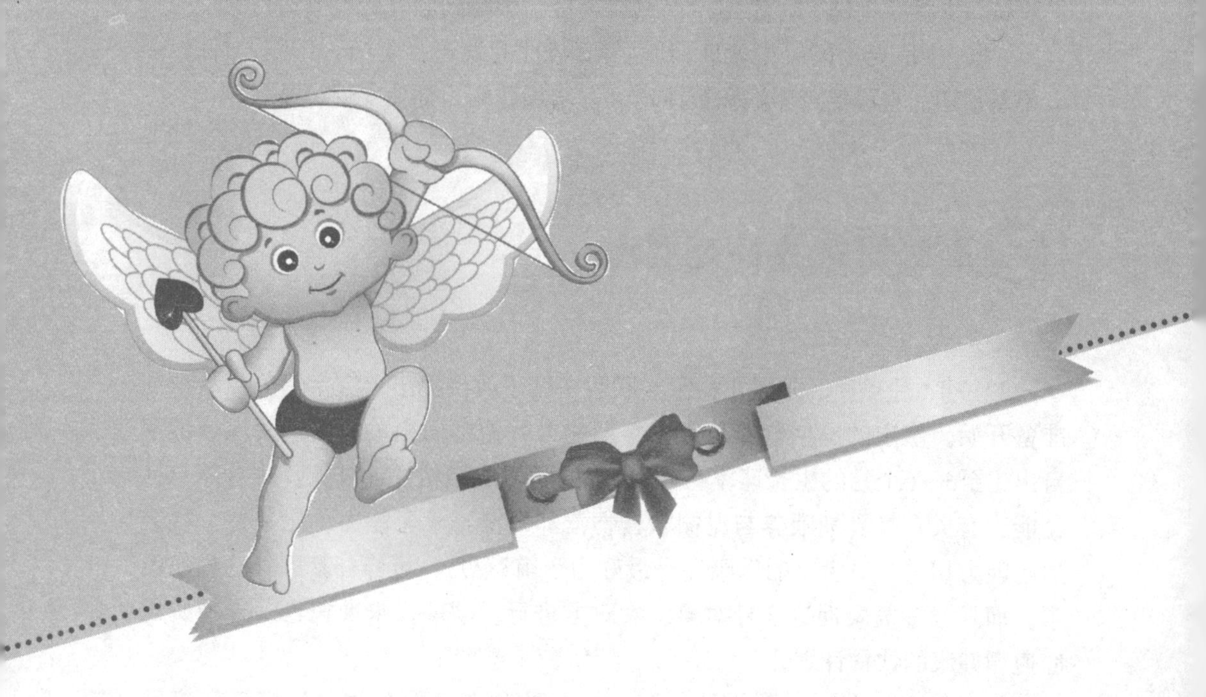

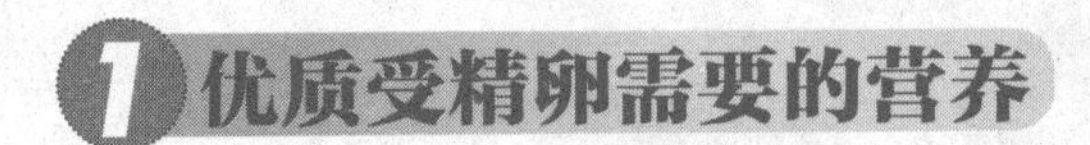

1 优质受精卵需要的营养

孕前饮食主要是为夫妻双方提供合格的精子和卵子服务，并为女方做好营养储备服务。怀孕前夫妻双方身体健康，精子、卵子健壮，可以为胎宝宝的孕育提供一个良好的基础。因为只有健康的精子和卵子相遇，才能形成健康的受精卵。所以孕前合理地摄取膳食营养不仅是孕育优质受精卵的基础，而且是使后代优良因子遗传潜力得到充分发挥的保障。

孕前的饮食要注意加强营养，特别是要保证蛋白质、无机盐的摄入。

1. 摄取足够的蛋白质和脂肪。蛋白质是制造精子和卵子的基本原料，孕前女性每天需补充60克～70克蛋白质；脂肪是优生的必需物质，也是女性孕育胎宝宝的能源基地。

2. 摄取足量的无机盐。钙离子可提高受孕率；铁是人体造血的主要原料，女性孕前缺铁，不但自己贫血，更会影响到胎儿的发育。

3. 摄取充足的维生素E。维生素E与性的发育、生精、排卵、怀孕关系密切，它可促进卵泡和黄体增大，增加孕酮，促使女性怀孕。

2 准妈妈营养补充要点

2010年6月30日，亚洲儿科营养联盟主席丁教授提出，宝宝营养应从孕前准备开始。宝宝的早期营养与青少年期能力行为密切相关。调查发现，宝宝自出生至3～6个月的生长速率与9～11岁的学习成绩相关；液体食物营养与社交能力有关；换乳期喂养与泥糊状食物营养衔接与学习能力、竞争力、社会适应能力相关。对宝宝的健康促进最好为孕前3个月，可修补基因外的损伤因素。而且孕前健康促进应针对男、女双方进行。孕前，未准爸爸、未准妈妈应遵循健康的饮食计划。

健康饮食，即膳食要均衡，避免高脂肪和高糖的食物（如蛋糕和饼干等）。根据英国食品标准局的建议，准备怀孕期间的膳食应保证多样化，主要包括以下食品：

1. 水果和蔬菜：可以是新鲜的、冷冻的、罐装的、干的，也可以是一杯果汁。一天至少要吃5份。

2. 富含碳水化合物的食品：如面包、面条、大米、土豆等。

3. 蛋白质：如瘦肉、鸡肉、鱼、蛋、豆类（扁豆和豌豆）等。

4. 奶制品：如牛奶、奶酪、酸奶等，这些食品中都富含钙。

5. 富含铁的食物：如牛羊肉、豆类、干果、面包、绿色蔬菜、早餐麦片等，在准备怀孕期间，此类食物都能为身体增加铁资源。

6. 富含维生素C的食品：若在吃富含铁的饭菜时喝一杯富含维生素C的果汁，将有利于身体对铁的吸收。

3 预防胎儿畸形，及早补充叶酸

叶酸是人体必需的水溶性B族维生素之一。孕早期是胎儿细胞分化的关键时期，而叶酸是胎儿脑神经发育必需的营养成分，一旦摄取不足就可能影响胎儿中枢神经系统的发育，引起神经管畸形。神经管畸形的发生率在各种出生缺陷中是最常见的，会造成脊柱裂（椎骨未能融合）、无脑畸形（脑或颅顶缺失）等中枢神经系统发育异常，是造成围产儿死亡的主要原因之一。

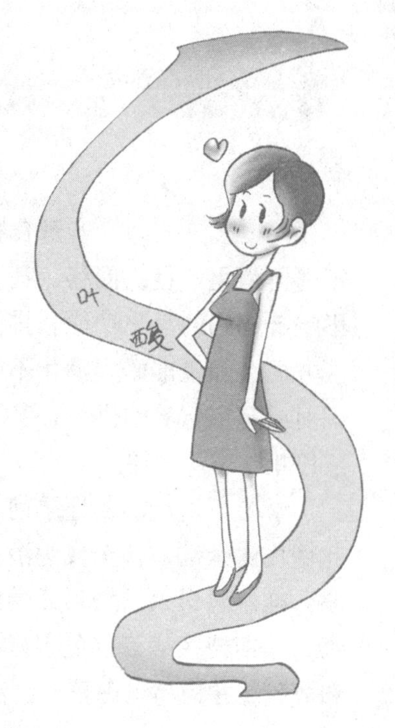

在孕前或者孕早期补充叶酸，能够有效预防神经管畸形的发生，减少比率约为70%。如果是计划怀孕，自受孕前1个月起直至孕早期3个月，每天应该额外摄入400微克～1000微克的叶酸。如果是计划外怀孕，从怀疑已怀孕的那一刻起就要立即补充叶酸或孕妇用的多种维生素。补充叶酸可以多吃以下食物：动物肝、红苋菜、菠菜、生菜、芦笋、龙须菜、豆类、苹果、柑橘、橙汁。大多数的复合维生素制剂均包含有日剂量为400微克的叶酸。

新的研究证明，叶酸对于准备做爸爸的男性来说也非常重要。当男性体

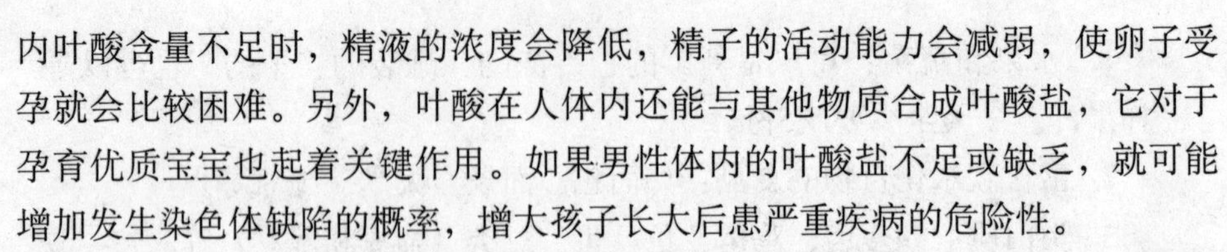

内叶酸含量不足时，精液的浓度会降低，精子的活动能力会减弱，使卵子受孕就会比较困难。另外，叶酸在人体内还能与其他物质合成叶酸盐，它对于孕育优质宝宝也起着关键作用。如果男性体内的叶酸盐不足或缺乏，就可能增加发生染色体缺陷的概率，增大孩子长大后患严重疾病的危险性。

在补充叶酸的同时，也要注意加强多种微量元素的摄入。这是为了避免缺乏微量元素对胚胎造成的神经系统发育障碍，因为微量元素锌、铜等同样参与了胚胎最早期的中枢神经系统的发育，尤其是锌的需求量大大增加。可以适当吃些富含锌的食物，如香蕉、动物内脏，还有瓜子、花生、松子等坚果类食品。

专家指导

男性补充叶酸不必像女性那样按计划服用叶酸片，可以咨询医生后，合理进补叶酸制品，也可以多吃一些富含叶酸的食物。叶酸在绿色新鲜蔬菜、水果、酵母（经发酵的食品）、蘑菇及动物的肝、肾中含量较高。

4 调整孕前饮食结构

停吃辛辣食物：辛辣食物常常可以引起正常人的消化功能紊乱，如胃部不适、消化不良、便秘，甚至发生痔疮。由于怀孕后胎儿的长大本身就可能影响准妈妈的消化功能和排便，如果准妈妈始终保持进食辛辣食物的习惯，一方面会加重准妈妈消化不良、便秘或痔疮的症状；另一方面也会影响准妈妈对胎宝宝营养的供给，甚至增加分娩的困难。因此在计划怀孕前3～6个月应停止吃辛辣食物。

少吃高糖食物：怀孕前，尤其是女性，若经常食用高糖食物，有可能引起糖代谢紊乱，甚至成为潜在的糖尿病患者。怀孕后，由于体内胎宝宝的需要，准妈妈摄入量增加或继续维持怀孕前的饮食结构，则极易出现孕期糖尿病。孕期糖尿病不仅危害妈妈本人的健康，更重要的是危及胎儿的健康发育和成长，并极易出现早产、流产或死胎。

专家指导

长期食用某些加有亚硝酸盐类食物防腐剂或磺胺类食物有色剂的食品、生棉籽油、芹菜等，可导致男性精子数量和质量下降。

5 准爸爸孕前饮食建议

准备做爸爸的男性在饮食方面应该尽量均衡膳食，保证摄取身体所需的足够营养。具体来看要注意以下几点：

富含维生素C和抗氧化剂的食物：维生素C和抗氧化剂能减少精子受损的危险，提高精子的运动性。一杯橙汁含有124毫克维生素C。成年人每天至少摄取60毫克维生素C，如果吸烟，那么应该每天至少摄取100毫克。

饮食中增加锌含量：每天摄取12毫克～15毫克的锌。因为即使是短期锌缺乏症也会减小精子体积，减少睾丸激素含量。富含锌的食物包括瘦牛肉（50克牛肉含4.5毫克锌）、乌鸡肉（50克乌鸡肉含有2.38毫克锌）。

提高钙和维生素D的摄取量：每天服用1000毫克钙和10微克维生素D能提高男性生育能力。富含钙的食物包括低脂牛奶、奶酪。牛奶和鲑鱼中含有维生素D。

戒酒或者减少饮酒量：虽然通常认为偶尔饮酒是安全的，但研究表明，每日喝葡萄酒、啤酒或者烈酒，会减少睾丸激素含量和精子数量，增加精子中的变态精子的数量。

专家指导

饮食与性健康有紧密的关系，合理的饮食关系到性功能能否正常与持久。而且，性健康的好坏也与能否孕育健康的胎儿息息相关，甚至具有决定性的意义。

适当的饮食有助于辅助性生活，饮食对性生活和谐与否有着独特的功效，某些食物与营养素能够促进性欲、调节性感受、提高性功能。所以，科学地从饮食中摄取营养物质可以使准备怀孕时的性生活达到理想境界。

7 准妈妈在生活中的营养需求

选择具有特殊功效的饮食可以达到补肾强身的目的。

优质蛋白质具有提高性功能和消除疲劳的作用。准妈妈宜多吃一些含有丰富蛋白质的食品，如黄豆、牛奶和瘦肉制品，以满足身体对蛋白质的需要。

肉类、鱼类、禽蛋类中含有较多的胆固醇，适量摄入有利于性激素的合成。

锌是维持夫妻性生活和谐的微量元素。锌可增加血中性激素的合成，促进性腺的分泌。缺锌的未准妈妈容易出现闭经，缺锌孕妇的胎儿易出现畸形。另外要摄取足量的维生素。B族维生素参与人体的代谢，缺乏B族维生素的未准妈妈可出现外阴瘙痒、性生活障碍。乳类、蛋类、动物肝脏及鳝鱼中B族维生素含量丰富。

维生素E也叫“生育酚”，与性发育、生精、排卵、怀孕关系密切。它可促进卵泡和黄体增大，抑制孕酮氧化，从而增加孕酮的作用，促使女性怀孕。维生素E含量丰富的食物有芝麻及其制品、花生油、菜籽油以及动物肝脏、瘦肉、花生、红枣、核桃、桂圆、莴笋等。

维生素C可促进铁、钙的吸收，抗菌解毒，增强免疫功能，减少精子粘集。当20%的精子粘集，就不能使女方怀孕。新鲜的蔬菜、水果中含维生素C最多。

8 准妈妈饮食原则

平衡膳食：所谓平衡膳食就是要全面提供符合卫生要求、营养全面、配比合理的膳食标准和膳食配方。我们的身体在完成各种代谢活动时，需要蛋白质、脂肪、碳水化合物、水，以及各种维生素、矿物质和必需的微量元素，还需要纤维素等40多种营养素。没有任何一种食品具备这么多的营养素。所以，准妈妈每天的饮食结构要全面、合理。

养成良好的饮食习惯：营养学家发现，宝宝出生后的饮食习惯深受准妈妈饮食习惯的影响。如果准妈妈胃口不好、偏食，或吃饭过程常被干扰，甚至有一餐没一餐的，那么，宝宝就经常表现出没有胃口、不喜欢吃东西、常吐奶、消化吸收不良的状况，甚至出现明显偏食的现象等。所以，如果希望日后宝宝能有良好的饮食习惯，就不能不注意吃的“胎教”。

专家指导

准妈妈应养成定时、定量、定点用餐的习惯。对于三次正餐，不论多忙碌，都应该按时吃饭。食物要多样化，并且以天然的食物为主。要纠正偏食、挑食的坏习惯！

9 孕期必需的七大营养素

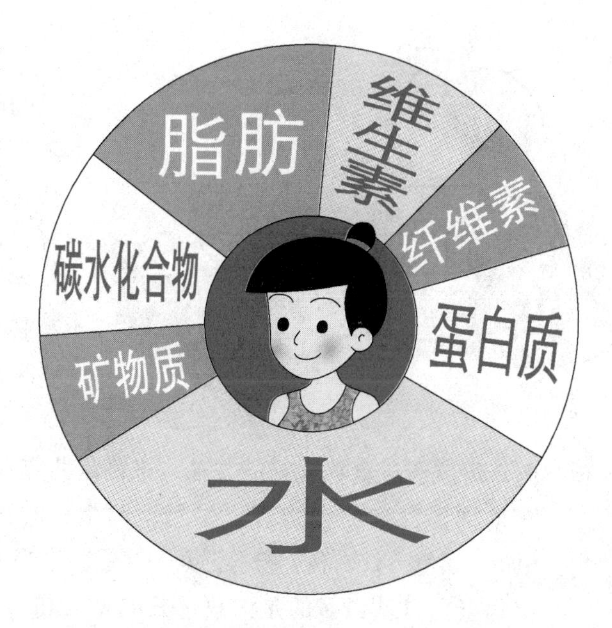

蛋白质：构成、更新、修补人体组织和细胞的重要成分，参与物质代谢及生理功能的调控，保证机体的生长、发育、繁殖、遗传并供给能量。

脂肪：能量的重要来源之一，协助脂溶性维生素的吸收，保护和固定内脏，防止热量散失，维持体温。

碳水化合物：也叫糖类化合物，是人体主要能源物质，人体所需能量的70%以上由糖类供给，它也是组织和细胞的重要组成成分。

水：人体内体液的重要成分，约占体重的60%，具有调节体温、运输物质、促进体内化学合成和分泌，润滑肌肤和器官的作用。

维生素：分水溶性（B族维生素、维生素C）和脂溶性（维生素A、维生素D、维生素E、维生素K）两类。它们对维持人体正常生长发育和调节生理功能至关重要。

矿物质：是骨骼、牙齿和某些人体组织的重要成分，能活化激素及维持主要酵素系统，具有十分重要的调节生理功能作用。

纤维素：纤维素是指植物性食物中不能被消化吸收的成分，它能软化肠内物质，刺激胃壁蠕动，辅助排便，并能降低血液中胆固醇和葡萄糖的吸收。

专家指导

我国提倡每日膳食中应有七类食品：米、面或其他粮食、薯类；有色蔬菜（红、黄、绿色）；鱼、肉、禽、蛋、奶及豆制品；食用油；水果；食盐及其他调味品；个人爱好的营养食品，如花生、瓜子等坚果类食品。

10 必需营养素——蛋白质

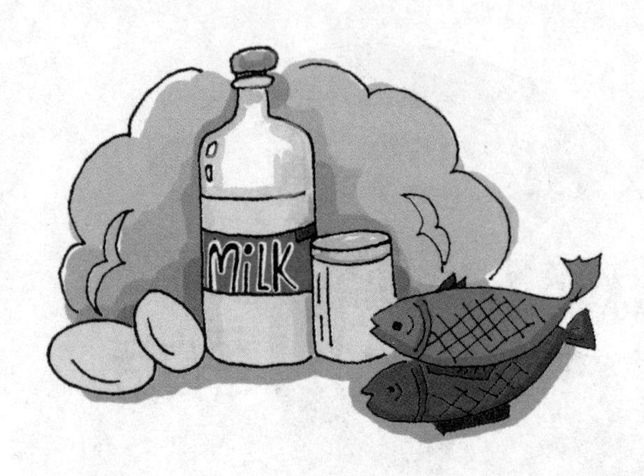

胎宝宝处于生长发育最旺盛的时期，需要的蛋白质相对较多。长期缺乏蛋白质，胎宝宝就会生长发育迟缓，出生体重过轻，甚至影响智力发育。准妈妈每天的蛋白质需要量，应随着孕周的增加，逐渐从早期的45克～60克增加到75克～100克。

如果你是素食者或者有时不想吃肉，可以通过食物互补的方法，来满足肌体对各种必需氨基酸的需求。

含动物蛋白多的食物有：牛奶、鸡蛋、鸡肉、牛肉、猪肉、羊肉、鸭肉、甲鱼、黄鳝、虾、鱼、蟹等。其中鸡蛋、牛奶、鱼类蛋白质为优质蛋白质。

植物蛋白含量最多的是大豆，其次是麦和米。花生、核桃、葵花子、西瓜子也含有较多蛋白质。

11 必需营养素——碳水化合物

碳水化合物摄入不足，表现出热能缺乏，准妈妈会出现消瘦、低血糖、头晕、无力甚至休克。胎儿则生长发育缓慢。碳水化合物摄入过量，可导致肥胖，血脂、血糖升高，生产巨大儿，甚至导致宝宝患2型糖尿病。

我国居民膳食中60%～70%的热能由碳水化合物提供。我国膳食推荐供给量表中对碳水化合物未作明确规定，一般认为在总热能摄入量中占60%～70%为宜，约合每天500克主食。

碳水化合物包括食物中的单糖（葡萄糖、果糖）、双糖（蔗糖、麦芽糖）、多糖和纤维素。多糖类主要来自谷类、薯类、根茎类食物，单糖与双糖类除部分来自天然食物外，大部分以制成品的形式（如葡萄糖与蔗糖）直接摄取。

12 必需营养素——脂肪

脂肪主要由甘油和脂肪酸组成，脂肪酸可分为饱和脂肪酸和不饱和脂肪酸。某些不饱和脂肪酸人体不能合成，也称为必需脂肪酸。亚油酸为体内最重要的必需脂肪酸。

食物中的必需脂肪酸对胎儿和准妈妈都很重要。因为必需脂肪酸是胎儿生长发育的重要物质基础，尤其对中枢神经系统的发育、维持细胞膜的完整以及合成前列腺素起着极为重要的作用。

膳食中若缺乏脂肪，可导致胎儿体重不增加，影响大脑和神经系统发育。

准妈妈可能发生脂溶性维生素缺乏症。若长期摄入脂肪过多，体内贮存脂肪就要增加，而使准妈妈和新生儿肥胖。

含脂肪较多的食物有：各种油类，如花生油、豆油、菜油、麻油、猪油等。食物中奶类、肉类、鸡蛋、鸭蛋等含脂肪也很多，此外花生、核桃、果仁、芝麻、蛋糕、油条中也含有很多脂肪。一般来说，植物油比动物油脂好，不仅消化率在95%以上，亚油酸含量丰富，而且含有大量维生素E。

13 必需营养素——纤维素

纤维素包括植物细胞壁成分（纤维素）、胶浆、果胶、藻类多糖等。一般按其溶解度分为可溶性纤维素和不溶性纤维素。可溶性纤维包括树胶、果胶、藻胶、豆胶等。不溶性纤维包括纤维素、木质素等。

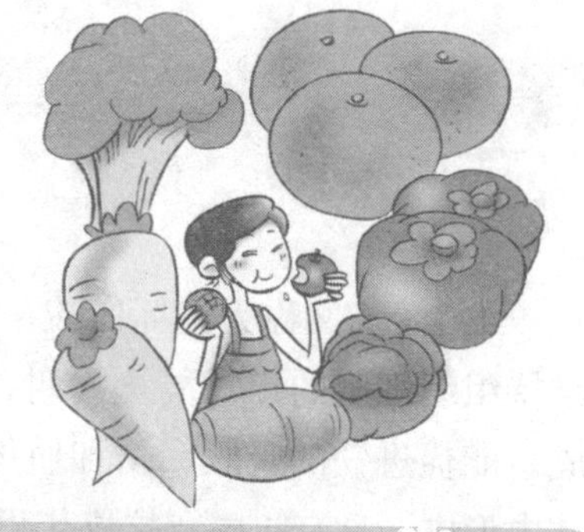

纤维素的主要功能有：

1. 增加排泄物的体积，缩短食物在肠内的通过时间。
2. 可降低血胆固醇水平，减少动脉粥样硬化和糖尿病的风险。
3. 预防胆石症的发生。

准妈妈因为各种生理变化，容易便秘、血糖升高、肥胖，应更注意纤维素的摄入。但过量食用纤维素，会有腹胀感，并影响维生素和微量元素的吸收。

准妈妈可以多吃一些全麦面包、麦麸饼干、红薯、菠萝片、消化饼等点心，可以补充纤维素，防治便秘和痔疮。

14 必需营养素——维生素E

维生素E具有很强的抗氧化作用：维生素E能防止不饱和脂肪酸受到过氧化作用的损伤，从而维持细胞膜的完整性和正常功能，具有延缓衰老、预防大细胞性溶血性贫血的作用。此外，它还可以促进脑垂体前叶促性腺分泌细胞功能，增加卵巢功能，使卵泡数量增多，黄体细胞增大，增强孕酮的作用，促进精子的生成及增强其活力。

维生素E有助于安胎保健：如果准妈妈缺乏维生素E，容易引起胎动不安或流产后不易再受精怀孕，还可致毛发脱落、皮肤早衰多皱等。因此，准妈妈要多吃一些富含维生素E的食品。

各种植物油（麦胚油、葵花子油、玉米油、花生油、芝麻油）、谷物的胚芽、许多绿色植物、肉、奶油、奶、蛋等都是维生素E良好或较好的来源。葵花子富含维生素E，只要每天吃2勺葵花子油，即可以满足需要。

15 必需营养素——维生素C

维生素C又称为抗坏血酸，易溶于水。维生素C参与体内氧化还原过程，维持组织细胞的正常能量代谢，调节细胞内氧化还原电位，促进体内胶原合成，能促进铁的吸收，增加肌体的抗病能力，促进伤口愈合，阻断亚硝胺在体内形成，具有防癌和抗癌作用。大量维生素C还可促进心肌利用葡萄糖和心肌糖原合成。

缺乏维生素C可引起坏血病，表现为毛细血管脆性增加、牙龈肿胀与出血、牙齿松动脱落、皮肤出现瘀血点与瘀斑、关节出血、血肿、鼻出血、便血和月经过多等。还能影响骨骼正常钙化，出现伤口愈合不良、抵抗力低下、肿瘤扩散等。在治疗孕期缺铁性贫血时，如果同时补充维生素C可以促进铁的吸收，达到事半功倍的效果。

维生素C易被破坏，所以蔬菜、水果应即购即食，储存时间不要太长。若要储藏，用纸袋或多孔的塑料袋套好，放在冰箱下层或阴凉处。洗菜时速度要快，并先洗后切。烹调时应快炒，少加或不加水。

专家指导

维生素C主要来源于新鲜蔬菜和水果，水果中以酸枣、红果、柑橘、草莓、野蔷薇果、猕猴桃等含量最高；蔬菜中以番茄、辣椒、豆芽含量最多。只要正常进食新鲜蔬菜和水果，一般不会缺乏。

16 必需营养素——维生素A

缺乏维生素A易导致夜盲症；导致皮肤干燥，失去弹性，抵抗力下降。还可能影响胎儿皮肤系统和骨骼系统的生长发育。

评定人体内维生素A营养状况常用指标有：

1. 测定血清维生素A含量。成人血清正常含量为300微克～900微克维生素当量/升，低于120微克维生素当量/升为缺乏，但因血清维生素A含量高低受许多因素影响，故应对具体情况作具体分析。

2. 视觉暗适应功能测定。

3. 血浆中视维生素白测定。维生素A与类胡萝卜素一样对热、酸、碱稳定，一般加工烹调方法不会引起破坏，但易被氧化，高温与紫外线可促进这种氧化破坏，若与磷脂、维生素E和维生素C及其他抗氧化剂并存则较为稳定。因此，与脂类或酸性食物一起烹调有利于维生素A的吸收。

专家指导

天然维生素A只存在于动物体内。动物的肝脏、鱼肝油、奶类、蛋类及鱼卵是维生素A的最好来源。维生素A原，即类胡萝卜素，广泛分布于植物性食品中，其中最重要的是β-胡萝卜素。红色、橙色、深绿色植物性食物中含有丰富的胡萝卜素，如胡萝卜、红心甜薯、菠菜、苋菜、杏、芒果等。

17 必需营养素——B族维生素

维生素B_1：也称硫胺素，能促进胎儿生长发育，维持正常的代谢。维生素B_1的需要量与身体热能总摄入量成正比，孕期热量需求增加2093千焦，因此，维生素B_1的供给量也增加为1.5毫克/天。

维生素B_2：又称核黄素，参与人体热能代谢，孕期维生素B_2的供给量相应增加为1.7毫克/天。孕期缺乏维生素B_2容易导致胎儿营养供应不足，生长发育迟缓。孕后期缺乏，可导致新生儿在发热数天以后，马上发生舌炎和口角炎。

维生素B_{12}：人体三大造血原料之一。它是唯一含有金属元素钴的维生素，故又称为钴胺素，是一种水溶性维生素。如果准妈妈身体内缺乏维生素B_{12}，就会降低四氢叶酸的利用率，从而导致妊娠巨幼红细胞性贫血。这种病可以引起胎儿出现非常严重的缺陷。只要不偏食，准妈妈一般不会缺乏维生素B_{12}。

维生素B_1含量丰富的食物有粮谷类、豆类、干果、酵母、硬壳果类。动物内脏、蛋类及绿叶菜中含量也较高。维生素B_2在动物性食物中含量较高，尤以肝脏、心、肾脏中最丰富，奶、奶酪、蛋黄、鱼类含量也很高。维生素B_{12}只存在于动物类食品中，如牛奶、肉类、动物脏器、鱼、蟹类、蛋类、干酪等。

18 选对食物，让胎儿更聪明

让胎儿更聪明的DHA、ARA

DHA（二十二碳六烯酸）和ARA（花生四烯酸）是具有重要生理功能的长链多元不饱和脂肪酸，是脑神经及视网膜发育所需的重要营养素。ARA是细胞膜的重要组成物质。二者均属于人体的多元不饱和脂肪酸。ARA缺乏时会影响胎儿的神经细胞发育，造成早产儿生长迟缓。

研究证实，DHA和ARA对胎儿的脑神经及视神经发育是有益的。大量实验证明，DHA和ARA有利于胎儿的成长，如对中枢神经系统的发育、视网膜的发育，对智力、认知能力、解决问题的能力及免疫系统的发育都有较大的帮助。

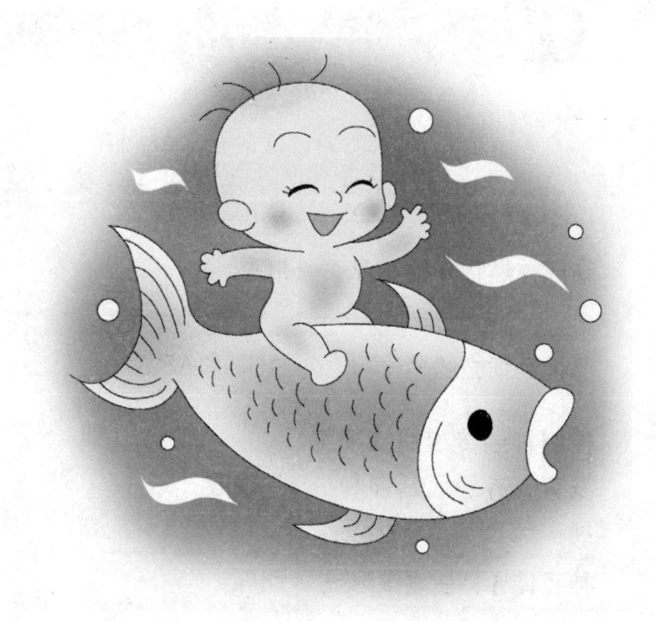

补充DHA和ARA应以食用鱼类为主

鱼类含有丰富的氨基酸、卵磷脂、钾、钙、锌等微量元素，这些是胎宝宝发育的必要物质，尤其对神经系统有益。鱼类脂肪中的多价不饱和脂肪酸是一种有益于大脑的物质，对脑细胞，特别是对脑的神经传导和突触的生长发育有重要作用，对人的智力、记忆力和思维能力等也有影响。

为了培育出聪明优质的健康宝宝，准妈妈的饮食除了要格外注意铁、叶酸和钙质的摄取，最好每天还要吃一份深海鱼类，以补充足够的DHA和ARA。富含DHA的深海鱼类有鱿鱼、鲑鱼、鳕鱼、沙丁鱼等，其中鱼眼窝是含DHA最丰富的地方。此外，蛋、肉类及海藻也含有少量的DHA。富含ARA的食物有鱼类、蛋类和内脏等。

补充DHA和ARA并不意味着准妈妈需要额外补充鱼油。过多鱼油会影响凝血机能，可能增加准妈妈孕期的出血概率，直接摄取大量鱼油，更容易引发准妈妈过敏。

还需注意，食物以应季和新鲜者为主。因为DHA和ARA属于长链多元不饱和脂肪酸，对空气和光线都很敏感，并且具有特别容易氧化变质的特点，所以在选择食物时，应注意季节和新鲜度。

购买鱼类时，最好买活鱼，其次要看产地，远离工业区的鱼类体内污染物质较少。准妈妈可安全食用的海产品，包括人工饲养的鳟鱼及鲶鱼、虾、左口、太平洋三文鱼、黄鱼、中大西洋蓝蟹及黑丝蟹鱼。

19 孕早期有益胎儿大脑发育的食物

大脑发育程度	所需营养素	应选择食物
脑部神经管开始发育	叶酸	深绿蔬菜、肝脏、肉类、豆制品等
脑神经细胞髓鞘化	DHA和ARA	深海鱼油、秋刀鱼、鲑鱼、鲭鱼、沙丁鱼等
控制神经传递的脑细胞发育，神经元延伸和扩展	牛磺酸	贝类、海鱼类等
神经传导物质逐渐形成	胆碱	一般肉类中都有
中枢神经系统发育	必需脂肪酸，如亚油酸和亚麻酸	植物油、肉类、鱼类、蛋黄、牛奶、坚果、黑芝麻等

20 保证均衡营养，不宜偏食

妊娠前3个月，受精卵处在分化最旺盛的时期，各种器官系统正在形成中，这时，准妈妈所需的营养和微量元素特别多，倘若准妈妈偏食，身体所需的各种营养素得不到及时补充，必然导致微量元素的缺乏，影响宝宝生长发育和准妈妈自身的健康。

怀孕后，由于妊娠反应，很多准妈妈都会有这样或那样的饮食偏好，不爱吃某种菜，可能是肉或者是鱼，闻到就恶心，没法下咽。这类准妈妈该如何调整饮食，保证营养均衡全面呢？可以参考以下的一些建议。

不爱吃肉的准妈妈

不爱吃肉的准妈妈要增加奶制品的摄取，每天至少要喝250毫升牛奶，也可以吃1杯酸奶或2～3块奶酪，最好选用低脂的。这是因为不爱吃肉的准妈妈可能缺乏蛋白质、B族维生素、维生素A、铁等营养。谷物和蛋类可以帮助补充蛋白质和B族维生素，像黄豆、扁豆、豌豆，每周吃1～2次，可以炖在菜里，也可以拌在沙拉里。而鸡蛋每天最好至少吃1个，同时搭配杂粮食用，尽量不要只吃精米、精面。如果所有富含蛋白质的食物都不吃，可以尝试吃一些富含蛋白质的营养素，不过这应该是最后的选择。

不爱吃鱼的准妈妈

不爱吃鱼的准妈妈，可以适当多吃肉、蛋、奶及豆类补充蛋白质。因为准妈妈不爱吃鱼，有可能导致蛋白质、脂肪和各种无机盐等以及碘的缺乏。准妈妈还应该增加坚果的补充，比如核桃、杏仁、花生等，这些坚果富含脂肪，可以带在身边在饿时食用。可用其他海产品，如海带、紫菜、海参、海蜇、蛏子、蛤等代替鱼来补充碘。除此之外，做菜时可以多选用植物油，以补充不饱和脂肪酸，比如大豆油、菜籽油、橄榄油等。

不爱吃蔬菜的准妈妈

激素的作用会使肠蠕动减慢，增大的子宫压迫肠管使很多准妈妈出现排便不畅的反应。蔬菜中的膳食纤维能够促进肠蠕动，缩短食物残渣通过大肠的时间，软化粪便，并提供各种维生素、无机盐及纤维素等营养。维生素和矿物质(钙、磷、铁)以及膳食纤维（叶酸及铁）的缺乏会导致胎儿神经管发育异常或使准妈妈贫血，维生素C及微量元素的缺乏还会导致免疫力下降。因此，不爱吃蔬菜或吃菜少的准妈妈要多吃粗粮，粗粮相比细粮含有更多的维生素和膳食纤维。如高粱和燕麦富含铁、B族维生素、纤维素，很适合做早餐。此外还可以吃些全谷物粮食、新鲜的杏仁、芝麻和坚果。多吃新鲜水果也能补充维生素C。

不爱喝牛奶的准妈妈

不爱喝牛奶的准妈妈不仅有可能缺乏钙，还有可能缺乏蛋白质及维生素，导致宝宝生长迟缓、准妈妈腿抽筋等。为此，不爱喝牛奶的准妈妈可以利用酸奶和奶酪来代替。酸奶、奶酪等奶制品同样富含钙，而且酸奶中的乳酸菌对于便秘也会有一定的改善作用。如果是乳糖不耐受的准妈妈可选择添加消化酶的牛奶。另外，豆奶也可以作为补充选择。虽然豆奶的钙含量比不上牛奶，但也比较容易被人体吸收。专门为准妈妈设计的配方奶也是不错的选择。配方奶中的营养配比很科学。如果准妈妈既喝不了牛奶，也不愿意喝豆奶和配方奶，又出现了一些缺钙的症状，可以在医生的指导下吃些钙片，

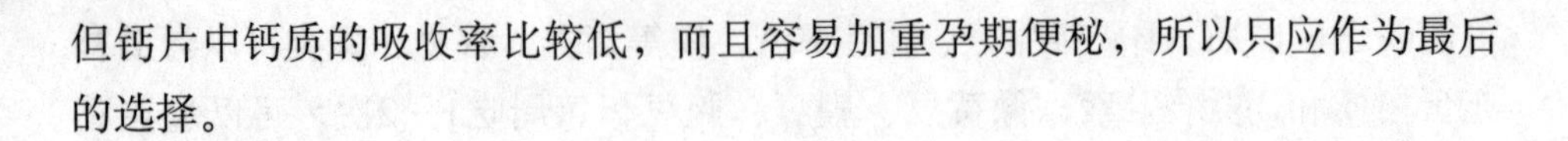

但钙片中钙质的吸收率比较低，而且容易加重孕期便秘，所以只应作为最后的选择。

21 准妈妈营养不良害处多

营养不良会导致胎儿和新生儿死亡率高

据世界卫生组织统计，新生儿及产妇死亡率较高的地区，母子营养不良的情况比较普遍。营养不良的胎儿和新生儿的生命力较差，不能经受外界环境中各种不利因素的冲击。此外，某些先天畸形症状也与母子营养缺乏有关。

营养不良会导致新生儿体重下降和早产儿增多

调查表明，新生儿的体重与母亲的营养状况有密切关系。据国外对216名孕妇的调查，营养状况良好者，生出婴儿的平均体重为3866克，营养状况极差者，生出婴儿的平均体重为2643克。

营养不良会导致贫血

营养不良会导致孕妇贫血，具有一定的危害性，往往会造成早产，并使新生儿死亡率增高。孕妇贫血会使胎儿肝脏能力减弱，婴儿易患贫血。

营养不良会对婴儿智力发育造成影响

人类脑细胞发育最旺盛的时期为妊娠最后3个月至出生1年内，在此期间，最易受营养不良的影响。妊娠营养不良会使胎儿脑细胞的生长发育迟缓，DHA合成过度缓慢，影响脑细胞增殖和髓鞘的形成，所以母体营养状况可能直接影响下一代脑组织成熟过程和智力的发展。

22 孕早期饮食建议

孕早期是胎宝宝从受精卵经分裂、着床到各器官分化形成的阶段。这时胎宝宝生长较慢，准妈妈只要保持怀孕前的饮食习惯即可。孕早期膳食总原则是：高蛋白、少油腻、易消化吸收；少食多餐，重质量不求数量。

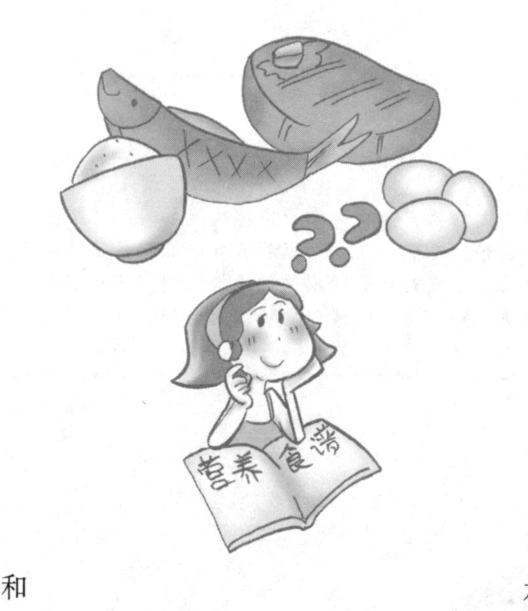

优质蛋白质：每天至少35克～40克，相当于粮食200克加鸡蛋1个和瘦肉50克，才能维持准妈妈体内的蛋白质平衡。

碳水化合物：每天要摄入150克以上的碳水化合物（等于200克粮食，包括面粉、大米、玉米、小米、薯类、食糖、土豆等）。

此外，要多吃含锌、铜、铁、钙等矿物质的食物，如畜禽肉类及内脏、核桃、芝麻、乳类、豆类、海产品等；多吃蔬菜和水果，补充足够维生素。

23 孕早期不宜过量食用酸味食物

很多准妈妈都特别喜欢吃酸味的食物。尤其是在孕早期，由于妊娠反应，准妈妈胃口不佳，而酸味能刺激胃液分泌，提高消化酶的活性，促进胃蠕动，有利于食物的消化和各种营养素的吸收。

喜吃酸味食物的准妈妈，最好食用一些带酸味的新鲜瓜果，如西红柿、青苹果、橘子、草莓、葡萄、酸枣等，这类食物含有丰富的维生素C，维生素C可以增强母体的抵抗力，促进胎宝宝正常生长发育。也可在食物中放少量的醋、西红柿酱，增加一些酸味。

然而，准妈妈食酸应讲究科学。人工腌制的酸菜、醋制品虽然有一定的酸味，但维生素、蛋白质、矿物质、糖分等多种营养几乎丧失殆尽，而且腌菜中的致癌物质亚硝酸盐含量较高，过多食用显然对母体、胎儿健康无益。

大量的酸性食品，可使体内碱度下降，容易引起疲乏、无力。长时间维持的酸性体质，不仅容易使准妈妈罹患疾病，更重要的是会因此而影响胎儿正常、健康地生长发育，甚至可导致胎宝宝畸形。因此，准妈妈不宜过多食用酸味食物。

专家指导

"酸儿辣女"不可信

"酸儿辣女"的说法无科学依据。长期以来，在我国民间，尤其是农村地区，关于胎儿的性别和孕期一直有许多的说法。其中，"酸儿辣女"的说法可谓是"源远流长"。事实上，这一说法毫无科学依据，因为生男生女是由染色体决定的，胎儿的性别完全是随机产生的，并不以人的意志为转移。吃酸性食物可以刺激胃分泌腺，使胃液增加，提高胃酸活性，有利于消化，缓解消化不良症状。所以孕妇适当吃橘、梅等水果有益处。但如迷信有关"酸儿辣女"的说法，而过多地吃酸辣食物，则会损害身体，甚至对胎儿不利。

24 饮食调整缓解孕吐

防止孕吐的饮食原则

少食多餐：即便是再想吃的东西，也不要多吃，控制食量会使自己的感觉好很多。少食多餐无论是平时还是孕期，都是很适用的。

清淡可口，易消化：孕吐较重时的饮食应以富于营养、清淡可口、容易消化为原则。

防治孕吐小技巧

早孕反应严重的人，因为剧烈的呕吐容易引起人体的水代谢失衡，所以，要注意补充水分，多吃新鲜水果和蔬菜，注意维持水代谢平衡。水果中富含各种优质的营养素，其中以维生素、矿物质及纤维素最为显著，而糖类与水分也是水果中最为优越的营养成分。在吃不下饭的时候，可吃个苹果以达到补充热能与消除饥饿的作用。水果中富含的维生素与水分，具有充分解渴的作用，感觉缺水的时候吃些水果，可以消除干渴，同时还能润泽肠胃。

另外，烹调食物时，应注意食物的形、色、味，多变换食物的形状，以促进准妈妈的食欲。在准妈妈能够进食的时候，尽可能多吃点儿。此外，还可以改善就餐环境以达到转换情绪的目的，从而促进孕妇的食欲。

进食以后，准妈妈最好卧床休息半小时，可使孕吐症状减轻。一般情况

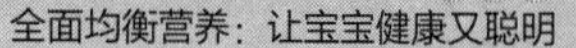

下，晚间的反应较轻，可增加一定的食量。要注意食物的多样化，必要时可适当加餐，以满足母体和胎儿的营养需求。

25 能缓解孕吐的营养餐

话梅清香笋

◆材料：鲜笋500克，九制话梅75克。

◆调料：桂皮1段，香叶2片，盐1汤匙，糖2汤匙。

◆做法：①将鲜笋洗净后切去老根，纵向从中间切一刀，将笋一分为二，再对开成一半。②锅中倒入水（水量以能没过笋为准），水开后，下入鲜笋，煮1分钟后捞出，以去除笋的涩味。③另取锅，放入香叶、桂皮、话梅、盐、糖和笋，然后倒入水，大火煮开后，盖上盖子，转中火煮20分钟左右，制成香料水。④煮好后，将笋浸泡在香料水中，待全部冷却后，移至冰箱冷藏室，浸泡24小时后食用味道更佳。

◆材料：米饭300克，韩国泡菜40克，腌萝卜3片，葱1根，红椒1个。

◆调料：芥末油1/4茶匙,植物油适量。

◆做法：①韩国泡菜沥干水分，切丁；腌萝卜片切丁；葱、红椒洗净切末备用。②锅中倒入适量油烧热，下葱、红椒爆香后，放腌萝卜丁、泡菜丁继续翻炒几下，然后放入米饭不断翻炒拌匀，最后撒入几滴芥末油炒匀，盛入盘中即可。

◆营养功效：泡菜含有丰富的维生素和钙、磷等无机物，既能为人体提供充足的营养，又能预防动脉硬化等疾病，促进人体对铁元素的吸收。

韭菜生姜饮

材料：韭菜250克。

调料：生姜50克，冰糖适量。

做法：①将韭菜洗净，沥干，切成段；生姜去皮洗净，切片。②将韭菜、生姜放入碗内，加少许水搅拌，再加半碗凉开水搅匀，上屉蒸约10分钟，去渣后放冰糖，搅拌至冰糖溶化后饮用。

营养功效：此菜适合妊娠期间呕吐且不思饮食者食用。

蛋醋止呕汤

材　料：鸡蛋2个。

调味料：白糖30克，米醋50克。

做　法：①将鸡蛋磕入碗内，用筷子打匀，加入白糖、米醋调匀。②锅内加入水，上旺火烧沸，倒入碗内鸡蛋液，煮沸即可食用。

营养功效：酸甜的滋味能促进食欲，预防呕吐。

柠檬姜汁

材　料：姜1片，柠檬半个，蜂蜜适量。

做　法：柠檬榨汁备用。把姜、柠檬汁和一勺蜂蜜组合在一起，倒入温开水冲调后服用。

营养功效：孕早期每天早晨空腹喝1杯柠檬姜汁，可以止晨吐，夏季饮用尤佳。

专家指导

如果孕吐反复发作，甚至到了影响进食的程度，导致新陈代谢障碍，就是医学上所说的“妊娠剧吐”了。妊娠剧吐如果不及时治疗，就会导致胎儿营养缺乏而发生畸形，如心脏畸形、无脑儿或脊柱裂等，此时应尽快去医院治疗。

26 孕妇奶粉该不该喝

市场上有各种专门为准妈妈们准备的孕妇奶粉，它是在牛奶的基础上，添加孕期所需要的营养成分，包括叶酸、铁质、钙质、DHA等营养素配制而成。孕妇奶粉可以满足准妈妈的特殊需要，更为宝宝的健康成长打下坚实的基础。

孕妇奶粉vs新鲜牛奶

从营养成分来讲，孕妇奶粉优于鲜奶。目前，市售的鲜奶大多只强化了维生素A、维生素D和一些钙质等营养素，而孕妇奶粉几乎强化了准妈妈所需的各种维生素和矿物质。比如，丰富的钙质是牛奶的3.5倍，可以为准妈妈和胎儿提供充足的钙质，防止发生缺钙性疾病。孕妇奶粉是根据准妈妈孕期特殊的生理需要而特别配制的，能全面满足孕期的营养需求，比鲜奶更适合准妈妈饮用。

孕前开始喝孕妇奶粉

孕前就应该开始喝孕妇奶粉，怀孕后要坚持喝。孕妇奶粉优质均衡的营养可以补偿早孕反应造成的营养缺失，保证胎儿前3个月发育的营养需求。如果这关键的3个月内胎儿营养不足，以后的几个月里吃再多也不能补偿。

准妈妈应该如何吃孕妇奶粉

按照孕妇奶粉的说明，每天最好吃两次，早晚各1次。但由于每个人的饮食习惯不同，膳食结构也不同，所以对于营养素的摄入量也不完全相同。最好在营养专家或医生的指导下做一些恰当的增减。

如何选购孕妇奶粉

准妈妈在挑选孕妇奶粉的时候，应该看清楚每种品牌所含有的成分，了解清楚奶粉的特点，根据自身的需要来选择合适的奶粉。比如喜食大鱼大肉的准妈妈最好选择低脂配方奶粉，防止脂肪摄入过多而造成体重过重；对于孕吐反应强烈或是胃口不好、营养不够的准妈妈，则建议选择高脂奶粉，以保证充足的热能，以及胎儿发育所必需的营养。

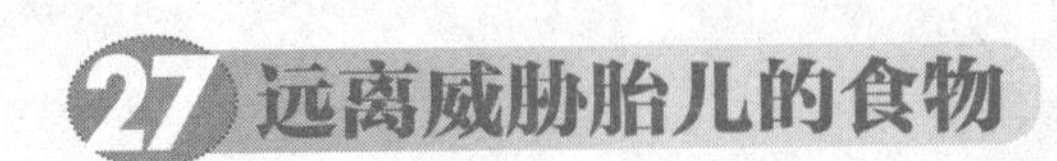

27 远离威胁胎儿的食物

孕期是人生一个特殊时期，对女性的很多生活习惯都提出了新要求。就饮食来说，有些食物原本是你的最爱，可在这个时候却不得不暂时与它们疏远。如果你依然与它们“难分难舍”，无法放弃这些食物，对腹中的胎宝宝就会不利。那么，究竟哪些食物应该疏远呢？

菠菜

有专家不建议准妈妈吃菠菜。理由是菠菜里虽然含有铁但并不多，而且含有大量的草酸。草酸会影响钙、锌在肠道的吸收。钙和锌是人体不可缺少的矿物质，如果被草酸大量破坏，就会使准妈妈缺钙缺锌。钙缺乏会影响胎宝宝的骨骼和牙齿发育；锌缺乏会使准妈妈食欲缺乏，不能为胎儿摄取丰富的营养，从而影响胎儿的正常生长发育。

马齿苋

它既是草药又可做菜食用，其药性寒凉而滑利。实验证明，马齿苋汁对于子宫有明显的兴奋作用，能使子宫收缩次数增多、强度增大，易造成流产。

螃蟹

螃蟹味道鲜美，营养丰富，是很多准妈妈喜欢选择的食物。然而，吃螃蟹对孕早期的准妈妈有一定危险。因为螃蟹性寒凉，活血祛瘀，容易使子宫肌肉收缩，引起阴道出血，甚至发生流产，特别是蟹鳌的流产作用更为明显。而且，螃蟹中的胆固醇含量很高，患有妊娠期高血压疾病的准妈妈更不宜多吃。否则会加重对血管的损害，容易患上心血管疾病。

山楂

山楂虽好但准妈妈不宜多吃，其中所含的一些成分会刺激子宫肌肉使其兴奋，从而引起子宫收缩，导致流产。尤其是那些曾经发生过自然流产、习惯性流产以及有先兆流产的准妈妈，在这一时期更要少吃山楂，以防引发不测。

薏米

薏米是一种药食同源之物，与马齿苋相同，药理实验证明，薏米对子宫平滑肌有兴奋作用，可促使子宫收缩，因而有诱发流产的可能，准妈妈不宜食用。

油条

油条吃起来很可口，也是常见的早餐食物。不过，一旦怀孕了还是应该少吃点。油条在制作时需加入一定量的明矾。一般吃2根油条会摄取3克左右的明矾。明矾里面含有铝，而高浓度的铝对人的大脑有很大的损害作用。

如果经常吃油条，明矾就会在身体里蓄积，天长日久体内会积累高浓度的铝。当铝通过胎盘进入胎儿体内时，便可导致胎儿的大脑发育受到损害，增加智力低下儿的发生率。

芦荟

芦荟本身就含有一定的毒素，一般食用芦荟9克～15克就可发生中毒。中国食品科学技术学会提供的资料显示，怀孕中的女性若饮用芦荟汁，易导致骨盆出血，甚至造成流产。对于分娩后的妈妈，芦荟的成分混入乳汁，也会刺激宝宝，引起下痢。

甲鱼

虽然具有滋阴益肾的功效，但是甲鱼性味咸寒，有着较强的通血散瘀的作用，因而有一定的堕胎风险，鳖甲的堕胎之力比鳖肉更强。

方便食品

方便食品吃起来既方便又有滋味，但医学专家指出，准妈妈不宜多吃方便食品。这类食品的脂肪含量很少。经常以这些食品为主食，会使准妈妈的体内缺乏必需脂肪酸，而必需脂肪酸是胎儿大脑发育的重要营养成分。而且，孕早期要形成良好的胎盘及丰富的血管也特别需要脂肪酸，这样才能保证胎儿的营养需求。

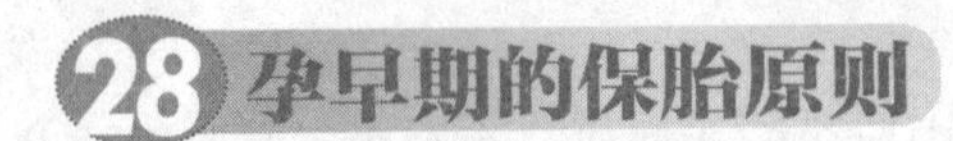

28 孕早期的保胎原则

孕期保胎食品的主要含义是指妊娠期所提供的全面均衡、搭配合理、营养丰富的食品。国内外研究表明，准妈妈摄入营养不足，有可能使胎儿半途夭折、流产、死胎或引发早产、先天畸形等。

准妈妈怀孕初期，由于胎儿生长缓慢，一般不需要特别增加营养，而在怀孕中、后期，由于胎儿生长很快，各种营养物质需要量迅速增加，这就要求准妈妈多吃些营养丰富的食物。从总体上讲，则要考虑到准妈妈所需的热能、蛋白质、各种维生素、各种无机盐，尤其是一些微量元素，这些都是不容忽视的。日常所食用的肉、蛋、奶、鱼和谷物、蔬菜、食用油、黄豆及豆制品都是不可少的。另外，还需要保证饮食多样化，各种干鲜果品，如苹果、橘子、梨、葡萄、山楂、红枣、柿子、花生、葵花子等；各种海产品，如海带、紫菜、海米、虾皮等，也要适当吃些；阿胶也有一定的保胎作用。大多数情况下，最受推崇的保胎食品莫过于鸡蛋了，鸡蛋所含的营养物质既全面又营养丰富，是孕期不可缺少的营养食品。

29 需要深入了解的保胎食物

海参：含有丰富的DHA，可以提高人体免疫力，维护大脑细胞膜的完整性，并有促进脑发育、提高记忆力的作用，是胎儿生长发育必不可少的一种营养物质。海参中含有大量的碘和蛋白质，有助于胎儿的智力发展。

苹果：苹果含有多种维生素和碱性物质，不仅能增强食欲、促进消化、缓解孕吐，其所含丰富的锌还可促进胎儿脑发育并预防畸形，为胎儿后天记忆力的开发打下基础。

葵花子：葵花子富含亚油酸和叶酸，可以促进胎儿大脑发育，降低胎儿神经系统发生畸形的风险。准妈妈在怀孕期间多吃葵花子，可降低流产的危险性。

玉米：玉米富含丰富的钙、膳食纤维、脂肪、维生素E等多种营养，准妈妈在怀孕初期多吃玉米，可以有效缓解妊娠期高血压、腹胀、痔疮等疾病，并抑制妊娠斑。

芥菜：准妈妈经常食用芥菜可以中和体内的酸性，维持身体弱碱性的内环境。

30 一日三餐巧安排

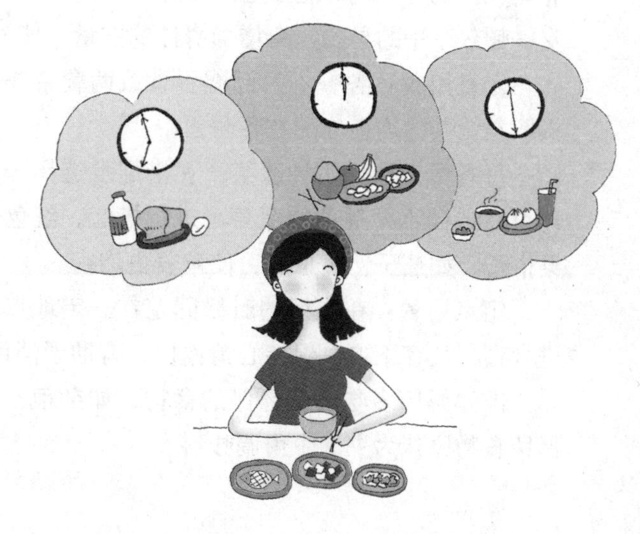

据统计，准妈妈理想的怀孕体重为孕早期增加2千克，孕中期和孕晚期各增加5千克为宜。如果整个孕期增加20千克以上或体重超过80千克，都是危险的讯号。

准妈妈要合理安排一日三餐进食量的比例分配，控制体重。每天在食物中增加一种水果或蔬菜，慢慢适应后再增加一种，照此规律，直到每天可以达到8～10种；每餐至少吃两种水果或蔬菜。饮食要有计划，不要随意增加每餐食物的配额。

人体所需的各种营养素对健康均同等重要，缺一不可。关键在于巧妙组合，可以将富含油脂的食物与豆类蔬菜组合，尽量避免和米、面、土豆等富含碳水化合物的食物同吃，这样既能均衡摄取营养，又有利于避免体重增加。

进食速度不宜过快。研究发现，如果进食速度快，当大脑食欲中枢发出停止进食信号时，往往已经吃了过多的食物。所以，经常快食可能会引起身体肥胖。平时就餐时如果减慢进食的速度，可有效地控制食量，起到瘦身的作用。

多食膳食纤维丰富的食物。膳食纤维能阻碍食物的吸收，同时它可以在胃内吸水膨胀，形成较大的体积，使人产生饱腹感，有助于缓解食量，对控制体重有一定的作用。而且，膳食纤维能促进肠道蠕动，可以有效缓解孕期便秘问题，使大肠癌的发病率下降。

定时用餐：最理想的吃饭时间为早餐7:00～8:00、午餐12:00、晚餐6:00～7:00。三餐之间最好安排两次加餐，进食一些点心（饼干、坚果）、饮料（牛奶、酸奶、新鲜果汁）和蔬菜水果。加餐可以适当补充能量，使下一餐用餐前不致太饿，也有利于营养均衡。增加进食次数、少食多餐可以减少血糖变化的幅度，有利于身体健康。对于3次正餐，不论多忙，都应该按时吃饭。

早餐应该吃温热的食物，以保护胃气。食用稀饭、燕麦片粥、热牛奶、豆花、面汤等，可以起到温胃、养胃的作用，特别是寒冷的冬季，每天早晨吃一顿热乎乎的早餐，会增加身体的热量，使一上午都精力充沛。

定量用餐：各餐不宜囫囵吞食或两餐合并，且分量要足够，应该把热量摄取与营养的均衡分配在各餐之中。

每餐尽量选择两种蔬菜，在搭配上选择一种果类蔬菜和一种叶类蔬菜，还可以选择不同颜色的蔬菜可进行搭配。红色、紫色或黄色蔬菜可和绿叶蔬菜搭配，如茄子、黄瓜等，使营养更均衡。

定点用餐：在吃饭的时候固定在一定地点吃饭，不要边看电视边吃饭，进食过程从容不迫，保持心情愉快，有助于消化吸收。

准妈妈应多吃天然环保的食物，如杂粮、青菜、新鲜水果等，烹调时以保留食物原味为主，少用调味料。

31 避免食物中的激素和抗生素

近年来激素、抗生素在农牧业中的应用十分普遍，但滥用的后果对人类的健康是灾难性的。比如，如果牛羊体内抗生素含量过多，人们喝牛、羊奶或吃牛、羊肉时，抗生素会通过食物进入人体，使人体产生耐药性。一旦生病需要使用抗生素的时候，其可能已经无法对人体发挥应有的作用了。

要保证母体不受污染

曾有6个多月大的男婴被诊断为农药中毒的案例，原来是其母亲在地上洒农药，经呼吸道及皮肤接触，使她的乳汁含有农药并经哺乳传给婴儿。由于激素抗体、农药都可经乳汁危害婴儿，所以，如果母亲较长时期生活或工作在污染严重的环境中，其乳汁就有可能含有毒成分。

怀孕了要多吃鱼，鱼有健脑的作用。但如果怀孕期间准妈妈每月吃2～3次受污染的鱼，可能会造成胎儿早产或新生儿体重过轻的后果；还可能造成血液里的PCB（多氯联苯，一种毒物）含量高，神经发育相关指标差，导致智商低的后果。

1999年，在台湾地区曾进行了有关PCB的研究。在128名被试者中，有的孩子是在胚胎发育时通过母亲受到污染，有的则因为母亲还未怀孕时便受到污染，结果新生婴儿受到影响。要注意，鱼腹内的黑膜是有毒物质往外排的时候的淤积，在洗鱼时要把鱼鳞刮净，黑膜去掉。

减少使用抗生素的机会

家庭中要减少使用化学制剂进行消毒灭菌，例如，洗手洗干净就可以了，不要什么都“抗菌”。家庭食品安全来源于厨房，要保持厨房卫生，经常用开水烫洗餐具、用具（案板、刀等），少用消毒剂、化学清洗剂。

过量比“不足”更糟糕

如确实需要服用保健品须经医院检查，在医生指导下有计划地进行，千万不要“滥补”。实际上，如果一日三餐营养素充足，就没必要另外补充其他营养。

32 准妈妈饮水原则

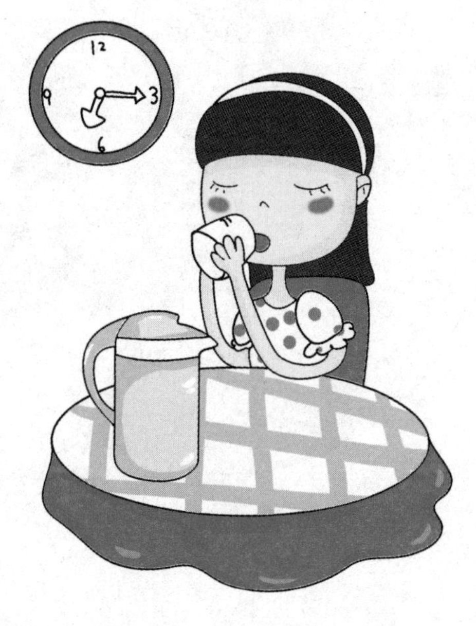

孕期内，准妈妈体内的血液总容量将增加40%～50%，因此更要保证水的供给量充足。

每天6～8杯水：孕期缺水可能导致体内代谢失调，甚至代谢紊乱，引起疾病。妊娠后期饮水量过多，也会加重水肿。所以，准妈妈要保证每天喝水6～8杯，除了要计算喝下的白开水、饮料、果汁，还要把每餐吃的粥、汤等流体食物计算在内，共计2000毫升。

清晨1杯水：清晨起床后喝1杯温水是一个好习惯。日本一项研究表明：白开水对人体有“内洗涤”的作用。另有研究表明，早饭前30分钟喝200毫升25℃～30℃的白水，可以温润胃肠，使消化液得到足够的分泌，以促进食欲，刺激肠蠕动，有利定时排便，防止痔疮、便秘。早晨空腹饮水能很快被胃肠道吸收进入血液，使血液稀释，血管扩张，从而加快血液循环，为细胞补充在夜间丢失的水分。

准妈妈切忌口渴才饮水。应每隔2小时喝一次，每日6～8次。不要喝久沸或反复煮沸的开水以及没有烧开的自来水。

33 注意补充益智营养卵磷脂

卵磷脂是构成神经组织的重要成分，属于高级神经营养素。卵磷脂在人体中占体重的1%左右，但在大脑中却占到脑重量的30%，而在脑细胞中更占到其干重的70%～80%。

卵磷脂是过去50年间发现的最重要的营养素之一。它能保障大脑细胞膜的健康及正常运作，确保脑细胞的营养输入和废物输出，保护脑细胞健康发育。

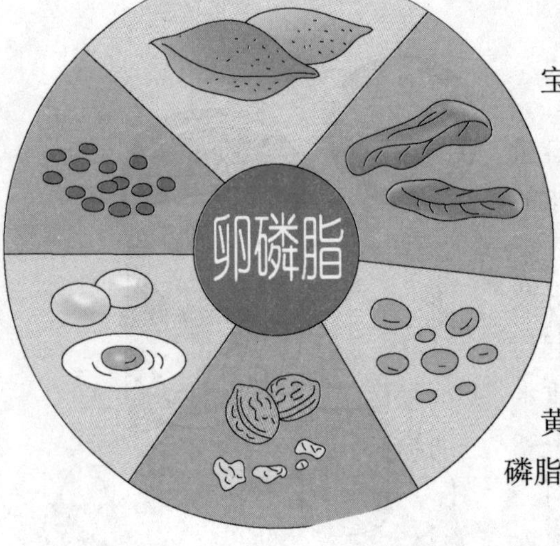

卵磷脂

对于处于大脑发育关键时期的胎宝宝，卵磷脂是非常重要的益智营养素。它还可以提高信息传递速度和准确性，提高大脑活力，增强记忆力。孕期缺乏卵磷脂，将影响胎宝宝大脑的正常发育，甚至导致发育异常。

此外，准妈妈应常吃大豆、蛋黄、坚果、肉类及动物内脏等富含卵磷脂的食品。

34 孕期要注意补钙

孕期缺钙，不仅母体会引起相关疾病，并发妊娠高血压综合征，新生儿也易发生骨骼病变、生长迟缓、佝偻病以及新生儿脊髓炎等。准妈妈严重缺钙，可致骨质软化、骨盆畸形而诱发难产。调查表明，城市女性更容易缺钙，因此要引起足够的重视。而钙过量则会造成胎儿娩出困难。那么孕期究竟该补充多少钙呢？

我国营养学会推荐的钙供给量为成年人每天800毫克。为保证胎儿骨骼的正常发育，又不动用母体的钙，到孕中期以后，准妈妈每天需补充1000毫克钙，晚期更应达1200毫克。建议准妈妈每天喝1～2袋牛奶（可补充钙250毫克～500毫克），还应当多吃含钙较多且易吸收的食物，如小鱼、虾皮、奶制品、芝麻酱、鸡蛋、豆腐、海带等。另外，补钙的同时要注意补充维生素D，以促进钙质的吸收利用。维生素D可以通过多晒太阳来获取。所以，准妈妈要注意做适当的日光浴。

如果严重缺钙，就需要服用钙片来增加，但不宜盲目补钙，更非多多益善。补钙过量也会产生许多危害。

专家指导

准妈妈补钙不宜过量

孕妇长期采用高钙饮食，大量服用鱼肝油，过量加服钙片、维生素D等，对胎儿有害无益。胎儿有可能患高血钙症，出生后婴儿囟门过早关闭、颚骨变宽而突出、鼻梁前倾、主动脉窄缩，既不利于胎儿生长发育，又有损美观。孕妇血中钙浓度过高，会出现软弱无力、呕吐和心律失常等症状，不利于胎儿生长。因此，孕妇不要随意大量服用钙制剂和鱼肝油。

孕妇过量补钙，还会造成胎儿出生时过早萌出牙齿。因为孕妇在妊娠期间大量服用钙剂、高钙食品或维生素D，使胎儿的牙滤泡在宫内过早钙化而萌出。

35 孕期缺碘影响胎儿智力

碘是人体各个时期所必需的微量元素之一。它是人体甲状腺激素的主要构成成分。甲状腺激素可以促进身体的生长发育，影响大脑皮质和交感神经的兴奋。如果机体内含碘不足，将直接限制甲状腺激素的分泌。

准妈妈对碘的需要量比一般人的需要量要高，因为胎儿的生长发育旺盛，各系统的发育对甲状腺激素的需要量增加。准妈妈如果缺碘，会使胎儿甲状腺素合成不足，使大脑皮层中分管语言、听觉和智力的部分发育不全，出生后表现为不同程度的聋哑、痴呆、身材矮小、智力低下等。

准妈妈除进食一些含碘丰富的食物外，不能随便补碘，否则同样会对胎儿造成危害。含碘丰富的食物有海带、紫菜、海蜇、海虾等海产品，以及含碘食盐等。

为了保证食物中的碘不因存放及加工不当而丢失，应把加碘食盐存放在密闭容器中，且温度不宜过高。菜熟后再加盐，以减少损失。海带要注意先洗后切，以减少碘及其他营养成分的丢失。

专家指导

我们每天的食用盐中含有一定量的碘，使得一般正常人不会出现碘缺乏。因此，若计划怀孕的女性或已经怀孕的孕妇，在补充碘时，如查尿碘含量低于100微克/升，则要加大碘盐摄入或服用碘丸，同时必须在医生的指导下，采用正确剂量进行补充，以防止摄碘过高。因为，碘过高同样会产生副作用。

36 孕期要多吃含锌食物

锌通过对蛋白质和核酸作用促进细胞分裂、生长和再生。锌还和脑下垂体分泌生长激素有关，因此补锌能使宝宝身高、体重明显增长。锌还能维持正常的食欲与味觉，增强吞噬细胞的杀菌功能，促进创口愈合，促进及维持性功能。

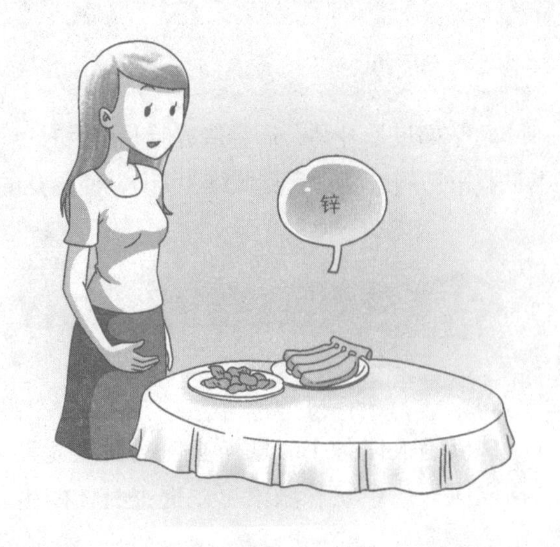

准妈妈缺锌，可能对胎儿有致畸危害。此外，研究表明，孕后期锌的摄入量与子宫收缩力

相关。当缺锌时，子宫肌收缩力弱，无法自行娩出胎儿，还会增加分娩的痛苦。此外，子宫肌收缩力弱，还有导致产后出血过多及并发其他妇科疾病的可能。

锌在牡蛎中含量十分丰富，其次是鲜鱼、牛肉、羊肉、贝壳类海产品。经过发酵的食品含锌量增多，如面筋、烤麸、麦芽都含锌。豆类食品中的黄豆、绿豆、蚕豆等，以及硬壳果类中的花生、核桃、栗子等都含有锌，均可选择入食。

37 孕期避免营养过剩

随着人们生活水平的不断提高，现在准妈妈普遍呈现出营养过剩的趋势。这种营养过剩会为将来的分娩以及新妈妈和宝宝的健康埋下隐患。

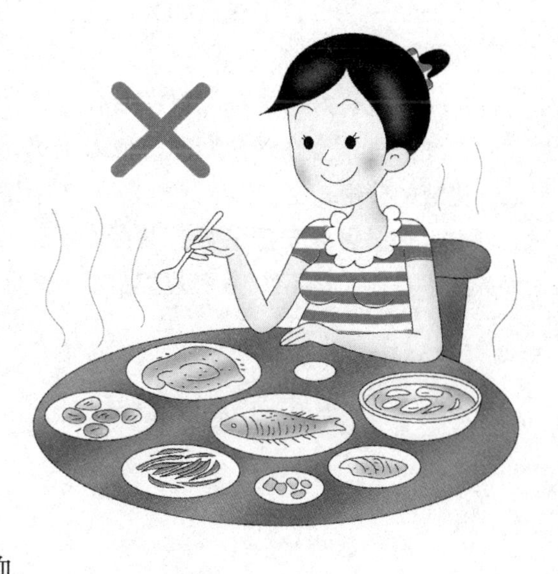

专家指出，准妈妈的饮食和营养摄入需要讲究科学，并非多多益善。准妈妈体重过重，摄入盐、糖过多，容易导致妊娠期高血压、妊娠糖尿病等并发症，甚至产出巨大儿，同时也增大了分娩的危险性，是难产率升高、剖宫产率上升的重要原因之一。而新生儿过于肥胖，将来可增加高血压、高血脂、高血糖、心脑血管疾病的发病率，严重影响其生命质量。

要在孕期控制好体重，就要做到：食物多样化，尽可能食用天然的食品，多吃一些新鲜绿色蔬菜，少吃高盐、高糖及刺激性食物，特别是一些高糖水果也不要多吃。

烹饪应按少煎、炸，多蒸、煮的原则，可将一天的总量分成5～6顿进食，最好不要增加饭量，可以多吃些辅食。

另外还要适当运动，促进新陈代谢，消耗多余的脂肪，维持身体各元素的平衡。

38 少吃多餐保健康

合理安排准妈妈膳食的最佳方式是制定膳食制度，即把全天的食物定质、定量、定时间地分配。在确定准妈妈的膳食制度时，应注意以下几个方面：

饮食有节：要考虑胃肠道的实际消化能力，适量饮食，喜欢吃的食物不要一次吃得太多，否则会影响食物中的营养素，无法被充分地消化、吸收和利用。

少吃多餐：由于胎宝宝对准妈妈胃肠系统的挤压，有时影响准妈妈进食量，因此可以采用多餐制，1日可以安排5～6餐。通常早餐应占全天总热量的25%～30%；午餐占40%；晚餐占30%～35%。准妈妈可将一日总热量的20%～30%用于加餐。

养成良好的饮食习惯：专心进餐，细嚼慢咽，不要边看书边进食等。特别注意，不宜在进食期间与他人争执，这样会严重影响进食情绪，影响到消化液的分泌，也就影响了对食物的消化和吸收。

加餐可以安排牛奶、点心等食品。其实，只要准妈妈不是很胖，或者胎儿不是很大，不妨饿了就适当吃一些。

39 孕期适量吃肉

肉类泛指猪、牛、羊、兔、鸡、鸭、鹅、鸽等。肉类富含优质蛋白质。人体组织除了水分外，以蛋白质含量最高，蛋白质不仅是身体的基本“建材”，凡帮助消化吸收与调节生理作用的酶、激素、维持神经介质正常传递的物质、抵抗传染病的抗体等都要依赖蛋白质。

准妈妈需要补充足够的优质蛋白，来满足胎宝宝发育的需求，所以孕期要适量吃肉来补充营养。此外，畜肉、肝、禽肉中的血红素铁约占食品中铁总含量的1/3，并且吸收率较高。同时肉类蛋白质中半胱氨酸含量较多，半胱氨酸能促进铁的吸收。因此，饮食中有牛、羊、猪、鸡、鸭等肉类，可使铁的吸收率增加2～4倍，可以预防、改善孕期的缺铁性贫血。肉类中的维生素A、维生素D、维生素K、维生素E及B族维生素等都对准妈妈和胎宝宝的健康非常重要。

不过，肉类虽然营养丰富，也不宜食用过量。国外研究发现，食谱中蛋白质含量过高，生殖系统中铵的含量就会相应提高，从而影响H19基因的正常印记和胎宝宝发育，并导致流产概率增加。准妈妈每日蛋白质的摄入不应超过总能量的20%。

专家指导

生肉类食物特别是猪肉、牛肉和羊肉可能带有弓形虫，若误食可造成孕期弓形虫感染，导致胎儿畸形或流产。所以，准妈妈最好不要吃未熟的肉。加工生肉后、吃东西前都要洗手。切过生肉的刀和案板也要及时清洗。

40 孕期蔬菜不可少

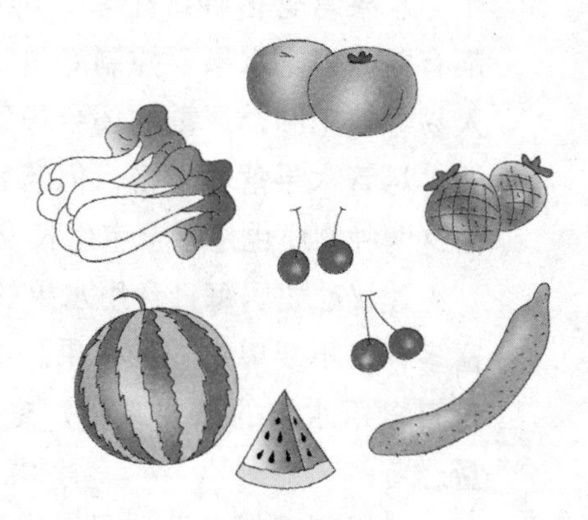

准妈妈除了要补充足够的优质蛋白质之外，食用适量的蔬菜来补充足够的矿质元素和维生素也是很重要的。

补充纤维素：纤维素的获取只有通过蔬菜，所以准妈妈一定要多吃蔬菜。多吃一些含纤维素较多的蔬菜，如芹菜等，可以减轻由于胎儿的压迫造成的便秘。

补充维生素A和维生素C：新鲜绿叶蔬菜，特别是那些绿色或黄色的蔬菜和薯类，它们含有大量的维生素A和维生素C，应该多吃。

补充钙：要多吃豆类、绿叶菜、野菜和藻类蔬菜，如蚕豆、毛豆、豌豆苗、乌塌菜、芹菜、黑木耳、紫菜、发菜、刺儿菜等。上述蔬菜也含有较多的铁。

综合营养：多吃黄花菜、胡萝卜等富含铁和胡萝卜素的蔬菜。

准妈妈每日蔬菜的大致食用量为：绿色或黄色蔬菜300克，淡绿色蔬菜300克，薯类2个（像鸡蛋一般大），再加上水果即足够了。

在妊娠初期饮食宜清淡，素菜多些，以后随着妊娠期的发展要提倡荤素

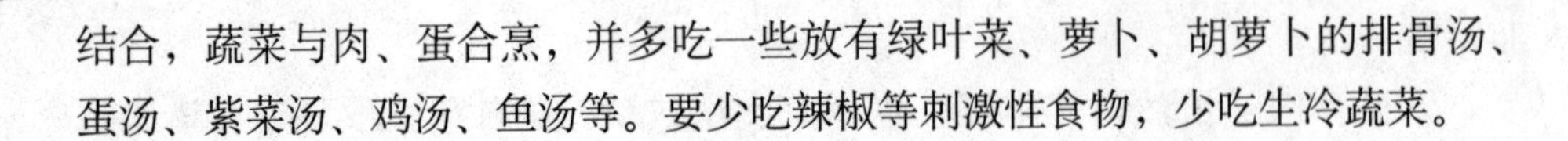

结合，蔬菜与肉、蛋合烹，并多吃一些放有绿叶菜、萝卜、胡萝卜的排骨汤、蛋汤、紫菜汤、鸡汤、鱼汤等。要少吃辣椒等刺激性食物，少吃生冷蔬菜。

专家指导

准妈妈还要注意尽量别吃金枪鱼、罐头鱼、墨西哥湾牡蛎、海鲈、比目白鳕鱼、马林鱼、梭子鱼、白口、鲨鱼、马头鱼、剑鱼及马加鱼等鱼类，这些鱼类很可能含有超标的水银，会对胎宝宝的健康、智力造成危害。

41 孕期水果不过量

水果富含多种维生素，准妈妈食用适量的水果，对自己和胎儿的健康都有益。但吃水果要控制好量，尤其是高糖水果，如苹果、香蕉等，过量摄入易导致肥胖，严重的还会导致妊娠糖尿病。把水果当饭吃，其实是不科学的。尽管水果营养丰富，但营养并不全面，尤其是蛋白质及脂肪相对较少，而这两种物质也是胎宝宝生长发育所不能缺少的。

建议准妈妈每日食用水果的量应控制在500克以内，分两次吃，并且要丰富多样，不要单吃一种水果。如果患有妊娠期糖代谢异常或是妊娠糖尿病，每日食用水果的量要减半，最好等血糖控制平稳后再恢复正常的水果食用量。

忌用菜刀削水果，因为菜刀常接触生肉、鱼、生蔬菜，会把寄生虫或寄生虫卵带到水果上。吃水果宜在饭后2小时内或饭前1小时。吃完水果后要漱口，以免水果中的发酵糖类物质腐蚀牙齿。

专家指导

准妈妈不能贪吃水果

孕妇喜欢吃水果，很多人还把水果当蔬菜吃。她们认为这样可以充分地补充维生素，还可以使将来出生的宝宝皮肤好。专家指出，这样是不对的，虽然水果和蔬菜都有丰富的维生素，但是两者还是有本质区别的，水果中的纤维素成分并不高，但是蔬菜里的纤维素成分却很高，过多地摄入水果而不吃蔬菜，直接减少了孕妇纤维素摄入量，有的水果中的糖分含量很高，而实际上准妈妈不宜吃太多很甜的水果，更不能把水果当作正餐来食用，否则容易导致体内血糖升高，可能引发孕妇糖尿病等其他疾病，因此建议孕妇饮食应营养均衡。

42 豆类及豆制品能健脑

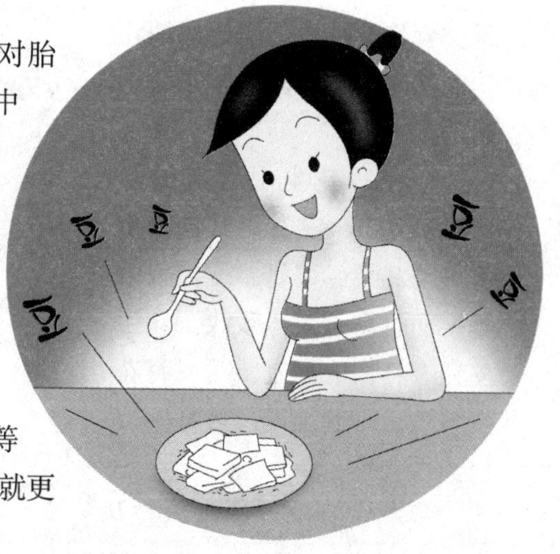

大豆中含相当多的氨基酸和钙，对胎儿大脑发育很重要，正好弥补米、面中这些营养的不足。大豆所含营养物质中蛋白质占40%，不仅含量高，而且多为人体智力活动需要的植物蛋白。因此，从蛋白质角度看，大豆也是高级健脑品。

大豆含脂肪量也很高，约占20%。在这些脂肪中，油酸、亚油酸、亚麻酸等优质聚不饱和脂肪酸又占80%以上，这就更说明，大豆对人体十分有益。

大豆对健脑有如此重要作用，准妈妈如果怀孕前不习惯吃豆制品，孕后从为胎宝宝健脑出发，也应一改原有习惯，努力多吃些豆类和豆制品。

与黄豆相比，黑豆的健脑作用更明显。毛豆则含有较多的维生素C，煮熟后食用有益健脑。豆豉类豆制品中含维生素B_2较丰富。豆腐、冻豆腐、豆腐干、豆腐片、卤豆腐干等都可交替食用。豆浆和豆乳可谓比牛奶更好的健脑食品。准妈妈应经常喝豆浆，或与牛奶交替食用。

43 吃点坚果胎儿更聪明

坚果属于高热量高脂肪类食物，但是坚果含有的油脂却多以不饱和脂肪酸为主，对于胎儿大脑的发育十分重要。另外，坚果类食物中还含有15%～20%的优质蛋白质和十几种重要的氨基酸，这些氨基酸都是构成脑神经细胞的主要成分，同时还含有对大脑神经细胞有益的维生素B_1、维生素B_2、维生素B_5、维生素E及钙、磷、铁、锌等。因此无论是对准妈妈，还是对胎儿来说，坚果都是补脑、益智的佳品。适宜准妈妈多吃的坚果有：核桃、花

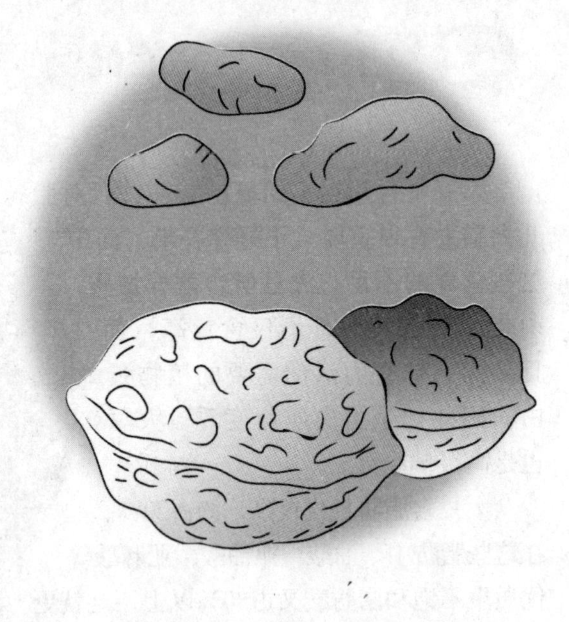

生、杏仁、瓜子、松子、榛子等。准妈妈每天坚持食用30克坚果即可，多吃无益。因为坚果类食物油性大，准妈妈消化功能又减弱了，多吃坚果会引起消化不良。

花生：花生中含有的蛋白质高达30%左右，其营养价值可与鸡蛋、牛奶、瘦肉等媲美，而且易被人体吸收。花生皮还有补血的功效。可以将花生与黄豆一起炖汤，最好不要用油炒着吃。

核桃：补脑、健脑是核桃的第一大功效，另外，其含有的磷脂具有增加细胞活力的作用，能增强机体抵抗力，促进造血功能，加速伤口愈合。核桃仁还有镇咳平喘的作用。尤其是经历冬季的准妈妈，可以把核桃作为首选的零食。核桃可以生吃，也可以加入适量盐水煮熟吃，还可以和栗子等一起煮粥吃。

腰果：腰果含有不饱和脂肪酸，并富含磷、铁、钾等矿物质，经常吃可以明目、健脑。

腰果鸡丁

◆**材料**：鸡腿肉300克，腰果50克，姜2片，蒜2瓣，青红椒各半个，鸡蛋1个。

◆**调料**：盐3克，淀粉、料酒各10克，植物油适量。

◆**做法**：①将鸡蛋磕入碗中，留蛋清备用。将鸡腿肉去骨切成方丁，加入蛋清、盐、淀粉、少许清水上浆入味，用手抓匀；姜切丝，蒜切片，青红椒切块备用。②锅里放少许油，然后放入腰果，小火慢慢加热炒熟后盛出。③锅内留少许油，烧热后放入姜丝和蒜片爆香，下鸡丁滑散炒至变色，放入青红椒块翻炒，然后入腰果翻炒均匀，最后加入盐，淋少许料酒炒匀即可。

44 准妈妈吃粗粮有讲究

相对于其他食物，粗粮里B族维生素含量高。准妈妈吃粗粮，可以少受便秘困扰。不过，因为粗粮里含有比较丰富的纤维素，而人摄入过多纤维素，可能影响对微量元素的吸收。例如将燕麦片和用于缓解准妈妈贫血的补铁剂一起吃，或者和补钙剂一起吃，就会影响准妈妈对铁、钙的吸收。在吃奶制品时如果同时吃纤维素含量比较高的粗粮，也会影响人体对钙的吸收。此外，大量纤维素的摄入还会影响人体对脂肪、胆固醇的吸收。

所以，准妈妈怀孕期间适量补充粗粮是好事，但要注意不能和奶制品、补充铁或钙的食物或药物一起吃，中间最好间隔40分钟左右。如吃燕麦片后，最好在餐后40分钟左右再补充铁剂或钙剂。

准妈妈常吃玉米可以预防及治疗口角炎、舌炎、口腔溃疡、便秘、妊娠高血压综合征、肝胆炎症以及消化不良等症，还可以增强体力及耐力，能够有效地防治"妊娠巨幼红细胞性贫血"。常吃红薯能使皮肤白嫩细腻，防止心血管的脂肪沉淀，预防心血管疾病。糙米也非常适宜准妈妈食用。

45 准妈妈宜多吃玉米

玉米中蛋白质、脂肪、糖类、维生素和矿物质含量都比较丰富，非常适合准妈妈在孕期食用，既可作为主食，又可当作点心加餐食用。

玉米中蛋白质含量丰富，其特有的胶质蛋白占30%，球蛋白和白蛋白占20%～22%。特别是有一种甜玉米，天冬氨酸、谷氨酸含量较高，这些营养物质都能促进胎儿的智力发育。

玉米中的维生素含量较多，可防

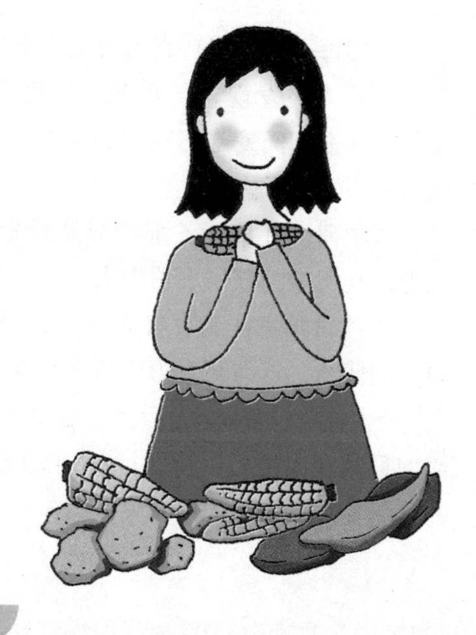

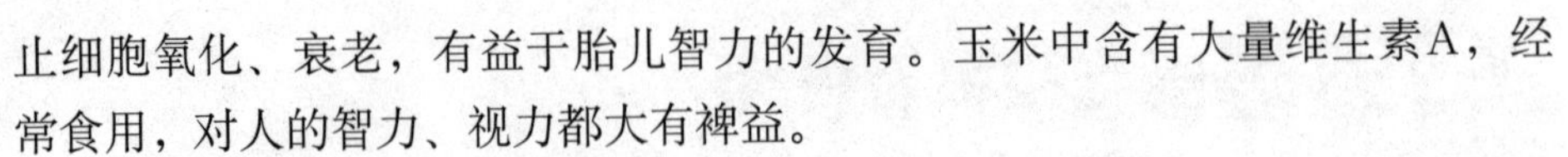

止细胞氧化、衰老，有益于胎儿智力的发育。玉米中含有大量维生素A，经常食用，对人的智力、视力都大有裨益。

玉米中粗纤维含量较多，多吃玉米有利于消除便秘烦恼，有利于肠道健康，也间接有助于胎儿的健康成长。

玉米中亚油酸、油酸等脂肪酸含量也很高，这些物质对胎儿的大脑发育非常有益。

46 准妈妈不宜过量吃菠菜

菠菜富含叶酸，是蔬菜中的上选。不过，菠菜中草酸含量也很多，草酸会破坏孕妇体内的锌、钙。锌和钙是人体不可缺少的矿物质，如果被草酸破坏，将给孕妇和胎儿健康带来损害。如果体内缺锌，人就会感到食欲缺乏、味觉下降。还会影响体内胎儿的健康。因此，孕妇不宜多吃菠菜，即使吃少量的菠菜，也要在做菜前把菠菜放入开水中焯一下，以减少草酸的含量。

47 每天吃些巧克力

孕妇每天吃一些巧克力对宝宝出生后的行为有着积极的影响。

研究人员发现，与那些在妊娠期间很少吃巧克力的孕妇所生的宝宝相比，在妊娠期间爱吃巧克力的孕妇所生的宝宝在出生6个月后更喜欢微笑或表现出开心的样子。

该项研究还显示，那些容易紧张的孕妇，如果在妊娠期间能经常食用巧克力，其所生的孩子不怕生人。

芬兰科学家认为，喜欢吃巧克力的孕妇所生的孩子容易呈现出比较健康向上的情绪，这与巧克力中所含的某种化学成分有关。

孕妇在食用巧克力后会把这种化学物质传给正在母体内发育的婴儿，从而使得其在出生后，特别是在6个月后，表现出积极的生活情绪。但应该提示的是不要过量食用。

48 准妈妈冬天宜适量吃羊肉

羊肉属动物性食物，不仅营养价值高，含有丰富的蛋白质、脂肪、钙、磷、铁、钾、烟酸等，而且所产生的热量高于猪瘦肉、牛肉等肉食，是补虚益气的佳品。

在冬天多吃羊肉大有裨益，它具有增加热量、补虚抗寒、补养气血、温肾健脾、防病强身等作用。羊肉是产妇、老年人、体弱、怯寒者的冬令滋补佳品。

《千金方·食治卷》中记载："羊肉主暖中止痛，利产妇。"医圣张仲景创制的"当归羊肉汤方"，即羊肉500克配当归、生姜各18克，共炖吃，对治疗妇女产后血虚、月经不调、贫血、肢冷酸痛效果很好。羊血具有止血、祛瘀功能，对妇女崩漏、胎中毒、产后血晕等具有治疗作用。

由于羊肉含利于孕妇及胎儿生长发育的物质，无引起癫痫或其他疾病的因子，只要按正常习惯食用，对孕妇及胎儿均无害，更不会致病于胎儿。

但需注意的是，由于羊肉性温产热量高，因此，对于孕妇来讲，不宜过多地食入，以免助热伤阴，引起不适。

49 准妈妈经常吃牛肉可预防贫血

孕妇一个星期吃2～3次瘦牛肉，每次60克～100克，可以预防缺铁性贫血，并能增强免疫力。

孕妇对铁和锌的需求是一般人的1.5倍。每100克的牛腱含铁量为3毫克，约为怀孕期间铁建议量的10%；含锌量8.5毫克，约为怀孕期间锌建议量的77%，营养价值比一般天然食品高。瘦牛肉也不会对血中胆固醇浓度造成负面影响。

缺铁的症状包括疲倦、精神不振、嗜睡、注意力不集中、头昏眼花。充足的铁质一方面能维持血红素正常，以载送血氧到脑部及其他重要器官，保护心脏不致过度劳累；另一方面能使肌肉产生充足能量，使人有活力并不易疲倦。

一旦体内储存的铁耗尽，很容易导致贫血。如果妇女在怀孕期间缺铁，产后应及时补充，否则身体的缺损可能难以弥补。而锌不但有益胎儿神经系统的发育，而且对免疫系统也有益，有助于保持皮肤、骨骼和毛发的健康。缺锌时人的免疫力下降，容易生病，对胎儿的神经发育容易产生不利影响。

牛肉中的锌比植物中的锌更容易被吸收。人体对牛肉中的锌的吸收率为21%～26%，而对全麦面包中的锌吸收率只有14%。

50 孕期少吃火锅

孕妇可以吃一些清淡的火锅。但要减少食用次数。一些香辣火锅最好少吃。同时，为了避免外出就餐的不卫生，实在想吃的时候，准妈妈可以自己在家做火锅吃。切记，无论在酒楼还是在家吃火锅，任何食物都一定要煮至熟透才可进食。

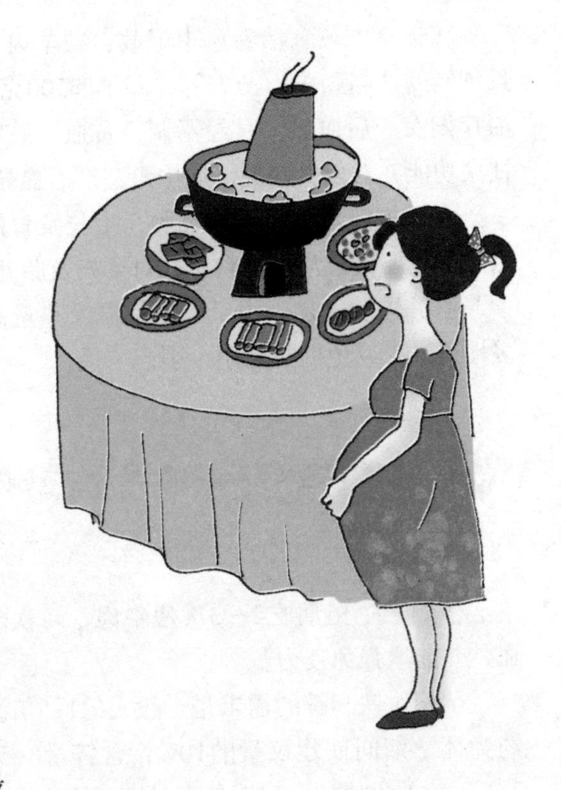

如果是外出吃火锅，准妈妈应尽量避免用同一双筷子取生食物及进食，这样容易将生食上沾染的细菌带进肚里，而造成泻肚及其他疾病。尤其是生肉可能含有弓形虫，食用后会对胎宝宝造成不利影响。

涮火锅的顺序很有讲究，最好吃前先喝小半杯新鲜果汁，接着吃蔬菜，然后是肉。这样，才可以合理利用食物的营养，减少胃肠负担，达到健康饮食的目的。胃口不佳的准妈妈，应减慢进食速度并减少进食分量，以免食用后消化不良，引致不适。

假如火锅的位置距准妈妈太远，不要勉强伸手取食物，以免加重腰背压力，导致腰背疲倦及酸痛，最好请准爸爸或朋友代劳。

51 低盐清淡更健康

在孕早期，由于妊娠反应引发的恶心、呕吐，准妈妈会没有胃口吃饭。专家建议饮食要清淡低盐，这样可以减少恶心、呕吐等妊娠反应，增加进食量。此外，易患水肿和高血压，尤其是孕后期，所以，专家建议准妈妈在孕后期尤其要注意低盐清淡饮食。

低盐清淡饮食并不是说一点盐都不吃，而是适当少吃些盐。研究表明，准妈妈每日正常的摄盐量以7克～10克为宜。其中1/3由主食提供，1/3来自烹调用盐，1/3来自其他食物。在一般情况下，怀孕后和怀孕前在钠的摄入上差别不是很大。

但患有心脏病或肾脏病的准妈妈，以及体重增加过度，特别是同时还发现水肿、血压增高、有妊娠中毒症的准妈妈，应忌盐，即每天不得吃超过1.5克～2克食盐。

一些无咸味的提味品可使准妈妈逐渐习惯低盐饮食，如新鲜番茄汁、无盐醋渍小黄瓜、柠檬汁、醋、无盐芥末、香菜、大蒜、洋葱、葱、韭菜、丁香、香椿、肉豆蔻等。

52 孕期吃油有讲究

在孕期，准妈妈如果不能获得足够的脂肪酸，将会影响宝宝出生时的体重和以后的智力发育。反之，如果准妈妈摄油得当，就会对宝宝的发育起到良好的作用。

科学选油、吃油是准妈妈需要掌握的一种饮食观念，与宝宝的身体健康息息相关。烹调食物时力求少用油，而且以植物油为主，少用或不用油炸、油煎等烹调方法，多用煮、炖、氽、蒸、拌等少油的做法。在平时吃油时应交替使用几种食用

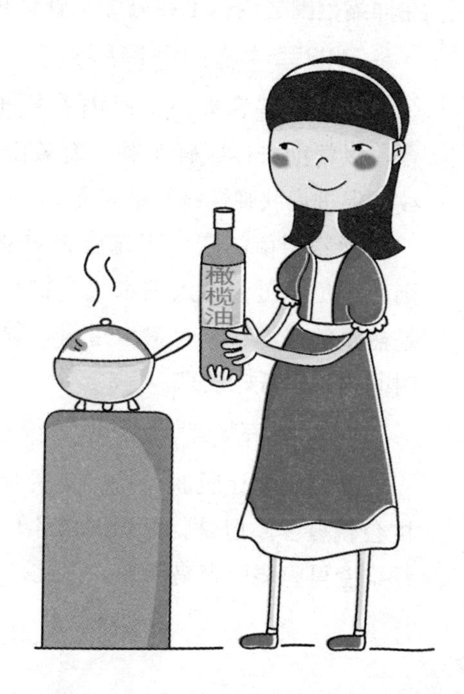

油，或是隔一段时间就换不同种类的食用油，这样才能使准妈妈所吸收的脂肪酸种类丰富，营养均衡，避免单一。

橄榄油对准妈妈及胎儿的健康非常有益，但在购买时要注意辨别优质品与劣质品，具体方法如下：

第一，看橄榄油的酸性值。一般正规产品都会标注酸性值，最好的橄榄油酸性值不超过1%，可食用的橄榄油酸性值不超过3.3%。

第二，看色泽。上等的橄榄油呈黄绿色，越清亮品质越好，越浑浊则越差。

第三，看出产地。产地是决定价格的重要因素之一，世界橄榄油主产国集中在地中海沿岸，其中，西班牙、意大利、希腊为世界三大橄榄油生产国和出口国。

第四，应认准“特级初榨”的字样，这类橄榄油品质最佳。

53 预防妊娠纹的饮食原则

准妈妈如果只靠外部的护理来预防妊娠纹，并不一定会收到很好的效果，而应该在此基础上，更加注意孕期的体重管理，使皮肤的扩张尽量保持在伸缩范围之内，不给妊娠纹任何可乘之机。

孕期要注意均衡摄取营养

对于准妈妈来说，以内养外非常重要。所以，平时要注意合理规划饮食，以帮助身体减轻水肿，有效阻断脂肪的囤积，减少橘皮组织，淡化妊娠纹，促进皮肤弹性纤维的恢复。

营养均衡的膳食可增强皮肤弹性。准妈妈应尽量遵守适量、均衡的原则，避免因过多摄入碳水化合物和热量而导致体重增长过多。糖类和淀粉类是热量的来源，一旦摄取过量，就会转变为油脂和脂肪囤积在体内，并在短时间内长出妊娠纹来。

注意补充能制造骨胶纤维的食物

准妈妈要让肌肤保持一定的弹性，肌肤的胶质纤维愈多，产生妊娠纹的机会就愈少。但是，妊娠时激素的变化会降低肌肤纤维的胶原含量，让肌肤纤维变得脆弱而容易断裂。因此，孕期要注意补充维生素C和蛋白质等。它们能制造更多的骨胶纤维，使胶原纤维不容易断裂，能够预防因怀孕而产生的骨胶纤维的流失，避免肌肤变得缺乏弹性。

54 远离妊娠纹的明星食物

西兰花：西兰花中含有丰富的维生素C、维生素A和胡萝卜素，能够增强皮肤的抗损伤能力，有助于保持皮肤弹性，使准妈妈远离妊娠纹的困扰。准妈妈每周宜吃3次西兰花。

西红柿：西红柿具有保养皮肤的功效，可以有效预防妊娠纹的产生。西红柿对抗妊娠纹的主要成分是其中所含的丰富的茄红素，它可以说是抗氧化、预防妊娠纹的最强武器。

猕猴桃：猕猴桃被称为“水果金矿”，其中所含的维生素C能有效地抑制和干扰黑色素的形成，预防色素沉淀，有效对抗妊娠纹的形成。

三文鱼：三文鱼肉及其鱼皮中富含的胶原蛋白是皮肤最好的营养品，常食可使准妈妈皮肤丰润饱满、富有弹性，从而远离妊娠纹的困扰。

猪蹄：猪蹄中含有较多的蛋白质、脂肪、各种维生素及无机盐。丰富的胶原蛋白可以帮助准妈妈有效对抗妊娠纹，对增强皮肤弹性和韧性及延缓衰老具有特殊意义。

海带：海带中富含丰富的无机盐，其含磷量比所有的蔬菜都高，常吃能调节血液酸碱度，防止皮肤过多分泌油脂，并能防止皮肤老化，有效缓解妊娠纹。

大豆：大豆中的维生素E不仅能抑制皮肤衰老，更能增加皮肤弹性，防止色素沉着于皮肤上。准妈妈常吃大豆制品，可使皮肤细致、白皙、润泽，有效防止妊娠纹的出现。

55 职场准妈妈如何吃零食

爱吃零食是女人的天性，未怀孕时随身带着的包包里总会有各种各样的零食，常吃常换。由于身体的需要，这种习惯在孕期需要发扬光大。只是上班不比待在家里，要得到足够科学的营养成分，需要下点工夫。

进食零食原则

少食多餐：在办公桌抽屉里放上矿泉水、无糖果汁、水果干、奶粉，在手提袋里放上麦片饼干、苏打饼干、水果干和坚果、新鲜水果或蔬菜零食。一日三餐吃得太多不如少食多餐。

选对时间：午餐和晚餐之间是吃零食的最佳时刻，因为这样既补充了营养，又没有耽误正常的午餐、晚餐。但要特别注意，晚间吃零食不要选择睡前的半小时内，否则会影响正常的健康，给身体带来伤害。

零食挑选原则

减肥第一：办公室零食要只有口福，不能发福。符合这一标准的只有那些以纤维素为主要内容的零食了。纤维素没有糖分，没有脂肪，也没有热量，反过来又能促进肠蠕动，帮助排毒。

美颜至上：美容品中的重要成分是维生素，所以零食中有没有这些成分就成为很重要的被选择标准了。

营养均衡：选择富含各种胎儿营养需求的零食，争取能够通过零食补充钙质、蛋白质等。工作压力大，作息时间不稳定，有时按时吃饭也成了奢侈的事，所以在选择零食方面，要保证营养均衡。

新鲜度：注意各种零食的保鲜情况，近保质期、过期的食品不要吃。开封后的食品要按说明，在规定的时间内食用。

抛弃可疑分子：对准妈妈来说，食品安全第一。那些异形、异味的食品都不予考虑，而未曾尝试过的新鲜食物更要远离，避免过敏等情况发生。

找个营养师：除了正常的围产检查，最好与营养师也保持密切联系，随时进行母子的营养指导，这样可以吃得更放心。

56 准妈妈不宜贪吃冷饮

准妈妈的胃肠对冷热的刺激非常敏感。多吃冷饮会使胃肠血管突然收缩，胃液分泌减少，消化功能降低，从而导致食欲缺乏、消化不良、腹泻，甚至引起胃部痉挛、剧烈腹痛等现象。

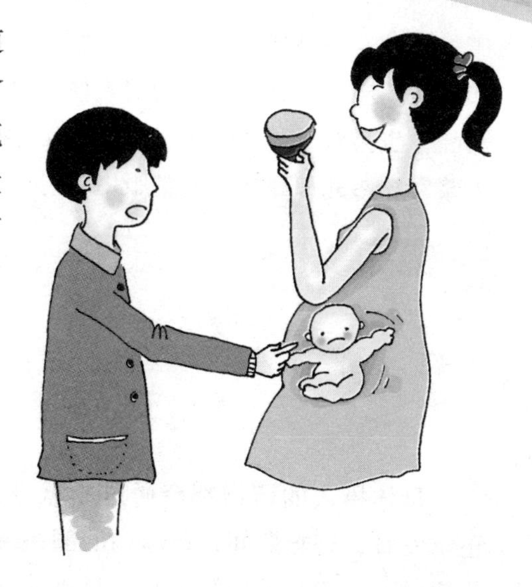

准妈妈的鼻、咽、气管等呼吸道黏膜往往充血并有水肿，如果大量贪食冷饮，充血的血管突然收缩，血流减少，可致局部抵抗力降低，使潜伏在咽喉、气管、鼻腔、口腔里的细菌与病毒乘虚而入，引起嗓子痛哑、咳嗽、头痛等问题，严重时还能引起上呼吸道感染或诱发扁桃体炎等。

胎儿对冷的刺激也很敏感。准妈妈喝冷水或吃冷饮时，胎儿会在子宫内躁动不安，胎动会变得频繁。因此，准妈妈吃冷食一定要有节制，切不可因贪食而影响自身的健康和引起胎儿的不适。准妈妈可以常喝些非冰镇清凉饮品，比如绿豆汤、各种现榨果汁等，既解暑又味美。

准妈妈还应避免吃冷面等食物，因冷面多难以消化，容易伤及脾胃。尤其是肠胃不好的准妈妈，更是应该慎食。

57 不宜滥用滋补品

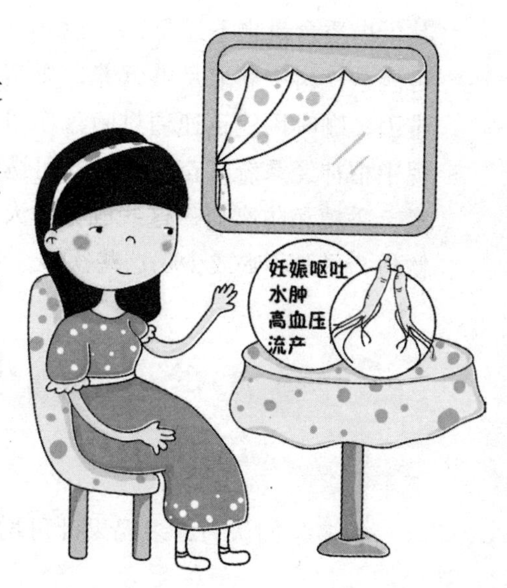

有些孕妇觉得由于腹中的胎儿生长发育所需的营养物质全靠自己供给，于是，买回很多滋补药品，如人参蜂王浆、鹿茸、鹿胎胶、鹿角胶、胡桃肉、洋参丸、蜂乳、参茸丸、复合维生素和鱼肝油丸等，长期服用，希望使自己的身体由弱变强，保证胎儿顺利生长发育。然而，孕妇滥用补药弊多利少，常常会造成事与愿违的不良后果。

滋补品有副作用，可能损害准妈妈健

康。各种滋补品都要在人体内分解、代谢，并有一定副作用，包括毒性作用和过敏反应。没有一种药物对人体是绝对安全的，用之不当，即使是滋补性药品，也会对人体产生不良影响，给孕妇以及腹中的胎儿带来种种损害。蜂王浆、洋参丸和蜂乳等大量服用时可引起中毒或其他不良后果。

专家指导

应以食补为主

胎儿生长发育需要供给的是蛋白质、脂肪、糖、矿物质和多种维生素，这些物质广泛地存在于各种营养丰富的食物中。孕妇应该在吃得好、吃得全、吃得香上下工夫，这才是体弱孕妇滋补身体的最佳选择。

母体摄入的药物都会通过胎盘进入胎儿的血液循环，直接影响胎儿的正常发育。妊娠期间，母体内的酶系统会发生变化，影响一些药物在体内的代谢过程，使其不易解毒或不易排泄，因而比常人更易导致蓄积性中毒，对母体和胎儿都有害，特别是对娇嫩的胎儿危害更大。孕妇如果发生鱼肝油中毒，可导致胎儿发育不良或畸形。有些药物还能引起流产或死胎。

58 准妈妈慎选功能性饮料

功能性饮料的品种繁多，但其营养物质含量却有限。即使是含乳饮料，其蛋白质含量也不过是1%，远不如牛奶的3.3%和鸡蛋的14.7%，因而孕妇不可能从饮料中获取足够营养，充其量只是补水。有的饮料中还含有较多的咖啡因，咖啡因能迅速通过胎盘作用于胎儿，对孕妇和胎儿产生不良影响，出现中枢神经系统兴奋症状，并可诱发子代畸形。另外大部分饮料中都含有色素、香精和防腐剂，这些成分对人体有害无益，所以孕妇应慎重选择功能性饮料，尽量不喝或少喝这些饮料。

59 准妈妈不宜多喝果汁

很多孕妇认为，多喝果汁可增加营养，不会发胖，生出的宝宝皮肤会细腻白嫩，因此以果汁代替水了。其实这是完全不正确的。果汁中大约95%以上是水分，此外还含有果糖、葡萄糖、蔗糖和维生素。这些糖类很容易被消化吸收，1杯果汁能产生418.6千焦～837.2千焦的热量，相当于1碗米饭。果糖和葡萄糖经代谢还可以转化为中性脂肪，不但会促使体重迅速增加，而且易引起高脂血症。另外果汁进入体内，其成分的运载和代谢，亦需水的参与，如果光喝果汁而未额外补充白开水，反而会引起体内严重缺水而影响孕妇和胎儿的健康。所以一般主张孕妇每天饮用果汁量不超过300毫升～500毫升，而且在饭后饮用才不至于影响食欲。如果能用新鲜的水果代替果汁，不喝也罢。

60 准妈妈要坚持每天喝牛奶

牛奶是人类饮食中蛋白质和钙的最佳来源，是改善营养、增强体质、延缓衰老不可缺少的理想食物，其丰富的营养价值得到大家的普遍认可。对于准妈妈来说，每天应保证喝一杯牛奶，以保证和促进胎儿的发育。

每天喝一杯牛奶的好处

牛奶中酪氨酸能促进快乐激素大量增加。

牛奶中的铁、铜和维生素A有美容作用，可使皮肤光滑细嫩。

牛奶中的维生素A可提高视力。

牛奶中的钙能增强骨骼的生长。

酸奶和脱脂乳可增强免疫系统功能。

如何饮用牛奶才能为健康加分

选择牛奶时应选用有口碑的大品牌，并注意查看牛奶的营养成分、生产日期、保质期、保存条件。

牛奶要在早上饮用，切忌空腹食用。最好先吃点食物，如可以吃点面包、饼干等，然后再喝牛奶则更佳。

晚上饮用牛奶有安神助眠的作用。晚上饮用牛奶可选在饭后两小时或睡前一小时。

饮用方式（热饮或冷饮）要看个人习惯和肠胃道对冷牛奶的适应能力而定。

准妈妈每天喝多少牛奶合适

一般推荐孕中期以后每天要喝300毫升～500毫升牛奶，以补充钙和蛋白质。同时，还可以补充一些其他的营养素，如维生素、矿物质等。

61 哪些准妈妈不宜喝牛奶

患有下列疾病的准妈妈在选择是否喝牛奶时要谨慎：

缺铁性贫血患者：食物中的铁需在消化道中转化成亚铁才能被吸收利用。有缺铁性贫血的准妈妈若喝牛奶，其体内的亚铁就会与牛奶中的钙盐、磷盐结合成不溶性化合物，影响铁的吸收利用，不利于准妈妈恢复健康。

乳糖酸缺乏患者：牛奶中乳糖含量较高，但必须在消化道乳糖酸作用下分解为半乳糖和葡萄糖后才能被人体吸收。如果乳糖酸缺乏，食用牛奶后就会引起腹痛、腹泻。

消化道溃疡患者：牛奶虽可缓解胃酸对溃疡面的刺激，但因其能刺激胃肠黏膜分泌大量胃酸，会使病情加重。

62 罐头食品要少吃

罐头食品根据其所装的原料不同分为肉品、鱼品、乳品、蔬菜和水果罐头。罐头食品在生产过程中，为了延长食品的保质期，一般都会加入一定的防腐剂；为了增加食品的色香味，又会增加一定的添加剂，如人工合成色

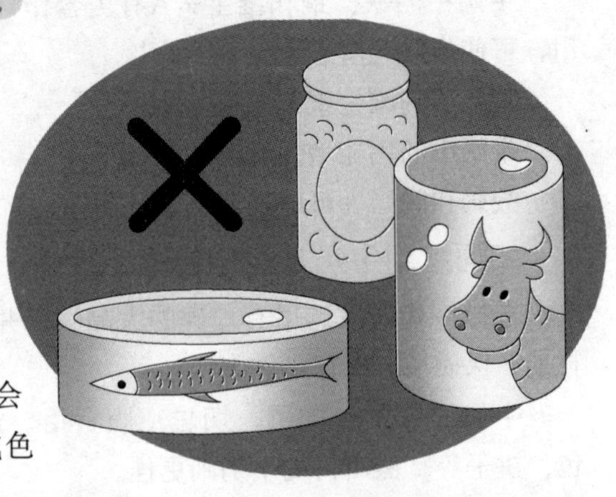

素、香精、甜味剂等。这些添加成分大多是人工合成的化学物质，在正常标准范围内影响不大，但对孕早期的胎儿是有一定影响的。如长期大量食用会引起慢性中毒，甚至引起流产或胎儿畸形。

此外，从营养学角度考虑，罐头食品在生产中均经过高热蒸煮杀菌的工序，这使水果中的营养成分受到很大破坏。

因此，在孕期这一超于日常营养素需求量的时期，准妈妈要少吃罐头食品，还是多以鲜食增加营养素摄入效果更好。

罐头鱼，如金枪鱼、鬼头刀、鳕鱼及狭鳕等深海鱼类，尤其要少吃，因为这类罐头鱼的水银含量可能会比较高，对胎儿健康不利。食用的分量应以每月1次为限。

63 准妈妈不宜喝过量、过浓的茶

茶叶中所含的多种成分对人体都有好处，如茶多酚具有收敛、解毒、杀菌、生津的作用。新近的研究证明，茶多酚具有很强的抗自由基作用，可延缓人体衰老进程。另外维生素C在茶叶中含量较高。茶素可以降低血脂，增强血管韧性，对牙齿也有保护作用。茶中的一些元素还有解除原子辐射的能力。吃水果、蔬菜少的人常喝茶，茶中的多种维生素可补充身体的需要。因此，喝茶是有益的。

但是，任何事物发挥好作用，都有一定的限量，过犹不及。准妈妈不宜喝过量、过浓的茶。浓茶中的单宁酸会与铁结合，降低铁的正常吸收率，易造成缺铁性贫血。大量的单宁酸还会刺激胃肠，会影响其他营养素的吸收。

64 防止食物过敏

食物过敏就是进食某种食物后出现的不良反应，如皮肤瘙痒，肠道、呼吸道感染等，个别人还会被导致循环系统、神经系统受影响。严重的食物过敏会引起急性哮喘发作、过敏性休克等，如果没有及时进行有效抢救，就有可能死亡。据美国学者研究发现，约有50%的食物对人体有致敏作用，只不过有隐性和显性之分。

有过敏体质的准妈妈食用食物过敏后，可能直接危害到胎儿的生长发育，或直接损害某些器官，如肺、支气管等，从而导致胎儿畸形或罹患疾病。

对某些食物过敏的准妈妈，从怀孕期到哺乳期，都要注意避免食用这些食物，以预防或推迟儿童食物过敏的发生。同时，不要吃过去从未吃过的食物或霉变食物。食用动物肉、肝、肾、蛋类、奶类、鱼类应烧熟煮透。

常见的过敏性食物有：鸡蛋、牛奶、坚果、花生、黄豆、小麦、海产鱼、虾、蟹、贝壳类食物及辛辣刺激性食物。

65 盲目节食危害多

暴饮暴食对准妈妈不利，盲目节食对准妈妈的危害也同样不可小视。计划节食的准妈妈怀孕后不敢多吃东西，怕吃得太胖影响形体美观。还有些准妈妈害怕宝宝太胖导致难产，所以在孕期盲目节食。这些做法都是不可取的，准妈妈需要摄入足够的营养才能满足胎儿的需要，如果胎儿营养不良，分娩出畸形儿的概率就较高，且新生儿抵抗力普遍较低，对宝宝今后的智力发育也有一定影响。而担心难产的问题就更不科学了，只要胎儿的头能通过母亲的骨盆，那身体的其他部位就能顺利通过。

所以，专家提醒，准妈妈饮食要合理安排，讲究荤素搭配、营养均衡，为了下一代的健康既不要暴食也不要盲目节食。

过胖的准妈妈，要适量控制饮食，而不是节食。要放弃那些令人发胖而又没有营养的食物，多吃健康天然食品。同时，要注意细嚼慢咽、少量多餐、清淡饮食，在保证营养和热量的同时，减少脂肪摄入。

66 孕中期饮食摄入

增加主食摄入：孕中期胎儿迅速生长，准妈妈需要大量热能，因此，要摄入足够的碳水化合物（主食）来满足自己和胎儿的需要。

每周食用一次动物内脏：孕中期，准妈妈对血红素、铁、核黄素、叶

酸、维生素A等营养素需要量明显增加，为此建议孕中期妇女至少每周一次选食一定量的动物内脏，包括肾、肝、心、肚等。

肉类食品不可过量：肉类食品所提供的优质蛋白质应占总蛋白质量的1/3以上。但过量食用动物性食品只会加重母体的负担。因此，吃肉不可过量。

增加植物油摄入：孕中期胎儿身体和大脑发育速度加快，对脂质及必需脂肪酸的需要增加，必须及时补充。因此，孕中期应增加烹调所用植物油的量。

少食多餐：孕中期准妈妈食欲大振，每餐摄食量可有所增加。但随着妊娠进展，子宫可能挤压胃，准妈妈餐后易出现胃部胀满感。建议准妈妈少吃多餐来缓解这一现象。

孕中期是整个孕期营养摄入最为关键的阶段。但仍需注意合理摄取营养，避免营养过剩。准妈妈可在产前检查时让营养科医生给出营养菜单。

67 为胎儿补充“脑黄金”

孕5月是胎儿脑细胞核脂肪增殖的敏感期，所以准妈妈要注意补充DHA、EPA和卵磷脂等营养素（这3种营养素合在一起，被称为“脑黄金”），以保证胎儿大脑和视网膜的正常发育。“脑黄金”对于怀孕7个月的准妈妈来说，具有双重意义。一方面，“脑黄金”能预防早产，防止胎儿发育迟缓，增加出生时的体重。另一方面，此时的胎儿神经系统正在逐渐完善，全身组织尤其是大脑细胞发育速度比孕早期明显加快，而充足“脑黄金”的摄入能保证宝宝大脑和视网膜的正常发育。

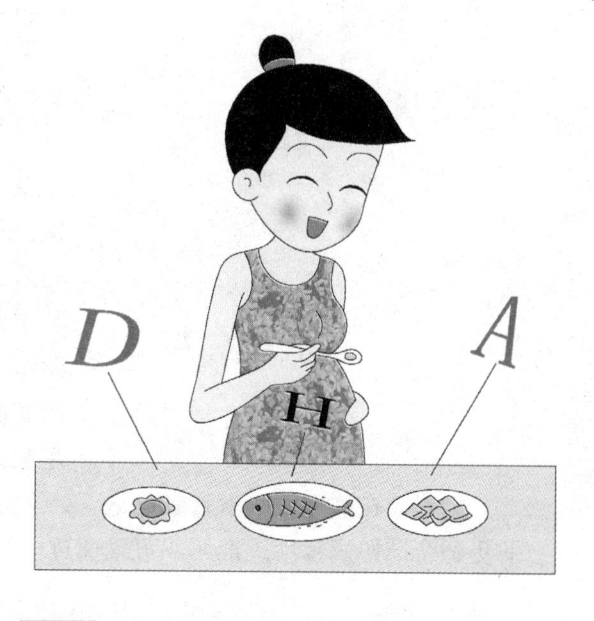

为补充足量的“脑黄金”，准妈妈可以交替地吃些富含DHA的物质，如富含天然亚油酸和亚麻酸的核桃、松子、葵花子、杏

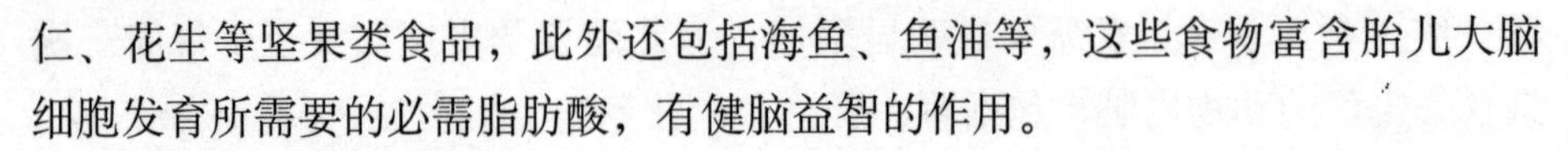

仁、花生等坚果类食品，此外还包括海鱼、鱼油等，这些食物富含胎儿大脑细胞发育所需要的必需脂肪酸，有健脑益智的作用。

胆碱的补充要及时

胆碱是卵磷脂的组成成分，也存在于神经鞘磷脂之中，可促进脑发育，提高记忆能力。对准妈妈来说，胆碱的摄入量是否足够会影响到胎儿的大脑发育。研究表明，从怀孕23周开始，主管人大脑中记忆的海马体就已经开始发育，并一直持续到宝宝4岁。所以，如果在海马体发育初期，准妈妈摄入的胆碱量不充足，就会影响胎儿的记忆能力。

尽管人体可以合成胆碱，但由于女性在孕期、哺乳期对胆碱的需求量会增加，所以，专家建议准妈妈多吃含胆碱的食物，进行额外补充。富含胆碱的食物主要有：蛋类、动物的脑、动物的心脏与肝脏、绿叶蔬菜、麦芽、大豆卵磷脂等。

68 素食准妈妈如何保证营养摄入

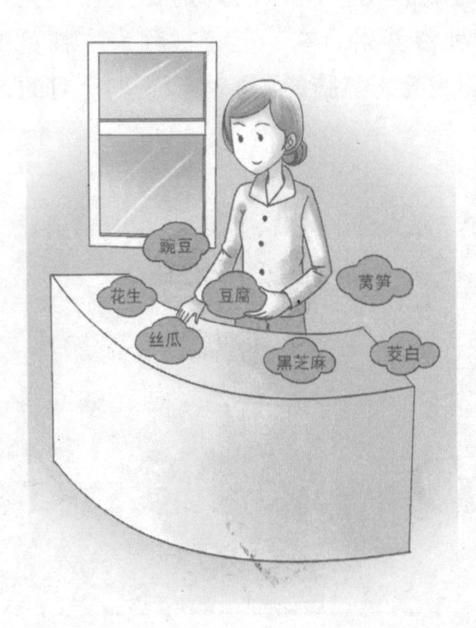

素食的准妈妈在孕期如果特别留意调配自己的膳食，每天吃豆类及豆制品、谷物（包括粗粮）、植物油、各类蔬菜、水果，经常晒太阳，就不必担心营养缺乏。

蛋白质：准妈妈每天都必须食用富含优质蛋白质的豆类食品，如豆腐、豆浆、豆制品等。豆类食品所含的蛋白质是植物蛋白中最好的一种，其中的氨基酸构成与牛奶相近，而胆固醇含量比牛奶低，并含有不饱和脂肪酸，有利于增加血液中的游离氨基酸。

脂肪：在这方面，素食者丝毫不处于劣势，因为植物性脂肪比动物性脂肪更适合准妈妈食用。准妈妈可以通过植物油，如花生油、豆油、橄榄油、食用棕榈油等补充脂肪。

钙和铁：豆类、海带、黑木耳、牛奶、芝麻酱含有丰富的钙，其中最易于被人体吸收的是牛奶。建议素食的准妈妈多晒太阳，以帮助钙的吸收。人体对植物中的铁吸收率较低，所以素食准妈妈必须额外注意摄取铁元素。为了最大限度地吸收铁，应把含有铁元素的食物与含维生素C丰富的食物相结合。如有必要，可在医生的指导下服用铁剂或含钙、维生素D和维生素B_{12}的药物。

维生素：素食也是各种维生素的来源。红心白薯、玉米、苋菜、杏、李、葡萄含有维生素A，糙米、芥菜含维生素B_1，维生素C在新鲜蔬菜和水果中大量存在，维生素D的获取可以靠晒太阳等。

专家指导

黄豆制成的豆浆中含有钾、铁、维生素E等对人体有益的元素，是素食准妈妈理想的营养饮料。

69 骨头汤不宜长时间熬煮

不少孕妇及其家人认为长时间熬煮的骨头汤，不但味道更好，对滋补身体也更为有效。其实这是错误的看法。

动物骨骼中所含的钙质是不易分解的，不论多高的温度，也不能将骨骼内的钙质溶化，反而会破坏骨头中的蛋白质。因此，熬骨头汤的时间过长，不但无益，反而有害。肉类脂肪含量高，而骨头上总会带点肉，因此熬的时间长了，熬出的汤中脂肪含量也会很高。

熬骨头汤的正确方法是用压力锅熬至骨头酥软即可。这样，熬的时间不太长，汤中的维生素等营养成分损失不大，骨髓中所含磷等微量元素也可以被人体吸收。

70 准妈妈忌吃桂圆

桂圆中含有葡萄糖、维生素、蔗糖等物质，营养丰富，有补心安神、养血益脾之效。但性温大热，一切阴虚内热体质及患热性病者均不宜食用。女性怀孕后，阴血偏虚，阴虚则滋生内热，因此孕妇往往有大便干燥、口干而胎热、肝经郁热的症状。

我国医学一贯主张胎前宜清热凉血，桂圆性甘温，如孕妇食用桂圆，不仅不能保胎，反而易出现漏红、腹痛等先兆流产症状。因此，孕妇是不宜吃桂圆的。

专家指导

有的孕妇在分娩时服用桂圆汤（以桂圆为主，加入红枣、红糖、生姜以水煎煮而成），这主要是针对体质虚弱的孕妇而言。因为分娩时要消耗较大的体力，体虚的孕妇在临盆时往往容易出现手足软弱无力、头晕、出虚汗等症状，喝一碗热气腾腾、香甜可口的桂圆汤，对增加体力、帮助分娩都有一定好处，但体质好的孕妇则无须喝桂圆汤。

71 准妈妈吃栗子好处多

栗子不仅营养丰富，而且对准妈妈大有益处。板栗可健脾补肾、提高免疫力、促进胎儿发育，还能帮助准妈妈消除水肿、缓和情绪。此外，生食板栗还有治腿脚麻木、舒筋活血之功效。

栗子中不仅含有大量淀粉，而且含有丰富的蛋白质、脂肪、B族维生素等多种营养成分，热量也很高，维生素B_1、维生素B_2含量丰富。

此外，鲜板栗所含的维生素C比公认含维生素C丰富的西红柿还要多，更是苹果的十多倍！栗子所含的矿物质也很全面，有钾、镁、铁、锌、锰等，尤其是含钾量突出，比号称富含钾的苹果还高4倍。

健身壮骨，消除疲劳

板栗含有丰富的营养以及大量对准妈妈身体有益的矿物质。准妈妈常吃板栗不仅可以健身壮骨，有利于骨盆的发育成熟，还有消除疲劳的作用。

养胃健脾

板栗味甜性温，有养胃健脾之功效。准妈妈常常胃口不佳，连平时自己喜欢的菜都不想吃，家人可劝食板栗以帮助她们改善肠胃功能。

提高免疫力，促进胎儿发育

板栗中含有丰富的优质蛋白质，并含有人体所需的多种氨基酸，有利于提高准妈妈的免疫力，促进胎儿的发育。

板栗中除了含有丰富的蛋白质、糖类外，还含有钙、磷、铁、钾等矿物质及维生素C、维生素B_1、维生素B_2。胡萝卜素以及叶酸的含量也比一般坚果都要高。这些营养素能促进胎儿的生长发育，预防胎儿发育不良。

缓解水肿症状

板栗中含有丰富的钾元素，可以帮助平衡身体内的钠，如果身体内的钾元素太少，会造成钠钾平衡失调，多余的钠会把水分留住，造成细胞水肿。但是如果身体摄取钾离子量足够多，钠离子就不会把多余的水分留住。所以钾离子可帮助多余水分的代谢，消除水肿，对准妈妈经常出现的水肿症状有一定的帮助。

72 多吃菇类和瓜子

菇类多糖体是目前最强的免疫剂之一，具有明显的抗癌活性，可使肿瘤患者降低的免疫力得到恢复。这类物质对癌细胞具有直接的杀伤力，它的奥秘在于刺激身体内抗体的形成，从而提高并调整身体内部的防御体系，也就是中医所说的扶正固本。

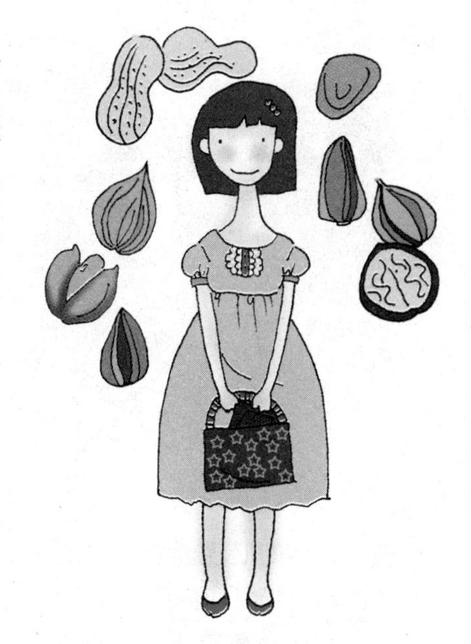

菇类多糖体对准妈妈的作用

多糖体不仅能提高巨噬细胞的吞噬能力，也可以增强免疫系统的其他功能，准妈妈常食用可增强身体免疫力，降低孕期患病率。研究者发现，多糖体在增进细胞功能、降低胆固醇方面也表现出良好的效果，准妈妈常吃可降低患妊娠高血压综合征的概率。近年来的研究发现，食用多糖体会促进胰岛素分泌，有降低血糖的功效。因此，多糖体已

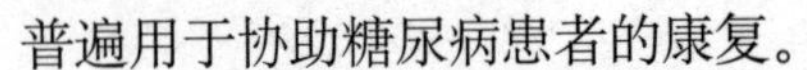

普遍用于协助糖尿病患者的康复。

自由基是人类致病的根源，多糖体是很好的自由基清除剂，可保护巨噬细胞免受自由基的侵袭，进而促进体内细胞正常工作。准妈妈可以通过摄取各种菇类来补充多糖体，如香菇、草菇、平菇、金针菇、猴头菇等。

葵花子含有丰富的维生素E；西瓜子含有丰富的亚油酸，而亚油酸可以转化成被称为“脑黄金”的DHA，能促进胎儿大脑发育。南瓜子的优势则在于营养全面，蛋白质、脂肪、碳水化合物、钙、铁、磷、胡萝卜素、维生素B_1、维生素B_2、烟酸等应有尽有，而且各种营养成分比例适宜，有利于人体的吸收与利用，对胎儿的发育有着很好的促进作用。

所以，专家建议准妈妈在平时可以磕一点瓜子，如葵花子、西瓜子、南瓜子等都能为胎儿的发育提供营养。

73 准妈妈应补铁防贫血

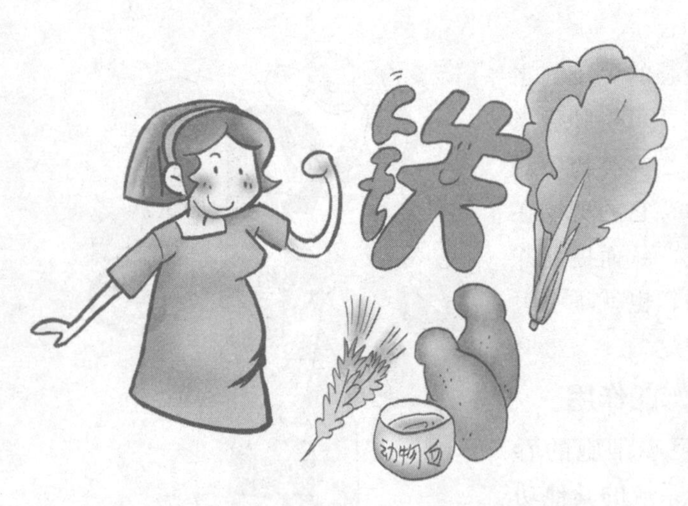

缺铁性贫血在孕期准妈妈中最为常见，一般在怀孕第5~6个月期间易发生。

准妈妈孕期贫血的主要表现有：经常感到疲劳，即使活动不多也会感到浑身乏力；偶尔会感觉头晕；脸色苍白；指甲变薄，而且容易折断；呼吸困难；心悸、胸痛等。

铁是人体的必需元素，是制造血红蛋白的必要原料。孕期患缺铁性贫血不仅会影响准妈妈的健康，胎儿的生长发育也会受到很大影响。

患有贫血的准妈妈妊娠高血压的发生率明显增高。即使安全分娩，也会影响产后的身体恢复，在产褥期抵抗力比正常新妈妈低，容易并发会阴、腹部刀口感染或不愈合；食欲不佳，消化不良；乳汁分泌少，影响胎儿的生长发育。

严重贫血还会造成身体虚弱，临产子宫收缩无力、产程延长、产后出血多，更容易使胎儿在宫内发生窒息。严重贫血的准妈妈会患心脏病；在分娩过程中会因用力过度，腹腔内压力增加而诱发心力衰竭。也会影响胎儿脑细胞的发育，如宫内生长迟缓等，未成熟儿及早产儿的发生率明显高于正常准妈妈，使足月出生的宝贝体重不足2.5千克，先天不足，后天体弱多病。

一个体重55千克的成年女性，每天应摄入铁20毫克。孕期的第4～6个月，准妈妈平均每天应摄入25毫克铁；孕期的第7～9个月，准妈妈每天应摄入35毫克；产前及哺乳期，每天应摄入25毫克。

预防孕期缺铁性贫血，应多进食含铁的食物，如瘦肉、蛋黄、菠菜、动物肝脏、干果等，动物来源的亚铁血红素比蔬菜中的铁更易于吸收。在植物性食物中，铁元素必须转化为二价铁后才容易被人体吸收。

尽量不要喝茶、咖啡，特别是浓茶、浓咖啡，会减少铁的吸收。应该荤素搭配，加强营养。要注意合理地安排饮食，有计划地增加含铁量高的食物。每天应吃瘦肉、鸡蛋或猪肝及新鲜蔬菜。

蔬菜在烹调前，可用汆烫的方法去除一些干扰无机铁吸收的物质，如蔬菜中的植酸、草酸等，这样对铁吸收的干扰就会减少。烹调时要注意大火、水开、水量多、时间短，才能保留营养素。

74 孕后期饮食控制

低盐清淡饮食：要少吃盐和盐渍制品、刺激性大的食品（如某些香辛料）、污染食品。母亲吸烟、饮酒、喝咖啡或长期服用某些药物，可通过乳汁影响宝宝的健康，特别需要加以注意。要摄入足够的新鲜蔬菜、水果和海藻类，以供给多种维生素（其中海藻类还可供给适量的碘），并且这些食物具有通便，预防便秘的作用。

均衡营养：孕后期是胎儿大脑发育特别快的时期，此期间准妈妈的营养摄入非常重要，应注意食品多样化，荤素搭配，粗细搭配，摄入均衡营养。一日以4～5餐为宜。

保质保量：摄入食物的质量要好，并且数量也要相应地增加，特别是含蛋白质、铁、钙、维生素A、维生素B_2多的食品（如鸡蛋、牛奶、酸奶等）。为了预防贫血，应多摄入含铁高的食物，如动物肝脏、肉类、鱼类、某些蔬菜（油菜、菠菜）、大豆及其制品等。

孕晚期除正餐外，要添加零食和夜宵，如：牛奶、饼干、核桃仁、水果等食品，夜宵应选择容易消化的食品。

75 不要经常饮用碳酸饮料

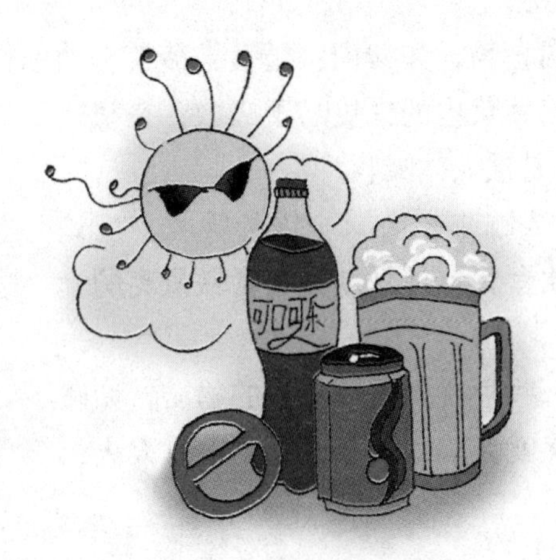

碳酸饮料中含有磷酸盐，进入肠道后能与食物中的铁发生化学反应，形成难以被人体吸收的物质排出体外，大量饮用汽水会大大降低血液中的含铁量，可能导致缺铁性贫血。另外，充气性汽水内含有大量的钠，若准妈妈经常饮用这类汽水，会加重水肿。

76 缓解腿脚抽筋的饮食方案

妊娠五六个月后，很多准妈妈在夜里都会发生腿脚抽筋和疼痛的现象，使睡眠受到影响。大多数准妈妈仅在夜间有腿脚抽筋的情形发生，还有一些准妈妈则白天和夜晚都会发生。

我国居民膳食中钙的摄取量远远低于营养学会推荐的钙摄入量，导致准妈妈的缺钙问题十分突出。许多准妈妈到了怀孕中、晚期往往出现腿脚疼痛、小腿抽筋等问题。

怀孕后，尤其是孕中期，准妈妈每天钙的需要量增为1200毫克。如果膳食中钙及维生素D含量不足或缺乏日照，还会加重钙的缺乏，从而增加肌肉及神经的兴奋性。而夜间血钙水平比日间低，所以小腿抽筋常在夜间发作。

食补是孕期补钙的有效途径。准妈妈应从怀孕的第5个月开始，在饮食中有意增加富含钙质的食物量，特别是孕吐反应剧烈的准妈妈更要加强。准妈妈必须每天喝250毫升牛奶或酸奶，其中不但钙质丰富，而且吸收率高。此外，宜多吃富含钙的食物，如鸡蛋、豆制品、小鱼干、虾米、虾皮、藻类、贝壳类水产品、鳗鱼、软骨等均为含钙较高的食品，准妈妈不妨经常食用。

77 饮食缓解便秘

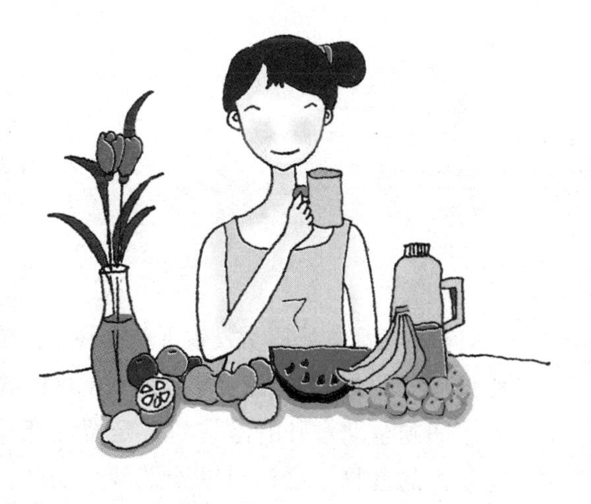

准妈妈怀孕后胎盘分泌大量的孕激素，使胃酸分泌减少，胃肠道的肌肉张力下降，肌肉的蠕动能力减弱，这样，就使吃进去的食物在胃肠道停留的时间过长。由于食物在肠道内的停留时间过长，食物残渣中的水分又被肠壁细胞重新吸收，致使粪便变得又干又硬，难以排出体外。过于精细的饮食也会造成排便困难，因此孕期要适当吃些富含膳食纤维的蔬菜、水果和粗杂粮。

多吃促进排便的食物。苹果、香蕉、梨、葡萄、菠菜、黄瓜、海带、芹菜、韭菜、白菜、红薯、玉米等，可以促进肠道肌肉蠕动，软化粪便，从而起到润滑肠道的作用，帮助准妈妈排便，有效预防便秘和痔疮。

扁豆豆荚中的膳食纤维丰富，常吃可以促进排便通畅。不过烹煮时间宜长不宜短，没煮熟的扁豆带有一定毒性。

圆白菜富含维生素、叶酸和膳食纤维，多吃可促进消化、预防便秘，提高人体免疫力。

生菜极富营养，常食用能改善胃肠血液循环，促进脂肪和蛋白质的消化和吸收，清除血液中的垃圾，排肠毒，防止便秘。

竹笋富含B族维生素及多种矿物质，具有低脂肪、低糖、多纤维的特点，能促进肠道蠕动，帮助消化，消除积食，防止便秘。

豌豆富含人体所需的多种营养物质，促进新陈代谢，提高人体免疫力，利于胎儿发育，还具有清肠作用，可防止便秘。

红薯富含利于胎儿发育的多种营养成分，同时其所含的膳食纤维能有效刺激消化液分泌和胃肠蠕动，促进通便。

酸奶含有新鲜牛奶的全部营养，其中的乳酸、醋酸等有机酸，能刺激胃酸分泌，抑制有害菌生长，清理肠道，缓解便秘。

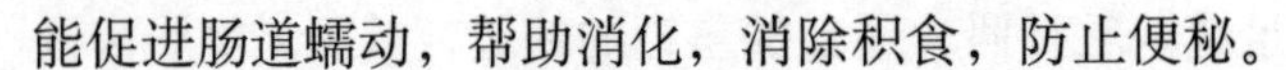

专家指导

晨起要定时排便，容易出现便意的时间是每天早晨和每次进餐后，所以，在每天早晨起床后先空腹喝一杯温水或蜂蜜水，再吃早餐，促进起床后的直立反射和胃结肠反射，很快会产生便意，此时要立即如厕，长期坚持就会形成早晨排便的好习惯。

78 吃对食物去水肿

孕中期，准妈妈常发生下肢水肿，多是由于胎儿发育，子宫增大，压迫盆腔血管，使下肢血液回流受影响所致，这样的水肿经过卧床休息后就可以消退。

遇到孕期水肿的准妈妈一定要注意自己的饮食，多吃蔬菜瓜果，少吃含盐量高的食物，这样有助于消肿。同时，必须改善营养结构，增加饮食中蛋白质的摄入，以提高血浆中血蛋白含量，改变胶体渗透压，以便于将组织中的水分带回到血液中。

冬瓜、鸭肉、荸荠等食物有消水肿的功效，非常适合准妈妈食用。此外，鲤鱼、红豆、茯苓、芡实等，具有健脾补血的功效，能够补充气血，调理脾胃，能有效预防水肿。

79 胎儿不宜缺铜

铜为人体不可缺少的微量元素之一，为体内各种含铜酶的必需成分或维持某些酶的活性所必需，缺铜时各种酶活性显著降低，从而导致多系统功能紊乱。胎儿缺铜可能引起中枢神经系统发育不良，出现胎儿小头畸形、智能及运动障碍，易发生动脉瘤和主动脉破裂；缺铜还可使胎儿骨质中的胶原纤维合成受损，骨骼发育受限，从而出现骨骼变形、关节畸形、发育停止的症状；缺铜还可造成铁利用障碍，胎儿出生后会发生缺铁性贫血。

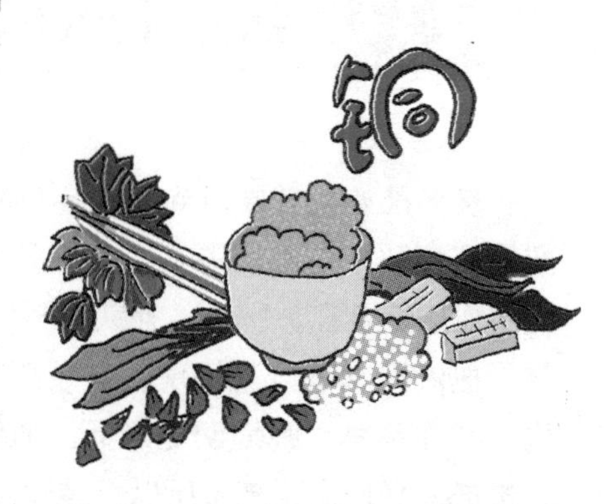

可见，准妈妈只有摄入足够的铜，才能促进胎儿的正常发育。含铜丰富的食物很多，其中以动物肝脏（牛肝、猪肝）、硬壳干果类、豆类食物中最多。

80 饮食解决孕期腹胀、胀气问题

腹胀、胀气是任何人在妊娠时期都会有的经历。腹胀所伴随的食欲不佳、便秘及因其对准妈妈造成的心理压力而导致的不易入眠、作息失调等，都是不可小觑的孕期烦恼。

引起孕期腹胀、胀气的原因很多。其中受孕激素的影响最大。由于怀孕期间，体内激素的变化，黄体素的分泌也明显活跃起来。黄体素虽然可以抑制子宫肌肉的收缩以防止流产，但它也同时会使人体的肠道蠕动减慢，造成便秘，进而引起整个胃肠道不适。当便秘情况严重时，腹胀的情形也就会更加明显。

此外，饮食习惯的改变，也是造成孕期腹胀、胀气的重要原因。例如，孕期大量进补，造成食物堆积在胃肠内不易消化，或是孕妇因为口味变化，摄取了较多容易产生气体的食物等，都会导致胀气。过多高蛋白、高脂肪食物的摄入，使蔬菜和水果的补充则相对不足，也会造成粪便更容易在肠道内滞留，引起便秘而使腹胀更加严重。

准妈妈可以多吃富含膳食纤维的食物，如蔬菜、水果和粗粮食品。蔬菜中的茭白、韭菜、芹菜、丝瓜、莲藕、萝卜等，都含有丰富的膳食纤维；水果中则以苹果、香蕉、猕猴桃等含膳食纤维较多。

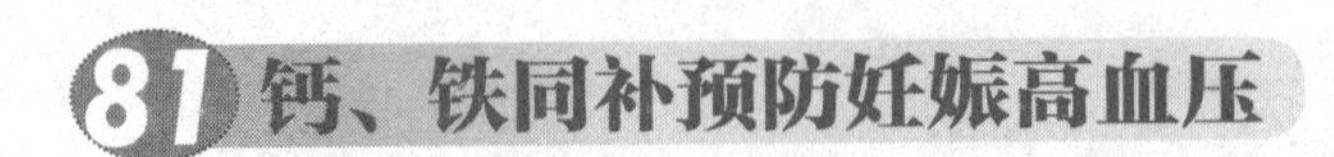

81 钙、铁同补预防妊娠高血压

贫血准妈妈并发妊娠高血压的概率明显高于无贫血症状的准妈妈，因为准妈妈怀孕中期患妊娠贫血会导致孕晚期妊娠贫血、胎盘缺血缺氧而发生妊娠高血压综合征。所以，补铁可降低妊娠高血压的发病率。

血液钙水平检测发现，妊娠高血压综合征的准妈妈血钙低于正常的准妈妈，并在孕早、晚期明显降低。血钙越低，妊娠高血压综合征越严重。钙摄入量低，平均血压高。所以，孕晚期的准妈妈仍然不要忘记补充钙质。

宜选择的动物性食品有禽肉、牛肉、河鱼、河虾、牛奶、鸡蛋及猪瘦肉等；宜选用的蔬菜类食品有茄子、扁豆、白菜、土豆、南瓜、西红柿、胡萝卜、黄瓜、菜花、芥菜等。

82 巧吃食物预防黄褐斑

有研究表明，黄褐斑的形成与孕期饮食有着密切关系，如果准妈妈的饮食中缺少一种名为谷胱甘肽的物质，皮肤内的酪氨酸酶活性就会增加，引起黄褐斑可能性就会增加。

猕猴桃

猕猴桃被喻为“水果金矿”。含有丰富的食物纤维、维生素C、维生素B、维生素D、钙、磷、钾等微量元素和矿物质。猕猴桃中的维生素C能有效抑制皮肤内多巴醌的氧化作用，使皮肤中深色氧化型色素转化为还原型浅色素，干扰黑色素的形成，预防色素沉淀，保持皮肤白皙。不过脾胃虚寒的准妈妈不可多吃，容易腹泻。

西红柿

西红柿具有保养皮肤、消除雀斑的功效。它丰富的西红柿红素、维生素C是抑制黑色素形成的最好武器。有实验证明，常吃西红柿可以有效减少黑色素形成。每天用1杯西红柿汁加微量鱼肝油饮用，能令准妈妈面色红润；准妈妈还可先将面部清洗干净，然后用西红柿汁敷面，15～20分钟后再用清水洗净，对治疗黄褐斑有很好的疗效。但西红柿不宜空腹食用。

柠檬

柠檬也是抗斑美容水果。柠檬中所含的枸橼酸能有效防止皮肤色素沉着。使用柠檬制成的沐浴剂洗澡能使皮肤滋润光滑。

各类新鲜蔬菜

各类新鲜蔬菜含有丰富的维生素C，具有消褪色素作用。其代表有：西红柿、土豆、卷心菜、花菜；瓜菜中的冬瓜、丝瓜，准妈妈也要多多享用，它们也具有非同一般的美白功效。

豆制品和动物肝脏

豆制品和动物肝脏等食品对消除黄褐斑有一定的辅助作用。

大豆

大豆中所富含的维生素E能够破坏自由基的化学活性，不仅能抑制皮肤衰老，更能防止色素沉着于皮肤。推荐孕妇饮用大豆甜汤，每日饮用3次对消除黄褐斑很有功效。把黄豆、绿豆、赤豆各100克洗净浸泡后混合捣汁，加入适量清水煮沸，用白糖调味饮服。

牛奶

牛奶有改善皮肤细胞活性，延缓皮肤衰老、增强皮肤张力、刺激皮肤新陈代谢、保持皮肤润泽细嫩的作用。推荐孕妇吃桃仁牛奶芝麻糊，每日早晚各吃1小碗对消除黄褐斑很有功效。核桃仁30克、牛奶300毫升、豆浆200毫升、黑芝麻20克；先将核桃仁、黑芝麻放小磨中磨碎，与牛奶、豆浆调匀，放入锅中煮沸，再加白糖适量即可。

带谷皮类食物

随着体内过氧化物质逐渐增多，极易诱发黑色素沉淀。谷皮类食物中的维生素E，能有效抑制过氧化脂质产生，从而起到干扰黑色素沉淀的作用。推荐孕妇吃猪肾薏米粥：猪肾1对，洗净、切碎，与去皮切碎的山药100克、粳米200克、薏米50克加水适量，用小火煮成粥，加调料调味分顿吃，具有补肾益肤的功效。

83 饮食调理孕后期气喘症状

妊娠末期，当准妈妈用力做事甚至讲话时可能会有气短、透不过气的感觉。在临床上，这是一种孕期正常反应。随着孕周的增加，准妈妈的肚子越来越大，隆起的子宫向上顶到肋骨和肺脏，导致有效的呼吸空间变小，妨碍准妈妈自由地呼吸，造成呼吸短促，甚至有窒息感。母体为了适应这种生理上的改变，会采用浅而短的呼吸，以增加呼吸到肺脏的氧气量。

准妈妈可多吃补肺益肾的食物。呼吸困难与肾有密切关系，当肾气虚弱或肺气不足、气不归肾时，就会呼吸困难，发生喘促。可用沙参、山药、天冬、麦冬、玉竹、百合、枸杞子等药物调理。

此外，还要注意一次进食不要太多，少食多餐，把吃零食也算作饮食的一部分，多吃些薯类、海藻类及富含膳食纤维的蔬菜。

84 孕期，这些调味料要少吃

糖精	糖精是和糖截然不同的两种物质。糖是从甘蔗和甜菜中提取的，糖精是从煤焦油里提炼出来的，其成分主要是糖精钠，无营养价值。准妈妈吃含有糖精的食品、饮料，会刺激胃肠道黏膜，影响某些消化酶的功能，出现消化功能减退，发生消化不良，造成营养吸收功能障碍。同时，糖精经肾脏从小便排出，还会加重准妈妈的肾功能负担。为了准妈妈的健康，糖精要避免食用
味精	味精的主要成分是谷氨酸钠，血液中的锌与其结合后便从尿中排出，味精摄入过多会消耗大量的锌，导致体内缺锌，而锌是胎儿生长发育之必需品，所以，准妈妈要少吃或不吃味精
盐	准妈妈易患水肿和高血压，人们主张妊娠期应少吃盐。如果准妈妈患有某些疾病，如心脏病、肾脏病等，应从妊娠开始就忌盐或食低钠盐；但是，一点盐都不吃是毫无道理的，对准妈妈也并非有益，只有适当少吃盐才是必要的
热性香料	八角、茴香、花椒、胡椒、桂皮、辣椒、五香粉等调味品都属于热性香料。准妈妈怀孕时肠道较干燥，热性香料有刺激性，容易造成肠道干燥、便秘。准妈妈用力屏气解便时，会使腹压增加，压迫子宫内的胎宝宝，易造成胎动不安、早产等不良后果。所以准妈妈在孕期应少用或不用这些热性香料

酱油	酱油中含有18%的盐，准妈妈在计算盐的摄入量时要把酱油计算在内。还要注意的是酱油中往往含有防腐剂。准妈妈也不必完全忌食酱油，但饮食以清淡为好
姜	生姜刺激性较大，容易引起准妈妈肠道不适感，但适量的姜却能够缓解早期孕吐。所以，做饭时，可以用少量姜调味，不要过量，以免对准妈妈产生危害
白糖	白糖在人体内的代谢会大量消耗钙，孕期钙的缺乏会影响胎儿牙齿、骨骼的发育。因此，准妈妈孕期应少吃白糖

85 双胞胎准妈妈的营养补充策略

如果准妈妈怀的是双胞胎，那么在营养补充上要更加注意，因为你比怀了一个胎宝宝的准妈妈需要摄入更多营养物质。下面是双胞胎准妈妈在营养摄取上经常存在的一些疑问。

是否应多喝水

双胞胎准妈妈怀孕期间，多喝水至关重要，如果准妈妈脱水的话，就会增加过早宫缩以及早产的风险。一般双胞胎准妈妈每天至少要喝2升水。

是不是要吃得更多

双胞胎准妈妈的饮食要尽量健康均衡，为自己和胎儿们提供全面的营养，而且还要确保孕期增重足够，以便胎儿们能够正常发育。大多数的双胞胎宝宝都会在预产期之前出生，所以，一定要让他们在子宫里获得足够的营养，从而降低出生体重低的风险。

双胞胎准妈妈食欲不好怎么办

双胞胎准妈妈在孕期会出现消化不良、便秘，以及对特别的食物偏好会更强烈等现象，这是因为准妈妈体内的孕激素分泌增加的缘故。准妈妈可以咨询医生，找到解决办法。随着怀孕月份的不断变大，准妈妈可能发现自己不想吃很多东西，吃完喝完马上会感觉很饱。所以，最好做到少吃多餐。

每天需要多增加的热量

每天每个胎儿要额外补充300千卡热量，如果怀的是双胞胎，准妈妈总共就要每天额外补充600千卡热量。

孕期应该增加多少体重

怀双胞胎的准妈妈总共应该增重15千克～20千克。本身体重不足的准妈妈要努力增长到上限，而本身较胖的准妈妈则要尽量控制在下限。根据这个原则，如果准妈妈怀的是双胞胎，应该避免体重下降，在孕中期要争取每周增重约700克。

如果准妈妈的体重增长不够，要么是吃得不够，要么是活动太多了。这时，应尽量多吃自己喜欢的食物，并且减少活动量。如果你的体重增长过多，那么就要少吃，或者增加运动量。

需要额外服用补充剂吗

在怀双胞胎时，准妈妈可能还需要额外补充铁剂，这有助于预防在多胞胎孕期中的一个常见问题——孕期贫血。不过，吃富含铁质的食物比吃补充剂要更好，因为铁剂可能导致便秘。

准妈妈还可以考虑每天吃孕期多维片以及其他孕期补充剂，不过，事前一定要先咨询医生。

86 益生菌，准妈妈和胎儿健康的双重保证

益生菌的种类

常见的益生菌大致有三种：

双歧杆菌、乳酸菌（不同菌种的总称，包括嗜酸乳杆菌等）、酵母菌。益生菌的种类不同，对人体发挥的作用也不同。

益生菌的益处

准妈妈补充益生菌好处多多，具体如下：

可促进维生素K及维生素D的合成，长期食用也能维持肠道的酸碱平衡，创造有利于益生菌生长的环境。

降低人体胆固醇的合成，有效地避免孕期肥胖。

益生菌内含有醋酸、乳酸等有机酸，可有效改善孕期腹泻及便秘症状。

能够促进肠胃蠕动，帮助胃部排空，并使得人体排泄物含水量增加，帮助准妈妈排便顺畅。

因为益生菌能够活化肠道中部分巨噬细胞、T细胞及淋巴细胞的产生，使免疫球蛋白增加，因而能强化人体免疫系统，增强准妈妈的抗病能力。

能够帮助吸附肠内的有害致突变性产物，加速排出体内有毒物质。

益生菌如何保存

益生菌产品必须低温冷藏保存，这样才能最大限度地保持其中活性益生菌的数量。一般保质期在1个月内，冷藏温度控制在2℃～10℃左右。建议准妈妈将其放入冰箱保鲜层，避免在温度太高的环境下或者直射光下保存，这样会引起里面活菌过度发酵，口味变酸，影响效果。

益生菌怎么进食

当温度超过60℃时，益生菌会进入衰亡阶段。因此，准妈妈最好是当益生菌产品在冷藏条件下取出后直接食用，避免高温加热。益生菌产品最佳食用时间为饭后。

益生菌吃多少才有效

益生菌的摄取需要达到30亿～50亿个才有效，虽然市售酸奶及其他含益生菌饮品多标榜有高达数百亿的活菌数，然而这并不表示其对人体完全有用。而一般益生菌饮品多含有砂糖，热量高，过度摄取将徒增身体的负担。

因此，建议准妈妈要注意益生菌饮品的摄入量，以每天一杯左右为宜，虽然可能无法立即达到改善肠胃问题的效果，然而长期饮用仍有助于胃肠道益生菌的生长。

87 准妈妈睡前吃夜宵坏处多

很多准妈妈除了三餐丰富的饮食之外，可能还会外加点心与消夜。吃夜宵不但会影响睡眠质量，还会导致体重增加过多。

准妈妈吃夜宵的危害有哪些呢？晚上怎样加餐才科学呢？

吃夜宵儿的危害

依照我们人体的生理变化，夜晚是身体休息的时间，吃夜宵儿之后，容易增加胃肠道的负担，让胃肠道在夜间无法得到充分的休息。许多准妈妈到了怀孕末期，容易产生睡眠的问题，如果此时再吃夜宵儿，可能会影响自身的睡眠质量。

无助胎儿营养

准妈妈认为要多吃，才能给胎儿更充足的营养。但根据调查发现，事实并不是这样的，因为在怀孕末期有高达85%的准妈妈都过胖，却有94%的胎儿体重没有相对增加。

易导致肥胖

准妈妈夜间身体的代谢率会下降，热量消耗也最少，因此容易将多余的热量转化为脂肪堆积起来，造成母子体重均过重的问题。还可能会导致产后恢复能力变差，无法恢复到怀孕前的正常体重，而需要产后减重。

睡前2～3小时吃完夜宵

当准妈妈们吃夜宵的时候，最好要搞清楚：自己是因为肚子饿还是只是一种无意识的习惯？比如，有的准妈妈喜欢边吃边看电视，还有的准爸爸或其他家人出于疼惜与爱心，将消夜端到了准妈妈的面前。如果准妈妈纯粹因为肚子饿想吃消夜，建议最好在睡前2～3小时吃完，且避免高油脂、高热量的食物，像是油炸物、比萨饼、薯片、蛋糕等。因为油腻的食物会使消化变慢，加重肠胃负荷，甚至可能影响到隔天的食欲，如果准妈妈肚子并不饿，最好不要吃。

88 准妈妈喝药草茶应注意安全问题

怀孕期间喝药草茶安全吗

很多女性都喜欢在闲暇时喝上一杯药草茶，但是怀孕后，准妈妈们就开始担心起来。大家都知道在孕期要尽量避免药物、咖啡因、酒精、尼古丁，但是平时喝的药草茶是否也要注意呢？怀孕期间喝药草茶到底是否安全呢？

其实准妈妈们也不必将药草茶看成是“洪水猛兽”，但是也不可盲目地认为它对胎儿没有任何副作用。要知道药草茶对胎儿和准妈妈是否有害，这和准妈妈们所选择的药草茶成分有关，不能一概而论。其实，不同的药草作用不同，要注意的是并非所有可食用的药草喝起来都是安全的，特别是在孕期这样一个特殊时期。

哪些药草茶不能喝

有些药草茶因为本身所具备的独特功效，准妈妈在孕期一定不可以随便饮用，需要特别注意。比如，平时可以用来化食、软化血管的山楂，在怀孕期间服用就不安全，因为它有活血作用，长期、大量饮用有可能会造成流产，所以需慎用，特别是那些有流产史的准妈妈。决明子茶具有降血压、润肠通便的保健作用，但在孕期也应该谨慎使用，因为它有通利之性，也可能会造成流产。

准妈妈们要注意，凡具有活血、通利、走下作用的药草茶，孕期都不能喝，因为它们可能会增加流产的风险。

哪些药草茶是有益的

有些药草茶虽然对于准妈妈是有益的，有助于缓解某些孕期症状，但不同体质的人饮用起来也有区别。比如，有的准妈妈喝少量姜茶能帮助减轻孕吐。然而，由于姜茶辛热燥烈，温中散寒，所以，脾胃虚寒的准妈妈的确可以适量饮用，但如果本身就有胃火或一直有属于阴虚内热的体质，那就要避免喝姜茶。还有薄荷茶性辛凉，可以缓解咽痛，又具有疏散风热作用，能促进汗腺分泌，准妈妈暑期饮用有消暑的作用，但如果准妈妈恰好是寒冷体质及患风寒感冒、体虚多汗，那就要避免饮用了。

另外，具有补肾清热作用的药草茶，比如菟丝子、旱莲草、黄芩、苎麻根、椿根皮等，准妈妈则可以放心饮用，这种药草茶不会带来任何问题，而且还能安胎。

准妈妈喝药草茶前应先咨询医生

如果准妈妈对自己正在喝的药草茶不确定，一定要找有资质的中医大夫咨询，或者让医生推荐几款有益于身体健康还能安胎的药草茶。

89 推荐适合孕期饮用的茶饮

准妈妈在孕期或哺乳期适当饮用清淡的茶饮是有益的。但是要根据个人的身体状况和体质对茶进行选择。那么，哪些茶可以放心喝呢？

水果茶

果茶是由各色水果调制而成，具有开胃润肺、生津止渴的功效。香蕉茶还有利尿、消肿、润肠通便的作用，准妈妈可以放心喝。

乌龙茶

乌龙茶能够提神醒脑，缓解疲劳，具有很高的营养价值，但是乌龙茶中含有咖啡因，准妈妈应注意适量饮用，不要饮用很浓的乌龙茶，淡淡的茶香更能让准妈妈感到轻松愉悦，每周饮用一次最好。

柚子茶

柚子富含人体必需的微量元素，如钙、铁、镁等，能健胃消食、去咳化痰、气滞畅通，还能改善准妈妈肠胃积食、腹中胀气、腹泻等症状。

枣茶

准妈妈如果有贫血现象，可以在医生的建议下适量喝一些枣茶来缓解症状。每天喝1杯枣茶，还可以补充准妈妈叶酸的缺乏，增进胎儿大脑的发育。

90 吃对食物，为分娩加分

孕晚期，胎儿体内营养素储存速度加快，这就要求准妈妈饮食更加科学化，并适当增加，让胎儿通过每日三餐摄取更多的营养。

蒸制的食物更健康

研究结果表明，人常吃蒸菜有利于健康。通常，食物在制作加热的过程中，需要热的介质来传导热量。如果热介质的传导效果不好，就会造成受热不均匀，轻则导致营养流失，重则改变食物结构，产生大量的有毒有害物质，另外，为了达到均匀受热的目的，烹饪的过程中还会放入大量的油脂来优化传热过程，给身体带来大量的热量负担，严重危害健康。而煮的食物往往会造成水溶性营养物质的大量流失，长时间食用后会造成严重的累积性伤害。

蒸制保留的营养成分多

蒸制的食物，尽可能多地保留了食物本身的营养，在制作的过程中，温度相对较低，避免了油炸等高温造成的成分变化。并且，在蒸制食物时，如果食物原料中富含油脂，还会随着蒸汽逐渐把过剩的油脂释放出来，降低油腻度。

专家认为，大米、面粉、玉米面用蒸的方法，其营养成分可保存95%以上，如用油炸的方法，其维生素B_2和烟酸就会损失约50%，维生素B_1则几乎损失殆尽。鸡蛋是人们常吃的营养比较丰富的食物，由于烹调方法不同，其营养的吸收和消化率也不同。煮蛋的营养和消化率为100%，蒸蛋的营养和消化率为98.5%，而煎蛋的消化率为81%，所以，吃鸡蛋以蒸、煮为最好，既有营养，又易消化。再以花生为例，花生只有煮着吃才能保持其营养成分及功效，如果是炸着吃，虽然味道香脆，但营养成分将损失近一半。

91 补锌助力妈妈顺利分娩

锌是人体生长发育、生殖遗传、免疫、内分泌等重要生理过程中必不可少的物质。锌对生殖腺功能也有着重要的影响，如果准妈妈在怀孕期间摄取足量的锌，分娩时就会很顺利，新生儿也非常健康。

锌对准妈妈的意义

在正常情况下，准妈妈对锌的需要量比一般人多，分娩时主要靠子宫收缩，而子宫肌肉细胞内ATP酶的活性取决于产妇的血锌水平。准妈妈发生缺锌的概率高达30%。如果在怀孕期间尤其是产前注意补锌，就会使体内有一定量的锌贮备，既有利于分娩，又有助于产后康复。

锌对准妈妈分娩的影响主要是可增强子宫有关酶的活性，促进子宫肌收缩，把胎儿驱出宫腔。锌在核酸、蛋白质的生物合成中起到重要作用，是合成胰岛素的成分之一，参与碳水化合物和维生素A的代谢过程。维持胰腺、性腺、脑下垂体、消化系统和皮肤正常功能。

准妈妈缺锌的危害

当准妈妈缺锌时，子宫肌收缩乏力，无法自行驱出胎儿，因而需要助产钳等，严重缺锌则需剖宫产。妊娠早期缺锌会干扰胎儿中枢神经系统的发育，严重的可造成中枢神经系统畸形；妊娠晚期缺锌，可使神经系统的发育异常。妊娠期间，锌摄取不足会造成胎儿生长发育迟缓。准妈妈缺锌还会影响胎儿大脑的发育，导致体重减轻，甚至导致先天畸形。临床显示，早产儿羊水中含锌低，重度妊娠高血压综合征准妈妈血清锌低于正常水平。

补锌的食物来源

准妈妈宜多补充动物性食物中的锌。植物酸和食物纤维可抑制锌的吸收，大量铁与叶酸皆可妨碍锌的吸收。

另外，研究发现，能够使菜肴鲜美、提高人们食欲的味精，竟是引起缺锌的祸首之一，所以怀孕和哺乳期间应尽量减少味精的摄入量。

一般说来，动物性食物含锌量比植物性食物更多。含锌量高的食物有牡蛎、蛏子、扇贝、海螺、海蚌、动物肝、禽肉、瘦肉、蛋黄、蘑菇、豆类、小麦芽、酵母、干酪、海带、坚果等。

92 临产时的饮食

孕妇在分娩过程中，要消耗极大的体力。一般产妇整个分娩要经历12～18小时，分娩时子宫每分钟要收缩3～5次。这一过程消耗的能量相当于走完200多级楼梯或跑完1万米所需要的能量，可见分娩过程中体力消耗之大。产妇必须有足够的能量供给，才能有良好的子宫收缩力。宫颈口开全后，才能将孩子娩出。产妇如果在产前不好好进食、饮水，就容易造成脱水，引起全身循环血容量不足，供给胎盘的血量也会减少，容易使胎儿在宫内缺氧。

第一产程

由于不需要产妇用力，所以产妇应尽可能多吃些东西，以备在第二产程时有力气分娩。所吃的食物应以碳水化合物性的食物为主，因为它们在体内的供能速度快，在胃中停留时间比蛋白质和脂肪短，不会在宫缩紧张时引起产妇的不适或恶心、呕吐。

产妇吃的食物应稀软清淡、易消化，如蛋羹、挂面汤、粥等。

第二产程

多数产妇在第二产程不愿进食，可适当喝点果汁或菜汤，以补充因出汗而丧失的水分。由于第二产程需要产妇不断用力，应进食高能量、易消化的食物，如牛奶、糖粥、巧克力等。如果实在无法进食，也可通过输入葡萄糖、维生素来补充能量。

第3章

日常生活细节：居家出行保安全

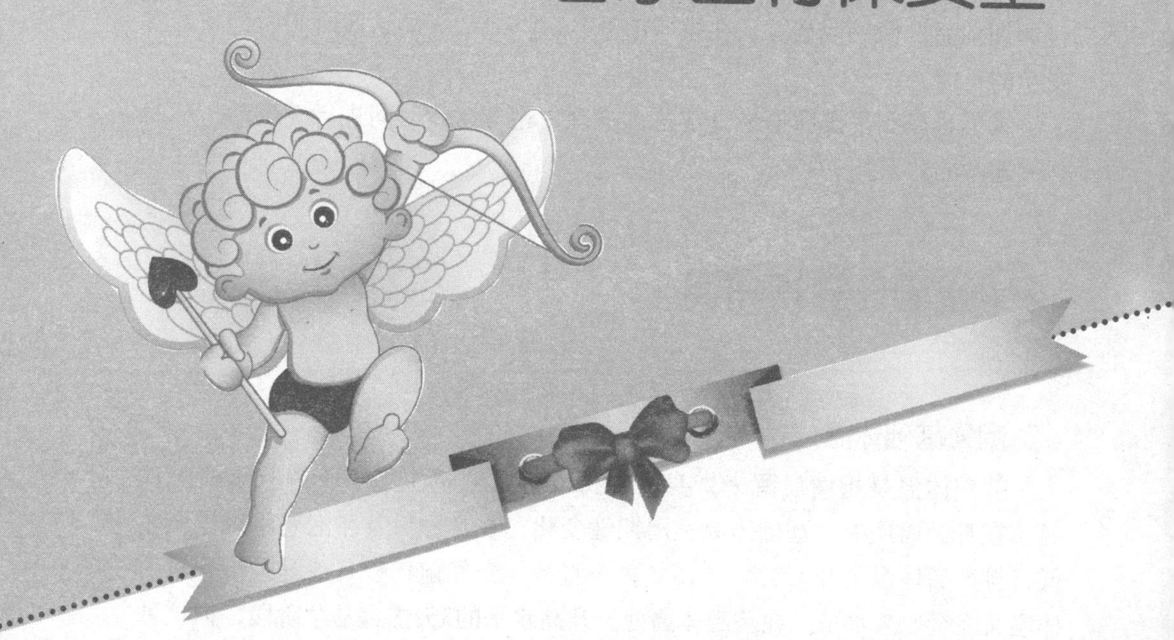

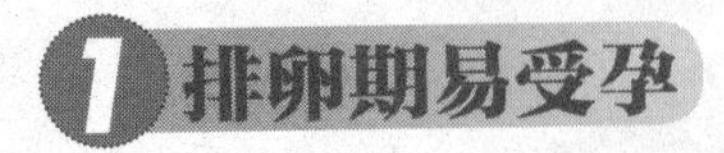

1 排卵期易受孕

受孕是指精子与卵子结合成为受精卵。受精的过程是一个复杂的生殖生理过程，然而，受精的基本物质是精子和卵子。

精子由男性尿道排出，一次射精有数亿个。经由阴道、宫颈、子宫到达输卵管约1小时。最后只剩下约200个精子到达壶腹部。其余的则由阴道排出或被子宫内的白细胞吞噬，极个别进入腹腔而消失。

女子月经正常者，一般月经周期的中间即排卵期。卵子由卵巢表面的成熟卵泡排出，排卵期时女性生殖道的其他部分也都为了迎接精子做好预备。

卵子离开卵巢后，寿命一般是1～2天。精子在阴道酸性环境中最多能生存8小时，而进入子宫后可生存2～3天。所以在排卵前后2天内性交容易受孕。

受精的完成需在排出卵子后24小时之内。也就是说可先排卵后性交，即卵子等待精子；或先性交后排卵，即精子等待卵子。但性生活一定要发生在排卵期前后。简单地推算，在排卵前3天或排卵后2天的这段时间内性交都有受孕的可能。

人们也是利用排卵期易受孕这个道理，避开这段时间进行性生活，从而达到避孕的效果。

2 正确计算排卵期

测量基础体温

基础体温是指清晨醒来，身体保持安静，心情也处于平静状态时的体温。在月经周期中，基础体温呈周期性变化。在月经后及卵泡期基础体温较低，排卵后体温上升0.3℃～0.5℃，一直持续到经前1～2日或月经第一日，体温又降至原来水平。在基础体温处于升高水平的3天内为易孕阶段，但这种方法无法预告排卵将在何时发生。

测量基础体温时，必须要经6小时充足睡眠后，醒来尚未进行任何活动之前测量体温并记录，任何特殊情况都可能影响基础体温的变化，要记录下

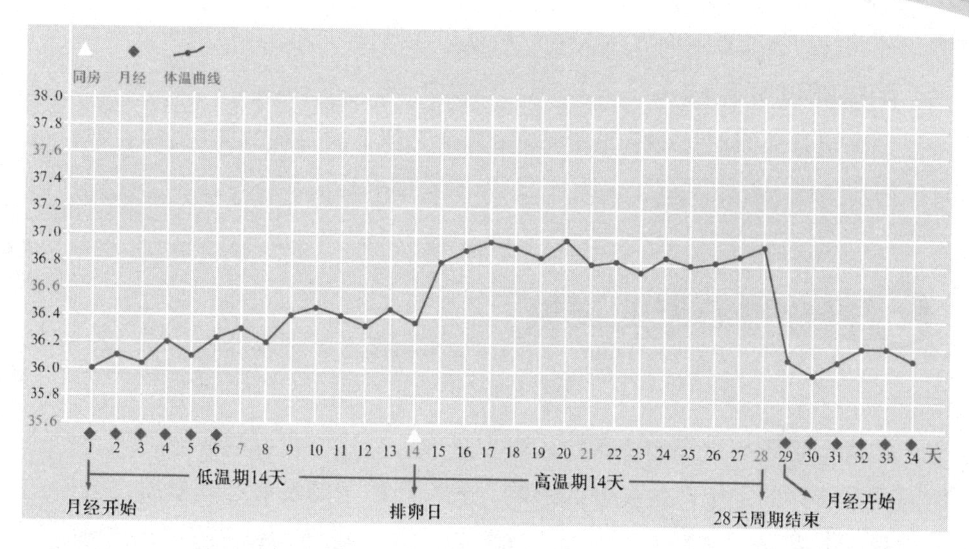

来，如前一天夜里的性生活、近日的感冒等。

以28天月经周期为基础的女性，可以连续测定2个月的基础体温，在此基础上所形成的坐标表格中，会显示出以上波纹的体温变化线。

从月经开始当天起标注，连接成线，低温期持续14天后，开始排卵，然后进入14天的高温期。如果没有妊娠，基础体温迅速下滑；如果妊娠，将会停经，高温期将会延续至妊娠第4个月。如果低温期持续时间很长，则有可能没有排卵，应及早向医生咨询。

观察宫颈黏液

宫颈黏液在整个月经周期中都会出现，而且它有着微妙的周期性变化。月经刚过，黏液分泌量也逐渐增加，并逐渐变得稀薄而透明，类似蛋清，在排卵前达到高峰。此时，用手指伸入阴道深处，沾一些从子宫颈流出的黏液，可以将黏液拉成细丝长达10厘米而不断，出现这种黏液最后一天的前后48小时之间是排卵日。排卵后，在孕激素的作用下，黏液的分泌量显著减少，稠厚而浑浊，延展性差，拉丝时容易断裂。

了解黏液的变化规律，每晚对黏液状态进行观察并记录下来，可以很容易找到排卵日。

月经周期推算法

月经规律的女性，可以利用月历卡来推算自己的排卵期。一般来说，排卵日在下一次月经来潮前两周左右（12～16天）。由于排卵期会受疾病、情绪、环境及药物的影响而发生改变，所以应与其他方法结合使用。

用排卵试纸测试

先确定月经周期，即从每次月经的第1天到下次月经的第1天的天数，从月经周期第11天开始测试，每天1次，以便安排家庭生育计划。

3 排卵期心态的调整

在这个阶段准妈妈如能保持乐观、进取、豁达等良好的心态，则会对这期间受孕所怀的宝宝产生良好的影响，先天所赋予的良好心理素质将会使宝宝受益一生。

在排卵期，不要因过重的生活压力、繁重的家务，而忽视了性生活。要尽可能地创造好条件，提高夫妻的性爱生活质量。当确认并准备在排卵期怀孕的时候，夫妇双方提前做好准备，如共同操持家务、不采用避孕措施，注意休息，保持体力充沛，加强营养，多进食优质蛋白质，如鱼、肉、鸡、蛋、奶等。戒掉烟酒，夫妇在和谐的气氛中共进温馨的晚餐。饭后，夫妻双方边听音乐边交流感情等。晚上同房时，双方在情绪非常愉悦、情感分外投入的情况下，怀着美好的憧憬，在极大限度地发挥各自潜能的情况下进行性活动，夫妇双方尽量都能达到性高潮，获得性快感，那么在这种情况下怀孕的胎儿才容易成为“高质量”的胎儿。

4 让受孕更轻松

科学证明，做爱时男上女下姿势对受孕最为有利。这种姿势使阴茎插入最深，因此能使精子比较接近子宫颈。如要加强效果，女性可以用枕头把臀部抬高，使子宫颈可以最大限度接触精子。不过值得注意的是，有些女性子宫呈后倾后屈式，影响精子进入子宫而导致不育，这时做爱时采用后位式反而会提高受孕的概率。

准爸爸射精后，就应尽快抽身，让妻子赶快平躺下来，使精液不致过多流失。

这时妻子千万不要立刻去冲澡，应该老老实实地躺在床上休息一会儿，这样可以防止精液外流。还可以高举双腿，无法高举双腿时，可以采取侧卧的姿势，并把膝盖尽量向胃部弯曲。这些都有助于精子顺利地找到卵子。

性交前，夫妻双方一定要注意清洗外阴和肛门等部位，手也要清洗干净。尤其是准爸爸，要注意清洗容易藏污纳垢的包皮，以免给自己和妻子造成细菌感染。

5 性高潮有利于受孕优生

专家认为，男女双方的性高潮都有利于提高受孕率和实现优生优育，极度的性高潮不但容易受孕，有助于实现优生，还有可能提高生男孩的概率。

男性在性和谐中射精，由于精液激素充足，活力旺盛，有利于及早与卵子会合，减少在运行过程中受到外界因素的伤害。对于女方来说，性高潮带来的有利条件更多，子宫颈碱性分泌液的增多，不仅有利于精子的游动和营养供应，还可以中和阴道的酸性环境，对精子有保护作用。研究还发现，性高潮时子宫颈稍张开，这种状态可保持30分钟之久，为精子大开方便之门，此时的子宫位置几乎与阴道形成直线，避免走“弯路”。

女性高潮还会出现额外排卵，因为高潮时激素分泌充足，输卵管的液体增多，已经成熟的卵子可得到更多营养，而在卵巢里尚未成熟的卵子可以提前成熟并排出。

6 改变阴道环境，增加受孕概率

合理饮食：多吃一些富含钙、镁的食物，如奶制品、牛肉、鸡蛋、花生、核桃、杏仁；含钾、钠多的偏碱性食物，如各种果汁、白薯、土豆、栗子。

补充叶酸：叶酸和其他维生素缺乏与孕育力关系密切。目前国内建议怀孕前3个月服用叶酸，但实际上大部分女性都需要叶酸，只是孕妇的需要量更

大而已。

增加房事情趣：中医特别强调房事情绪。古代房事禁忌中的“七损”之一就是忌“烦”。《沈氏女科辑要》中说：“两情欢畅，百脉齐到，天癸与男女之精偕至，斯入任脉而成胎。”《万氏妇人科》也说：“忧怒悲恐，则交而不孕，孕而不育。”两心和悦、彼此情动时，女性阴道内碱性分泌物增多，中和了阴道酸碱度，以利精子活动，容易受孕。

双方合拍：如果过于期待“造人”成功未免焦虑，激情中双方步调不合拍，会使得女性阴道酸性较高，精子活力差，怀孕概率降低。建议夫妻双方经营好亲密关系，每天留一点时间给对方，交流彼此一天之中遇到的事情、心里的情绪变化，双方培养一个共同的爱好，可以一起享受。

精子进入女性体内，其质量和活性是它运动的基础，女性的体内环境则是它运动的助力。通常阴道的pH值为4～5，呈弱酸性，不利于精子活动，只有当女性高潮时分泌足够的碱性物质，精子才会在弱碱性氛围下奋勇前进。

7 最好在夫妻生物钟都处在高潮期时受孕

人体生物钟的周期存在明显的高低起伏，无论是情绪还是体力的生物钟，在各自运转中都有高潮期、低潮期和临界期。当夫妻共同处在生物钟的高潮期时，精力充沛，情绪高涨，性欲旺盛，性生活的质量也理想。

相反，如果夫妻两人都处于生物钟的低潮期或临界期，体力不济，情绪低落，性欲减退，性生活质量就差。

可见，性生活中性兴奋、性欲高潮程度等，都会受到情绪、体力生物钟的影响。如果夫妻生活偶尔出现不和谐，不要自怨自艾，更不能相互指责，可以从生物钟的融洽与否上找原因。

科学家对人体生物钟的研究表明，除了一些疾病对身体的影响因素外，正常人体生理现象和功能状态在一天24小时内是不断变化的：7～12时，人体功能状态呈上升趋势；13～14时，是白天中人体功能的最低时刻；17时再度上升，23时后又急剧下降。

普遍认为，21～22时才是真正的“性福”时刻。因为此时同房后即进入睡眠休息状态，而女方长时间平躺有利于精子游动，增加了精卵接触的机会。

8 科学的性生活，是孕育聪明又健康宝宝的前提

把握科学的性生活不仅有利于夫妻双方的和睦和健康，在和谐、科学的性生活中产生的受精卵也会茁壮成长。

对疲劳的一方说“NO”

夫妻双方如果有一人拖着疲劳的身体进行房事，不仅容易扫兴，还有损健康。

对情绪低落的一方说“NO”

心理会直接影响身体的表现。当夫妻双方有一人情绪不佳时，千万不要勉强进行房事，这样不仅自己不痛快，也不能使对方达到满意的效果而产生反感，经常这样甚至直接导致女性性冷淡或男性阳痿。

不要带病过性生活

不适合过性生活的病指具有某些严重性疾病、患有传染性的结核病和医生明确指出不能过性生活的病。此时过性生活不仅加重自己的病情，也会危及爱人，在此时受孕也会危及未来的宝宝。

对没有情趣的他说“NO”

女性的生理结构不同于男性，比较不容易达到性高潮。很多男性在房事时不顾及女性的感受。如果在过性生活时男方增加些前戏，女性会感受到浓浓的爱意而容易到达性高潮。

讲究卫生

身体的洁净，尤其是生殖器洁净是保障双方健康的基本条件，也会影响性生活质量。因此，在性生活前清洗身体，最好不要使用任何沐浴用品。

饱食或饥饿都不利于性生活

饱食后大脑及全身器官的血液相对供应不足，而饥饿时则是体力不支，因此这两种状态都不易达到性高潮。

经期不要过性生活

经期是女性的特殊生理期，此时女性的子宫颈口是开放的，此时过性生活很容易引起感染，导致各种妇科病发生。

9 孕前性生活要适度

有些夫妻误认为性生活越频繁越容易受孕，然而事实并不是这样，想怀孕一定要注意性生活要适度。有研究显示，夫妇一天一次性生活比三五天一次的受孕率要低。因为性生活频率过高会导致精液量减少和精子密度降低，使精子活动率和生存率显著下降，精子并没有完全发育成熟，与卵子相会的“后劲”大大减弱，受孕的机会自然降低。另外，过频的性生活还会导致女性免疫性不孕，对于能够产生特异性免疫反应的女性，如果频繁地接触男性的精液，容易激发体内产生抗精子抗体，使精子黏附堆积或行动受阻，导致不能和卵子结合。

性生活频率究竟怎样才算合适，还应根据每个人的身体、工作、作息时间等诸多方面而有所区别。但性生活时间最好与女方排卵的时间配合好，提高受孕的可能。

如月经周期为28天，排卵的时间大约在月经周期的第14～15天，即距离下次月经来潮的前14天。女性排卵功能与年龄有关，也受全身健康、精神状态及外界环境变化的影响。卵子排出后在体内存活16～24小时。

10 亚健康状态下不宜受孕

亚健康本身虽然不算病，但长期亚健康就会引发疾病。不孕不育专家指出，青年男女长期处于亚健康状态，会让怀孕变得非常困难。

环境差降低生育能力。由于长期在写字楼里工作，而写字楼里由于开着空调，多数时间都是封闭的，空气流通性欠佳，这样，人很容易受到环境污染的影响。环境中的一些类激素物质会影响人的激素分泌，从而影响生育。

青年男子长期处于亚健康状态，其精子数量会减少，精子活性下降；青年女性长期处于亚健康状态，其卵巢分泌卵细胞的功能会大打折扣，严重者甚至会引发内分泌紊乱，不仅脸上容易长斑，而且不容易受孕。

心理压力大也会影响生育能力。专家称，现代社会的生活节奏快，年轻白领夫妇们每天必须面对繁重的工作压力。而怀孕和智力生物钟、体力生物钟、情绪生物钟均有关，如果长期情绪紧张、焦虑、压抑，这些生物钟就会出现混乱，可能会导致难以怀孕，也就是患了心因性不孕不育。所以，年轻白领们应经常进行运动，放松心情，要善于调节工作中的压力，让身体处于健康状态。

11 远离生活环境污染

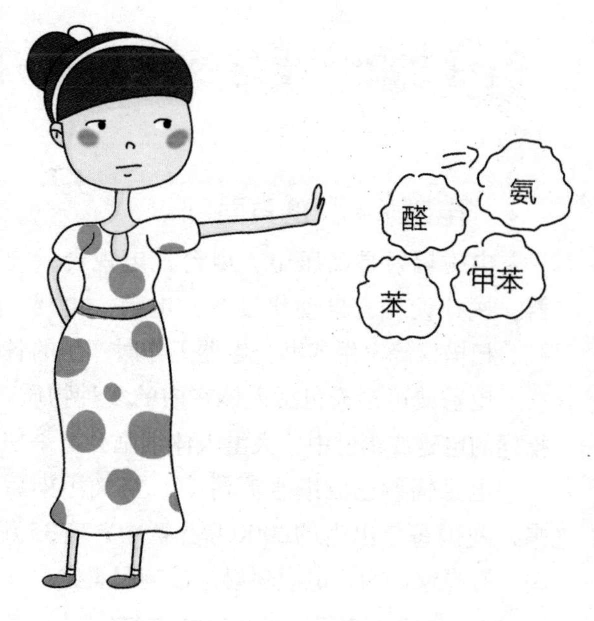

随着社会经济的高速发展和商业化进程的加快，环境污染逐渐成为严重危害人类健康、降低人们生活质量的一个重要因素。而环境污染作为影响胎儿的胎外环境因素的一部分，对于正在母体中生长、发育的胎儿所造成的伤害是难以弥补的。

在受孕后最初的数周时间内，是胎儿最容易受到侵害的高敏时期。此时胎儿发育最快，但也最为脆弱。由于胎儿各方面均未发育成熟，且不具备抵抗外界侵害的能力，若遭受不良环境因素的刺激，则很容易发生畸形或死胎的情况。因此，在妊娠早期的几周时间内，准妈妈应对自己的胎儿加倍呵护，并处于安静、洁净的优质环境内，以保证胎儿正常发育。

远离噪声环境

一般情况下，短时期的噪声接触是不会造成明显伤害的。但长时间接触噪声则对胎儿危害极大。准妈妈若长期受噪声刺激，会影响下丘脑–垂体–卵巢轴的正常功能，甚至会影响胎儿及新生儿身体及神经系统发育，有可能诱发胎儿畸形。同时，噪声还能使孕妇内分泌系统的功能紊乱，从而使脑垂体分泌的催产激素过剩，引起子宫强烈收缩，导致流产、早产。

高分贝噪声还能损坏胎儿的听觉器官，长时间在较强的噪声中生活会造成胎儿的先天耳聋。国外的一些研究表明，孕妇在怀孕期间接触强烈噪声（100分贝以上），宝宝听力下降的可能性增大。

准妈妈只要平时注意尽量减少接触强噪声环境就可以了。偶尔接触过一次噪声也不必过于紧张，紧张的心情只会对胎儿的健康不利。实在不放心的准妈妈可以去医院咨询医生。

如果孕前就一直在噪声较大的环境内工作的话，最好在进行受孕计划前申请暂离或调离工作岗位。

12 远离“电磁杀手”保护胎儿健康

“电磁杀手”的真面目

电磁辐射是高压电、电台、电视台、雷达站、电磁波发射塔、电子仪器、医疗设备、自动化设备、电脑、电视、收音机、手机、微波炉、复印机、扫描仪等家用或办公电器工作时产生的各种不同波长频率的电磁波。

电磁波可穿透包括人体在内的多种物质，如果人体长期暴露在超过安全指标的电磁波辐射中，大量人体细胞会被杀伤或杀死。

电磁辐射已成继水源污染、空气污染后的第三大“隐形杀手”。近年来，我国每年出生的2000万儿童中，有35万为缺陷儿，其中25万为智力残缺，有专家认为，电磁辐射是影响因素之一。

“电磁杀手”对胎儿的危害

电磁辐射是伤害准妈妈和胎儿的无形杀手，由于看不见、摸不着，容易被人们忽视。

怀孕1～3个月时，胎儿如果长期遭受各种电磁辐射，会导致流产、肢体缺损或畸形。

怀孕4～6个月时，胎儿如果长期遭受电磁辐射，会导致智力损伤。

怀孕7～10个月时，胎儿如果长期遭受电磁辐射，会导致免疫功能低下，出生后体质弱，抵抗能力差。

远离“电磁杀手”的具体方法

别让电器扎堆。不要把电器摆放得过于集中或经常一起使用，特别是电视、电脑、电冰箱不要集中摆放在卧室里。

不要在电脑背后逗留。电脑显示器背面辐射最强，其次为左右两侧。

用水吸电磁波。水是吸收电磁波的最好介质，可在电脑的周边多放几杯水。

减少待机。当电器暂停使用时，不要长时间处于待机状态，待机时间长会产生辐射积累。

及时洗脸洗手。电脑显示器表面存有大量静电，其聚集灰尘可转射到皮肤裸露处，引起皮肤病变，因此在使用电脑后应及时洗脸洗手。

接手机别性急。手机在接通瞬间及充电时通话，释放的电磁辐射最大，最好在手机响过一两秒后再接听。充电时不要接通电话。

穿上防辐射服装。因为很难把握电磁波的安全范围，所以最放心的办法就是穿上防辐射服。现在防辐射服装的款式越来越接近时装，所以穿着上班逛街都不会难看哦。

13 远离会对胎儿造成伤害的工作

适量的工作有助于转移怀孕时的心理压力，但如果准妈妈们从事以下工作或在以下场所工作，就会伤害到自己和胎儿的健康，此时要做的，就是立即请假或调换岗位。

受辐射线辐射的工作

最好远离有可能受到放射线辐射的工作，如医院的放射科、单位的计算机房等。因为X射线对怀孕早期的影响最大，严重时会导致胎儿发育障碍或畸形。

接触动物的工作

小动物很可爱，平时接触没有问题。但由于处于孕期的特殊时期，而小动物常携带病菌，可通过准妈妈感染胎儿，导致胎儿发育异常。比如小猫所携带的弓形体病菌可以侵入胎儿的中枢神经，形成脑积水、无脑儿或出现视网膜异常。

接触传染病人的工作

孕期准妈妈的抵抗力会很低，当准妈妈接触到传染病毒时有可能被感染，从而导致胎儿畸形。

动作幅度大的工作

需频繁上下攀高、弯腰下蹲、推拉提拽、扭曲旋转等动作的工作，准妈妈最好不做。这样的工作常伴随有摔伤的风险，容易引起流产及早产。

工作强度大的工作

高强度的流水线工作，易使准妈妈过度疲劳，也会导致流产。如生产车间工人、媒体从业人员。

震动性强的工作

伴有强烈的全身和局部震动的工作不适合准妈妈，如汽车售票员等。

野外单独工作

准妈妈最好避免进行野外作业或单独一人的工作，以免发生意外时，无条件抢救、无人相助。在孕期中，野外考察、采访等工作均不适合怀孕的女性去做，应该暂时转岗回避。

接触刺激性物质或有毒化学物品的工作

准妈妈不宜从事会接触到刺激性物质或有毒化学物品的工作，如油漆工、农药厂或石油化工厂的工人、施洒农药的农民等。这些对人体有害的刺激性气体被准妈妈吸入体内，会引起流产或早产。

以上几大类工作均不适合准妈妈们，希望准妈妈们从自身环境考虑，尽早离开这些岗位，以保障胎儿的安全。

14 居家环境要适宜

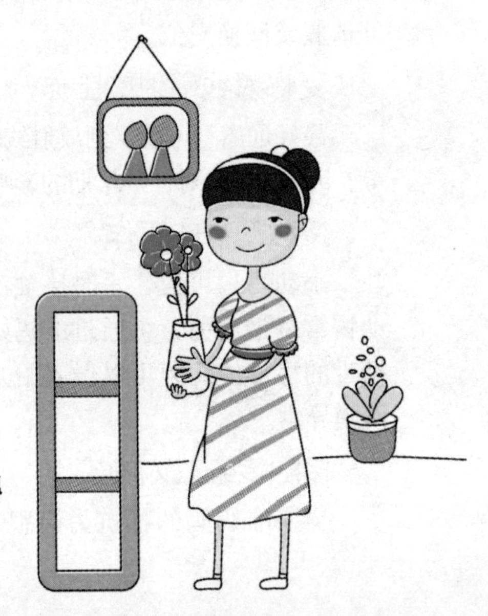

居室环境对孕妇能否安度妊娠期是有一定影响的，其室内的布局要与孕妇的身体变化相适宜。

居室中最好保持一定的温度，即20℃～22℃。空气湿度应为30%～40%。

把孕妇的日常用品、衣服、书籍放在她随手可得之处，这样孕妇不需爬高爬低。

家中的设施安置要便于孕妇从事家务劳动，如厨具、熨衣具、晾衣具等的高度要适当，以孕妇站立操作时不弯腰、不屈膝、不踮脚为宜。

适合孕妇的装饰色彩应属于绿色系列。绿色有着优秀的视觉稳定效果，对于平稳情绪具有显著效果。尤其是淡绿色，充分融合了绿色和明黄色系的优点。可以用明亮的淡绿色来装饰客厅的地面。另外，如果家中挂有与白色相得益彰的淡绿色窗帘，便可激活房间的整体氛围，起到稳定情绪的作用。

大多数家庭常会用樟脑丸这类防虫用品，它所含的气体分子很容易通过鼻孔、嘴巴、皮肤等进入人体内，一般情况下不会给人造成危害。但女性在怀孕后如果继续使用樟脑丸就不安全了，因为这些分子会通过胎盘屏障进入羊膜腔内，作用于胎儿，严重时会引起流产，导致胎儿死亡。所以，这里要提醒准妈妈：千万要远离这类物品。其实，从妊娠前开始，准爸爸就应该清除家里所有的樟脑丸，并注意提醒准妈妈少接触这些物质，避免对胎儿造成不良影响。

15 不要长时间看电视

电视机显像管会释放出大量的正离子，正离子能吸收空中带负电的尘埃。荧光屏周围就飘浮着含大量微生物的灰尘，这些微生物、灰尘飞附在人们的皮肤上，虽然对普通人没什么明显危害，但准妈妈却会被这些正离子干扰，使得人体健康所需的电离环境改变，容易产生头痛、胸闷等不适感。

有研究表明，准妈妈每天收看电视2.8小时以上，常会出现眩晕、疲倦、乏力、食欲减退、心情烦躁、焦虑不安及妊娠高血压综合征，准妈妈长时间看电视还会影响胎儿的生长发育。所以，准妈妈要少看电视，并遵循以下守则：看电视时坐姿要端正，人与电视的距离要超过2米。每天不超过2小时，中间要起身活动一下。不要边看电视边吃零食，这样非常容易长胖。不要看影响准妈妈情绪的节目，如恐怖、悲伤等刺激性的电视节目。

建议准妈妈看完电视后用清水洗脸、洗手，这样可以消除阴极线、放射线对人体的影响。还要注意室内要通风，以减少电视在播放时所产生的静电荷和X线等。

16 手机辐射也要防

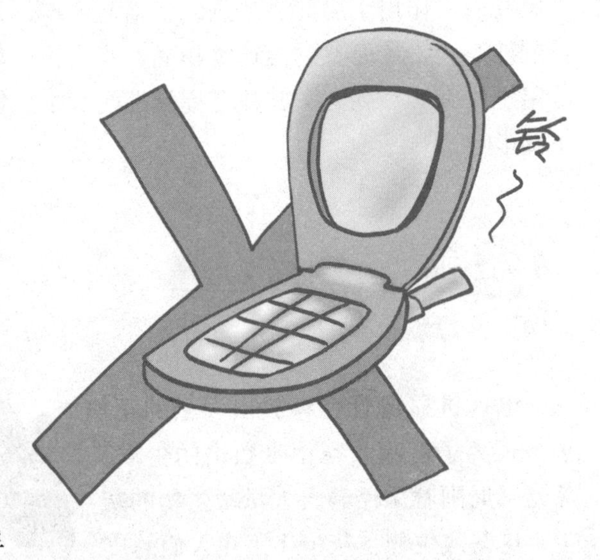

使用手机是否会对胎儿产生影响，目前还没有系统研究后的定论。但手机的辐射确实是存在的，尤其是在通话的时候，其辐射由高到低依次为天线部、听筒部、键盘部和话筒部。这些辐射肯定会对人体产生一定的影响。

为了安全起见，准妈妈在使用手机的时候一定要注意远离这些辐射源头。

让手机离头远一点：刚刚接收或发送信号的时候手机辐射最严重，所以，最好在手机接通时，让手机与大脑相距15厘米以上。

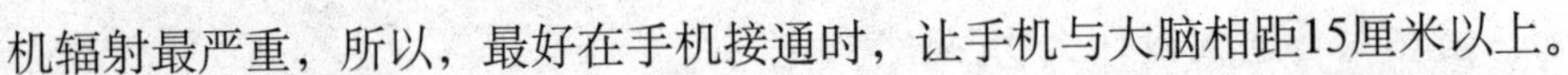

避免手机挂胸前：手机长时间挂在胸前，会对心脏和内分泌系统产生一定影响。

远离充电器：充电时，它周围会产生很强的电磁波，能杀死人体内的免疫细胞，所以，人体应远离手机充电插座30厘米以上。

手边如果有座机，最好不要使用手机。尤其要避免把手机放在肚皮上。

专家指导

准妈妈还可以通过食补减轻各种电磁辐射对自己及宝宝的伤害，比如：多吃一些胡萝卜、豆芽、西红柿、油菜、海带、卷心菜、瘦肉、动物肝脏等富含维生素A、维生素C和蛋白质的食物，加强身体抵抗电磁辐射的能力。

17 安全使用微波炉、电磁炉

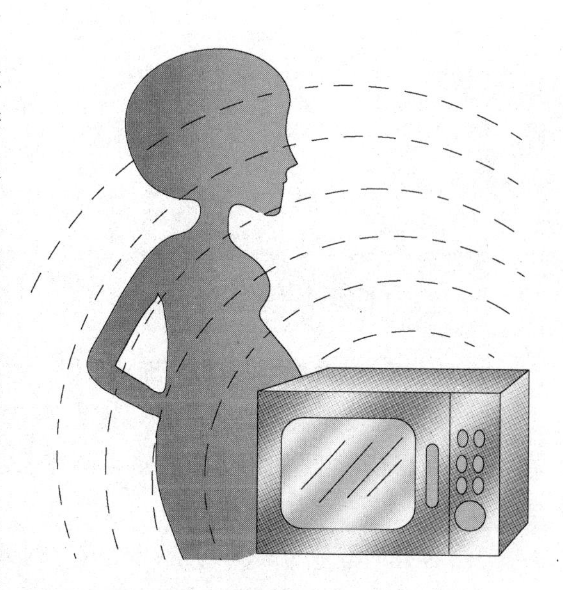

其实，对准妈妈来说，大可不必担心电磁波引发胎儿畸形。因为胎儿在我们厚厚的腹部皮肤和细胞组织的保护下，并且还有羊水将其与外界隔绝着。科学研究对于电磁波对胎儿的影响也仍然没有定论。但为了谨慎起见，建议准妈妈在使用微波炉、电磁炉的时候参考以下指导。

微波炉：要确保微波炉完全密封，微波炉门上的橡胶垫要完好，以免微波泄漏；当微波炉开启的时候，与微波炉保持1米以上的安全距离。平时也要清理好微波炉。

电磁炉：电磁炉发射的电磁场比冰箱高出上千倍，甚至上万倍。而且，准妈妈在用电磁炉做饭的时候，腹中的胎宝宝正好处在电磁炉放置的高度。所以，建议准妈妈最好不要用电磁炉做饭，或者把做饭的任务交给准爸爸。

音响、电视、空调等家电的辐射是很微小的，准妈妈只要不近距离、长期靠近就可以避免危害。但不要把家用电器摆放得过于集中，这样会把辐射集中。家电也不宜集中摆放在准妈妈的卧室里。

18 警惕甲醛对人体的危害

甲醛是一种无色、易溶、具有强烈刺激性气味的气体，可经呼吸道吸收。当室内甲醛浓度为0.1毫克/立方米时，人体就有不适感；达到0.6毫克/立方米以上时能引起咽喉不适或疼痛、恶心、呕吐、咳嗽、胸闷、气喘甚至肺气肿；达到30.1毫克/立方米时可当即导致死亡。长期接触较高浓度的甲醛会

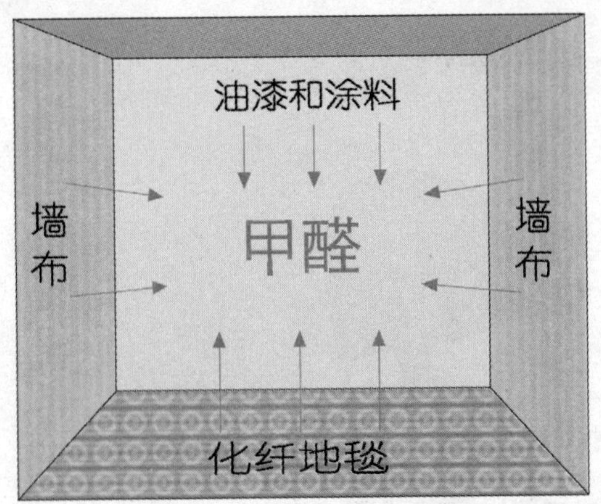

出现急性精神抑郁症，长期接触低剂量的甲醛可以引起慢性呼吸道疾病、女性月经紊乱、妊娠综合征、新生儿体质降低、染色体异常，甚至引起鼻咽癌。同时，研究发现甲醛可诱发口腔、鼻腔、咽喉、皮肤和消化系统的癌症。

室内空气中的甲醛来源主要有以下几种：

1. 用作室内装饰的胶合板、细木工板、中密度板和刨花板等人造板材。

2. 使用人造板的家具：一些厂家为了追求利润，使用不合格的板材，在粘接贴面材料时再使用劣质胶水，制造工艺不规范，如果顾客选购，相当于买回了一个小型废气排放站。

3. 含有甲醛成分并有可能向外散发的其他各类装饰材料，比如贴墙布、化纤地毯、泡沫塑料、油漆和涂料等。还包括燃烧后散发甲醛的某些材料，比如香烟及一些有机材料。

19 警惕苯对人体的危害

苯为无色、具有特殊香味的液体，是常存在于居室内的一种挥发性有机物，已经被确认是严重的致癌物质。油漆中所含的苯等成分，如果超过安全的浓度，就会通过人体的呼吸、接触进入体内，进而影响到人体骨髓干细胞的增殖分化，导致白血病等疾病的发病。轻度苯中毒会造成嗜睡、头痛、头晕、恶心、呕吐、胸部紧束感等，并有轻度黏膜刺激症状。

重度苯中毒可出现视物模糊、震颤、呼吸浅而快、心律不齐、抽搐和昏迷。少数严重者立刻出现呼吸和循环衰竭、心室颤动。苯还可导致胎儿的先天性缺陷。西方学者曾报道，在整个妊娠期吸入大量甲苯的女性，她们所生的婴儿多有小头畸形、中枢神经系统功能障碍及生长发育迟缓等缺陷。

苯的来源：苯在各种建筑材料的有机溶剂中大量存在，另外装修中使用的胶、漆、涂料等也常含有苯，都会造成室内苯超标。

20 警惕氡对人体的危害

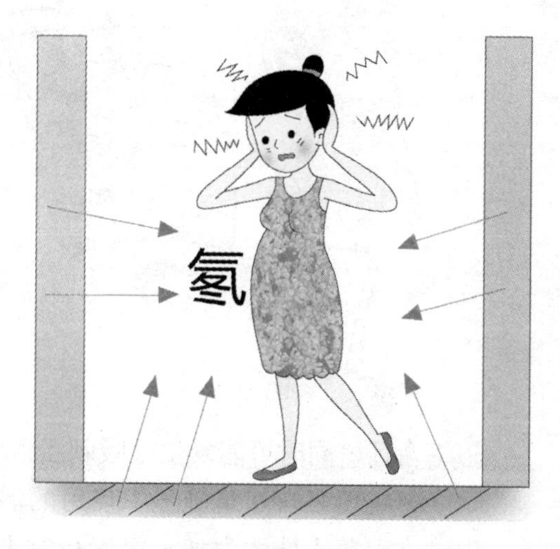

氡是由镭衰变产生的唯一的天然放射性惰性气体，它没有颜色，也没有气味，不溶于水，在空气中容易衰变。衰变过程中带电，容易吸入人体内，导致人患上再生障碍性贫血。

氡与人体的脂肪有较高的亲和力，能在脂肪组织、神经系统、网状内皮系统和血液中广泛分布，对细胞造成影响，最终诱发癌变。氡已被国际癌症研究机构列入室内主要致癌物。如果生活在室内氡浓度超标的环境中，相当于每人每天吸烟15支。据美国国家环保署调查，美国每年有约1400人死于氡污染。长期处于氡浓度超标的室内环境中会大大增加患癌症的可能，尤其是肺癌以及败血症等疾病。

专家指导

氡的分布很广，室内环境中的氡主要来源于建筑材料和室内材料，特别是一些用矿渣、炉渣等原料制成的建筑材料和含铀高的室内装饰材料，像花岗岩、大理石、瓷砖等。使用这些材料建造的房屋，室内氡污染通常较为严重。此外，从房屋土壤中也会析出氡。地层深处的氡可以通过地层断裂带，进入土壤和大气，三层以下住房室内氡含量较高。另外，氡还会来自室外环境中其他物质，如水、空气、燃料等也可能携带其进入室内造成污染。

21 警惕氨对人体的危害

氨是一种无色而具有强烈刺激性气味的气体，它比空气轻，可感受最低浓度为5.3ppm。氨是一种碱性物质，它对与其接触的组织都有腐蚀和刺激作

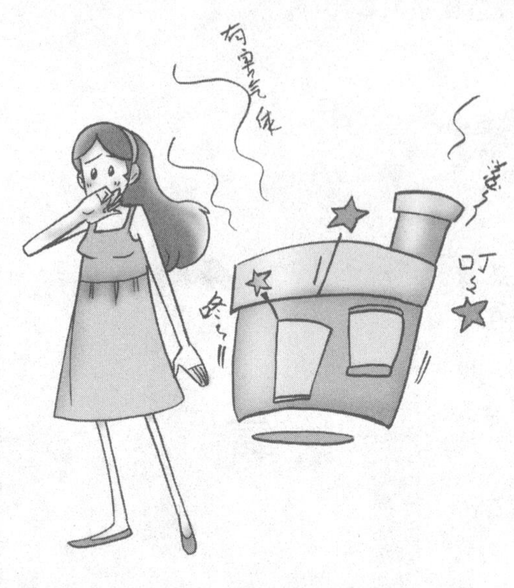

用。可以吸收组织中的水分，使组织蛋白变性，并使组织脂肪皂化，破坏细胞膜结构。氨的溶解度极高，所以主要对人体呼吸道有刺激和腐蚀作用，减弱人体对疾病的抵抗力。

氨通过肺泡进入血液，破坏运氧能力。短期内吸入大量氨气后可出现流泪、咽痛、声音嘶哑、咳嗽、痰中带血、胸闷、呼吸困难等症状，还可伴有头晕、头痛、恶心、呕吐、乏力等，严重者可发生肺水肿、成人呼吸窘迫综合征，同时可能发生呼吸刺激症状。

氨主要来自建筑施工中使用的混凝土外加剂，特别是北方冬季施工过程中，在混凝土墙体中加入尿素和氨水为主要原料的混凝土防冻剂，这些含有大量氨类物质的外加剂在墙体中随着温湿度等环境因素的变化而还原，并以氨气的形式从墙体中缓慢释放出来，造成室内空气中氨的浓度大量增加。另外，装饰材料的增白剂和添加剂也含有大量的氨。

22 石材放射性对人体的危害

石材的放射性主要是由镭、钍、铀3种放射性元素在衰变中产生的放射性物质而造成。如可衰变物质的强度高，即放射性物质的“比活度”过高，则对人体是有害的。国家质量技术监督局对市场上的天然石材进行了监督检查，从检测结果看，花岗岩超标较多，放射性较高，其中南方、东北的花岗岩超标严重，山东的石材质量较好。

天然石材中的放射性危害主要有两个方面，即体内辐射与体外辐射。体内辐射主要来自放射性元素在空气中的衰变而形成的一种放射性物质氡及其子体。氡是自然界唯一的天然放射性气体，在作用于人体的同时会很快衰变成人体能吸收的核素，进入人的呼吸系统造成辐射损伤，并诱发肺癌。

体外辐射主要是指天然石材中的放射性物质直接照射人体后产生的一种生物效果，会对人体内的造血器官、神经系统、生殖系统和消化系统造成损伤。

专家指导

在室内栽种花草可消除有害气体的影响。养一盆吊兰，可以在24小时内将室内86%的甲醛吸收。在24小时照明的条件下，一盆芦荟可吸收1立方米空气中90%的甲醛。仙人掌、虎尾兰、菊花等都可以吸收甲醛。常春藤和铁树可以吸收苯。万年青和雏菊可吸收三氯乙烯。龟背竹、虎尾兰、一叶兰都是叶片硕大的观叶植物，它们可以吸收室内80%以上的多种有害气体。

23 怎样预防室内装修污染

预防装修污染应从源头进行治理。在购买建材、装饰材料时应注意：

1. 看是否有检测报告，注意查看检测报告的检测时间、执行的标准，检测数据是否低于国家规定指标，与所购买的材料是否一个品牌，是不是同一批次等。还要注意检测报告是否是具有资格的检测单位出具的。

2. 让经营者在购买合同和发票中写明产品名称、有害物质限量等级等内容。

3. 使用材料时留一些小块样品，一旦出现问题可以作为保护自己合法权益的证据。

4. 到正规的建材市场购买室内装饰装修材料。

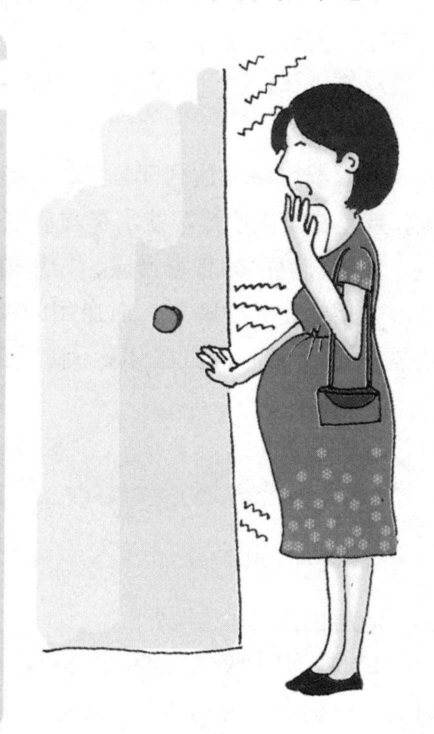

5. 做好装修后，选择正规的有国家质检部门认证资格的检测单位进行室内环境的检测和净化。

6. 增加室内换气频度是减轻污染的关键性措施。一般家庭在春、夏、秋季都应留通风口或经常开“小窗户”，冬季每天至少早、中、晚开窗10分钟左右。开窗通风10分钟就可使室内氨浓度下降一半。对一些含有有害气体的居室，除通风外，还要放置活性碳空气净化器。

24 注意居室通风

为了享有舒适安全的居室环境，一定要注意空气的流通，经常开窗换气，让新鲜空气不断流入，同时让室内的二氧化碳及时排出，减少空气中病原微生物的滋生。如果居室通风条件不好，应设法安装换气扇或做其他改善。

在夏季尽量少开空调，采用自然风降温；冬季在保暖的同时也要注意使室内空气流通，并保证居室的温度、湿度适宜。冬天可通过集体供暖取暖，如果没有集体供暖，则可采用电暖器供暖，避免采用燃煤炉供暖，以免引起煤气中毒。

室内湿度最好达到50%左右，冬天如果空气过于干燥，可采用加湿器加湿，或是在室内放置两盆水来调节室内的温度和湿度。

装修材料中的有害物质，如甲醛、苯、甲苯、乙苯、氨等，会危及胎儿健康，增加先天性畸形、白血病的发病率。所以，装修好的房屋最好在有效通风换气3个月后，在室内嗅不到甲醛的异味后，才可以入住。

25 远离厨房油烟

厨房也会有污染吗?

是的，因为煤气或液化气的成分都很复杂，燃烧后在空气中会产生多种对人体极为有害的气体，加之煎炒食物时产生的油烟，使得厨房被污染得更

加严重。尤其是那些通风状况差的厨房，如果准妈妈长久地待在油烟较重的厨房的话，就会吸入这些有害气体，影响到胎儿的正常生长发育。

所以，准妈妈最好少入厨房，即使需要，也一定要尽量减少停留时间。最好在厨房中安置排油烟机或排风扇，让厨房保持良好的通风。

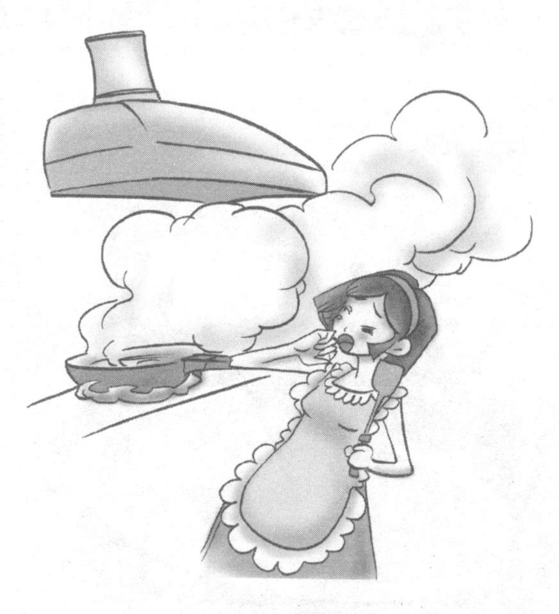

准爸爸应该主动承担家务，让准妈妈暂时远离厨房。尤其是孕早期妊娠反应严重的时候，厨房油烟会让准妈妈更加没有胃口吃饭！

26 居室最好不铺地毯

地毯不仅可以吸收噪声和尘埃，在冬天还有不错的保暖效果，更可以为居室增添品质感。不过，地毯也往往可以成为藏污纳垢的“集中营”。对于准妈妈来说，这可不是什么好事。

铅：地毯可以储存从外界环境中带回的铅元素，对胎儿的健康造成威胁。

螨虫：地毯还是螨虫栖身的好场所，螨虫在这里排泄，排泄出的小颗粒极易被准妈妈吸入，危害到胎儿的健康。

吸附有害物质：地毯对蔬菜或水果上残留的农药及家用防腐剂的吸附力也很强，即使多年停用后仍有毒物存在，使用吸尘器也无能为力。

所以，如果你家里正好铺着地毯的话，不管你有多么喜欢这块舒适的地毯，最好还是把它卷起来吧。

如果家里实在需要使用地毯，那么最好定期请专业的人员来给地毯做好清洁消毒工作。

27 高温环境对准妈妈有危害

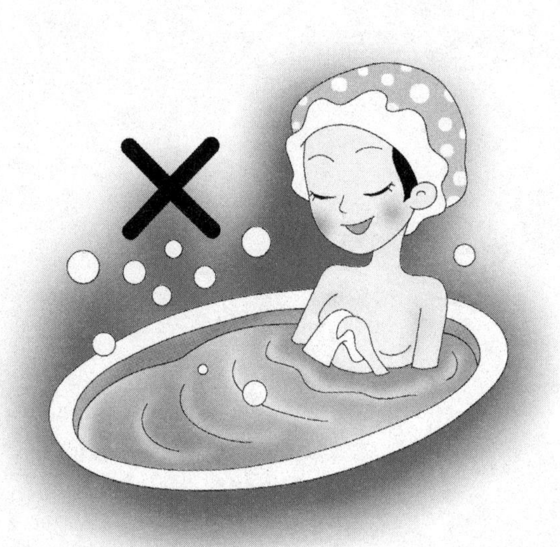

高温会令孕妇感到不适，怀孕初期要更加注意，因早孕前3个月是胎儿急速发育的时期。研究称，高温会令孕妇的血管收缩，减少向胚胎输送养料。若怀孕前3个月的妇女过度暴露在高温下，宝宝出生时的体重就会较轻，同时可能出现其他问题，如智力较低、出现学习障碍及行为问题等。

怀孕晚期同时也要注意避免高温环境，以免引致早产及增加流产概率。

因此，准妈妈应尽可能避免让胎儿处在高温的环境中，以免宝宝的神经管受到伤害。这些高温的环境，不仅包括工作环境中的高温，还包括热水浴、长时间在太阳下暴晒、发热、高强度运动等会导致体温升高的因素。准妈妈一定要注意避免高温。

如果准妈妈受到感染（如感冒、肾盂肾炎）而导致发热，应尽可能利用对胎儿无害的方法尽快退热，以免影响宝宝的健康。

28 准妈妈应远离生活中常用化学制品的毒害

职场准妈妈应避免接触的化学品

对于在工作中接触有机溶剂的准妈妈，胎儿出现出生缺陷的可能性会增加。工作中容易接触到有机溶剂的准妈妈包括实验室技术人员、某些工厂的工人、职业画家、化学家和兽医诊所的工作人员，她们接触到的脂肪烃、芳香烃、苯酚、二甲苯和氯乙烯等有机溶剂会对胎儿造成严重的损害。建议准妈妈最好减少在工作中接触这些有机溶剂的机会。如果可能的话，可以跟单位申请，将你调到其他工作岗位上去。

避免接触致畸物——铅和汞

如果你爱好陶艺、珠宝制造、印刷、玻璃吹制、彩色玻璃等，你就有可能接触到铅。居室重新装修，在除去旧油漆时，也可能接触到铅。所以，在怀孕期间，准妈妈最好避免这些活动。另外也要避免饮用受到铅污染的水，尤其注意不要使用含有铅元素的玻璃或铅釉所制的瓷器。老旧的水管中含有的铅也可能会进入自来水里，所以准妈妈从自来水管中接饮用水之前，最好先打开水龙头放几分钟水，或者使用自来水过滤器。另外，准妈妈要避免食用受汞污染的鱼类。

远离漂白粉和其他洗涤剂

从长远来看，无论你是否怀孕，都应该考虑减少家里含有害化学物质洗涤剂的使用量。而且千万不要将不同的化学物品混合起来使用，比如把氨水和漂白水混到一起，因为它们混合后会产生有害烟雾，一旦被吸入后，对任何人来说都是十分危险的。

合理使用驱虫剂

驱蚊产品（如驱蚊花露水）中通常含有避蚊胺，又称间苯甲酰二乙胺，准妈妈使用这类产品会使一定量的避蚊胺被皮肤吸收而进入血液，从而对准妈妈和胎儿的健康不利，因此应注意避免使用含有避蚊胺的产品，在购买驱虫剂时应留意产品的成分说明。

跟含有避蚊胺的产品相比，含有香茅油的产品是比较安全一些的替代品。香茅油是一种精油，在衣服上少量使用香茅油产品，同样能有效地驱赶小虫，而且不会带来任何潜在的危险。

另外，在使用驱虫剂时也应注意安全性，尤其是在使用室内喷雾剂时，要戴上手套，并注意减少用量。最好减少吸入量，在使用时应开窗通风。准妈妈也最好不要待在室内，最好外出躲避一下，可以去串串门，与邻居聊聊天，或者去公园呼吸一下新鲜空气，等挥发得差不多了再回来。

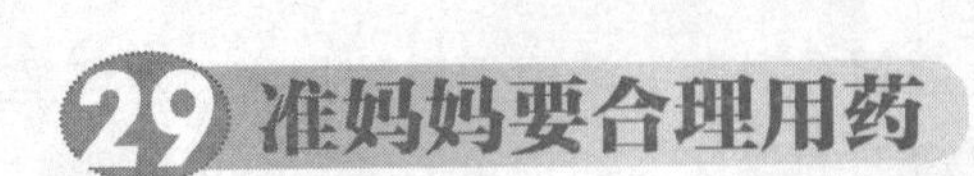

29 准妈妈要合理用药

药物是治疗疾病的重要武器。但药物在发挥效用的同时，常会造成一些不良反应。因此，在孕期病症的诊治中，用药必须谨慎，因为母体所用药物可能通过胎盘作用于胎儿：

1. 直接作用于胚胎、胎儿。
2. 影响胚胎、胎儿赖以生存的胎盘。
3. 作用于母体，干扰内分泌、营养物质代谢等，间接影响胎儿。

如今人们已将优生优育提高到一个很重要的位置。准妈妈患病以后担心药物对胎儿的不良影响而拒绝使用任何药物，以致延误病情甚至危及母儿生命的事情也并不少见。

孕期不是绝对不能用药，但也不能随便用药。孕期用药的原则是根据病情需要选择用药，不宜滥用，可用可不用的药物宜不用。选用时按药物性能、分子量大小、与蛋白质结合后通过胎盘的程度以及各类药物在不同孕期所能产生的副作用来决定。例如准妈妈患糖尿病如不及时用药控制血糖，既可造成胎儿畸形或娩出巨大胎儿，又可使母亲病情加重。而抗糖尿病药物中，口服降糖药可影响胎儿发育，而注射用的胰岛素，分子量大且不易通过胎盘，对胎儿基本没有不良影响。由此可见，准妈妈用药重在合理选择。

孕55天以前为胚胎形成期，药物易导致胎儿功能及形态异常，此期间用药要特别小心。孕56天至分娩，用药一般不会致畸，但药物毒性仍可通过胎盘影响胎儿。所以用药仍需小心，尽量不使用对胎儿有毒的药物，尽量减少药物剂量，缩短疗程。

要选用已证明对胎儿无害的药物。应清楚了解孕周期。严格掌握用药剂量及持续时间，合理用药，及时停药。应考虑准妈妈用药实际为母婴两人同时用药。有些药物虽然可能对胎儿有不良影响，但可治疗危及准妈妈健康或生命的疾病，权衡利弊后仍可用药。

当两种以上的药物有同样疗效时，应选用对胎儿危害较小的一种药物或选择已用于临床多年并有临床资料证实对胎儿无不良影响的药物，而少用或不用新上市的，缺乏临床资料的药物。

孕早期能不服药或暂时可停用的药应不用或暂时停用。分娩时或哺乳期用药必须考虑到对新生儿的影响。

30 远离致畸药物

药物是治疗疾病的一种重要措施，但如果使用不当，可造成不良反应，对有的孕妇来说还可使胎儿致畸。

妊娠早期是胚胎组织器官分化、形成、发育的重要时期，主要是塑造成形；妊娠中后期主要是形体的发育长大。如果用药不当，则可能造成胎儿畸形。

胎儿从外表到内脏，从头颅到四肢，都在怀孕12周以内形成，故药物对胎儿致畸在妊娠前3个月内最明显。如果胚胎在12周以内受到损害，容易发生中枢神经系统缺陷、内脏畸形、肢体畸形。

可能致畸的常用药物主要有以下几种：

抗生素。妊娠12周内服用四环素，可发生四肢短小畸形或先天性白内障。孕期用链霉素、阿米卡星等抗生素时，可导致胎儿先天性耳聋。产前10天服用氯霉素，可使新生儿患灰色综合征。当孕妇需要使用抗感染的药物时，一般采用青霉素和红霉素较安全。感冒时，用感冒冲剂、银翘解毒片、桑菊感冒片等是安全的。

抗癫痫药。苯妥英钠，可导致胎儿发生唇裂、腭裂、小脑损害和先天性心脏病。

激素类药物。怀孕早期使用雄性激素和合成孕激素，特别是睾酮衍化而来的合成孕激素，可引起女胎男性化，出现阴蒂肥大、阴唇融合粘连与局限性外阴异常。雌激素则可引起男胎女性化。口服避孕药可引起先天性心脏病，氢化可的松可引起唇裂或腭裂。

镇静催眠药。镇静催眠药可导致多种畸形，氯丙嗪可导致视网膜病变。

抗过敏药。氯苯那敏及苯海拉明，可造成胎儿肢体缺损、唇裂及脊柱裂等。

抗疟药。如奎宁、氯喹及乙胺嘧啶等，可使胎儿发生脑积水、四肢缺陷、耳聋和视网膜病变。

抗肿瘤药物。在妊娠早期服用腺嘌呤、环磷酰胺，可引起胎儿脑阙如、脑积水、腭裂和死胎。

具有活血化瘀作用的中草药。可导致胎儿肢体畸形。

为了加强围生期保护，孕妇应坚持写妊娠日记，将历次门诊产前检查的结果、服药名称、时间及剂量加以记载，作为孕期监护的参考。

专家指导

吃了感冒药就要终止妊娠吗?

10%的准妈妈错误认为：不知道怀孕时，吃了感冒药就要终止妊娠。

事实上，若从最后一次月经算起满5个星期后，胚胎才会开始发育，之前的药物对其影响并不大。

一般感冒用药在美国食品药物管理局（FDA）提出的怀孕用药分类中属于B或C类，一般感冒用药的时间短且剂量小，对胎儿的影响并不大，虽然不敢百分之百保证没问题，但不必然致畸胎。更何况即使不吃药，畸胎率仍有2%～4%，所以胎儿畸形不一定就是药物引起的。其实环境中的许多因素也都有致畸胎的可能。

31 孕期服用中草药要谨慎

许多中药所含的各种生物碱及其他化学成分十分复杂，特别是各味中药相互配伍以后其产生的作用差异较大，有的可直接或间接影响到胎儿的生长发育。

滑利攻下药物：滑石、木通、牵牛子、冬葵子、薏米（根）、巴豆、芫花、大戟、甘遂等，多有通气利尿下泻的作用，可通过刺激肠道及消化系统，兴奋子宫并引起反射性的收缩，使胎儿着床不稳而引起流产、早产。

活血化瘀药物：桃仁、红花、枳实、蒲黄、益母草、当归、三棱、水蛭、虻虫、穿山甲、乳香、没药等，可使孕妇血液循环加快，具有刺激子宫，反射性引起子宫强烈收缩的作用，导致胎儿宫内缺血缺氧，使胎儿发育不良及产生各种畸形，甚至引起流产、早产和死胎。

芳香走窜药物：如丁香、降香、麝香等，可通过神经系统引起子宫收缩，也容易导致胎儿早产或流产。不少人工流产或引产药物中，麝香均为其中的主要成分之一。

大毒大热药物：生南星、朱砂、雄黄、大戟、附子、商陆、斑蝥、蜈蚣、砒石等，本身就是具有一定毒性的药物。

许多具有毒副作用的中草药，常以配方形式出现在中成药之中。准妈妈应仔细阅读药物说明，避免服用对妊娠不利的中草药。

32 孕期慎用抗生素

对于准妈妈来说，抗生素一般分以下几种类型：

可用抗生素：如青霉素，对胎儿无损害或损害甚微。常用的有氨苄西林、羧苄西林以及头孢菌素类（如先锋霉素等）。

慎用抗生素：氨基糖苷类药物，包括链霉素、卡那霉素、庆大霉素、丁胺卡那霉素等，因对胎儿肾功能及听力有损害，故慎用。如确需使用，应小剂量、短疗程使用。

禁用抗生素：如磺胺类药，以及氯霉素、四环素、甲硝唑（又叫灭滴灵）、灰黄霉素等，对胎儿损害严重，绝对不能使用。

总之，准妈妈如果必须用抗生素，也应该在医生指导下对症使用。

专家指导

孕期生病需要用药的，应在医生指导下正确使用，千万不要因为惧怕药物而有病不治，从而影响胎儿的健康发育和自己的健康。

33 孕期最好不要养宠物

病菌污染的来源很多，而现在随着人们对宠物喜爱度的增加，宠物所携带的病原逐渐成为严重危害准妈妈和胎儿健康的重要因素。猫和狗身上很容

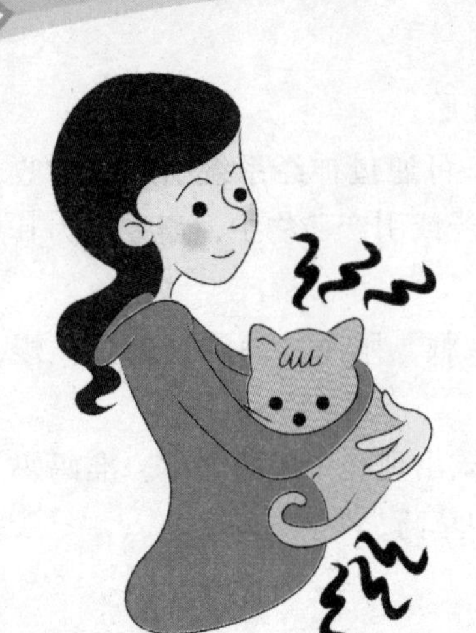

易携带弓形虫病的病原体，而准妈妈一旦感染弓形虫，此病毒就会随着淋巴和血液循环系统散播于全身的各个器官，并侵犯胎盘，甚至可能导致流产、死胎、畸形、早产等不良后果。

所以，准妈妈最好远离宠物，如果已经饲养宠物，必须讲究一定的科学方法，或者考虑在怀孕期间将宠物转给朋友或送到宠物寄养中心。

专家指导

准妈妈若孕前没有做过弓形虫检查，或者孕前检查弓形虫显示为易感染，在孕期不小心接触过宠物，应该及时去医院咨询就诊。除了小动物，生肉类食物特别是猪肉、牛肉和羊肉也可能带有弓形虫。所以，孕期不要吃未熟的肉，加工生肉后、吃东西前都要洗手。

34 你是高危孕妇吗

什么是高危妊娠

在妊娠期有某种病理因素或致病因素，可能会危害准妈妈、胎儿或新生儿及导致难产，称为高危妊娠。由于高危妊娠可增加围产期母婴发病率和死亡率，所以应引起准妈妈的重视。

有以下任何一项的准妈妈需要引起注意：

准妈妈年龄小于16岁或大于35岁。

有异常妊娠病史，如自然流产、宫外孕、早产、死胎死产、难产（包括剖宫产）、新生儿死亡、新生儿溶血性黄疸、新生儿畸形或有先天性及遗传性疾病等。

各种妊娠并发症，如前置胎盘、胎盘早期剥离、羊水过多或过少、胎儿宫内生长迟缓、过期妊娠及母儿血型不合等。

各种妊娠并发症，如心脏病、糖尿病、高血压、肾脏病、肝炎、甲状腺功能亢进、血液病（包括贫血）及病毒感染（如风疹、水痘）等。

可能发生分娩异常者，如胎位异常、巨大胎儿、多胎妊娠、骨盆异常及软产道异常等。

胎盘功能不全。

妊娠期接触过放射线、化学性毒物或服用过对胎儿有影响的药物。

患有盆腔肿瘤或有盆腔手术史。

出现高危怎么办

选择条件好的医院和保健机构进行产前检查，并且积极配合医生的治疗。如果属于高危妊娠，就应按医生的建议进行严密监护，必要时还需住院监护及治疗。

学会自我监测技能，如数胎动、识别胎动异常、掌握产检时间。

听从医生建议的适度锻炼是必要的，可以预防妊娠期的各种并发症。

即使属于高危妊娠也不要害怕，在怀孕期间按时做好产前检查，密切配合医生的治疗，就能安全度过孕期，平安娩出宝宝，要知道，只有良好的心理保健才有利于母婴的身心健康。

35 职场准妈妈，了解自己的权益

不得被辞退

《女职工劳动保护规定》第四条：不得在女职工怀孕期、产期、哺乳期降低其基本工资，或者解除劳动合同。

第七条：女职工在怀孕期间，所在单位不得安排其从事国家规定的第三级体力劳动强度的劳动和孕期禁忌从事的劳动，不得在正常劳动日外延长劳动时间；对不能胜任原劳动的，应当根据医务部门的证明，予以减轻劳动量或者安排其他劳动。

劳动安全

《中华人民共和国劳动法》第六十一条：不得安排女职工在怀孕期间从事国家规定的第三级体力劳动强度的劳动和孕期禁忌从事的劳动。对怀孕七个月以上的女职工，不得安排其延长工作时间和夜班劳动。

产前检查时间怎么算

《女职工劳动保护规定》第七条：怀孕的女职工，在劳动时间内进行产前检查，应当算作劳动时间。

产假

根据国务院最新规定，2012产假规定有了新的调整，女性职工的产假由原来的90天延长至98天。女职工生育或者流产的，其工资或者生育津贴以及生育、流产的医疗费用，所在单位已经参加生育保险的，由生育保险基金支付；未参加生育保险的，由用人单位支付。对于晚育的产假情况，地方可以制定相关法规进行补充，仍有法律效力。

医疗报销

劳动部《关于女职工生育待遇若干问题的通知》中对于女职工的生育待遇给予了相应的优惠。现在实行社会统筹保险后，关于女职工生育待遇问题也有新的规定。根据女职工生育保险条例规定，已经参加生育保险的女职工，分娩前的检查费、接生费、手术费、住院费和药费，由社会保险机构按照一定的标准进行支付。

36 养成早起早睡的好习惯

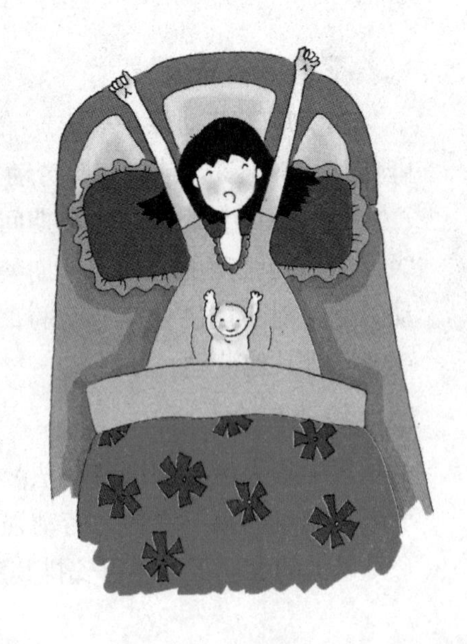

研究发现，胎儿更喜欢早睡早起的规律生活。

胎儿的环境，指的是妈妈的子宫。所有母亲的行为、情感，对胎儿都是刺激。如果胎儿能接受到好的刺激，对其脑的发育及能力开发将大有裨益。

胎儿的视网膜在4周大时即形成，视力在怀孕第7个月左右就会产生。但胎儿并未睁开眼去看，而是通过母亲来确定黑夜或白昼的。这是由于人脑的松果腺可分泌一种“松果体素”，在眼睛看亮的地方时，所分泌的激素减少，看暗的地方时则反之。母亲脑中“松果体素”的分泌信号，会传至胎儿脑中。

母亲将感觉明亮程度的信息传给胎儿，就是在通知胎儿脑中的生物钟。只要妈妈在妊娠期养成良好的作息习惯，早睡早起，胎儿也能获得规律正常的生活，出生后会更为活泼健康。

37 了解怀孕征兆

受精卵能否正常发育，20%取决于遗传因素，70%～80%取决于母亲体内环境。近年来，白领女性工作繁忙，往往不知自己已怀孕，不注意生活细节，从而影响胎儿健康。因此，应及早确诊是否怀孕。怀孕的早期征兆有以下几种：

月经不来潮

月经规律的已婚育龄女性突然闭经，应考虑可能怀孕。哺乳、服用避孕药或其他原因引起的停经除外。

口味发生变化

可能会想吃一些以前不爱吃的食物。可能口味会有变化，如变得爱吃口味重的食物，或总想喝某种饮料。

乳房变大有弹性

孕早期乳房会发胀，触之有痛感。这是由于妊娠后孕激素分泌增加，促使乳腺小泡发育造成的。

精神疲乏

疲劳是很多女性怀孕后都会遇到的事，具体表现在没有力气，想睡觉，工作没有精力，注意力不集中，稍微劳累一点就觉得精神不济，不想动，有点懒洋洋的。

尿频

在孕早期，会因为增大的子宫压迫膀胱而引起尿频。

阴道微量出血

胚胎着床时造成的轻微出血，已让人误以为是月经。少数女性在孕早期，会在原先月经应该来的时间出血。

讨厌某种气味

准妈妈的呼吸道黏膜、味觉神经在有烟味或者酒味的环境下可能会觉得不舒服。

有了以上这些早孕现象，往往表示你可能怀孕了，应尽快到医院检查确诊。检查项目除检查阴道、宫颈、子宫变化外，还要做妊娠免疫试验，即送早晨的尿液进行化验，如果报告妊娠免疫试验为阳性，就可能为妊娠。

专家指导

怀孕初期可能会出现类似感冒的症状，若随便买药吃，不仅不能达到治疗的效果，还可能引起胎儿畸形。最安全的方法是去医院就诊，找出真正的病因。

38 自助测孕的方法

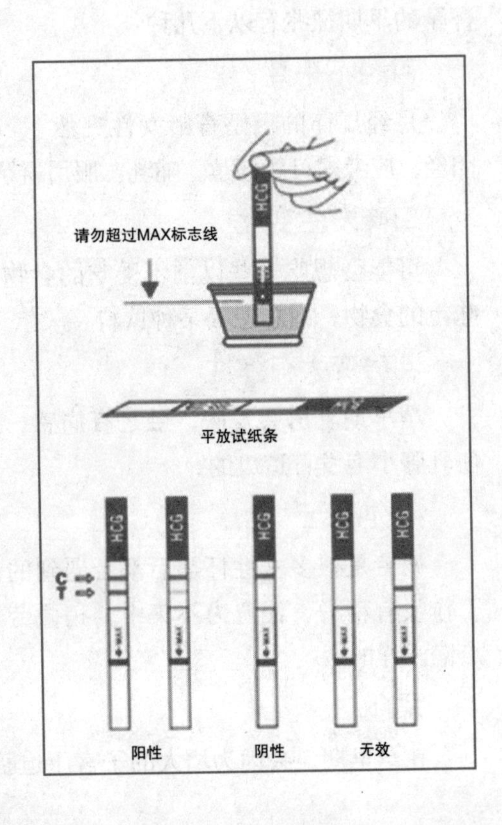

使用测孕纸

用洁净干燥的容器收集尿液（用早晨第一次尿液最佳）。

持试纸条将有箭头标志的一端浸入装有尿液的容器中，约3秒钟后取出平放，30秒至5分钟内观察结果。

结果判定

阴性：只出现对照线，表示没有怀孕。

弱阳性：对照线、检测线都显色，但检测线显色弱于对照线，表示可能怀孕，请隔天用晨尿重测。

阳性：对照线、检测线都显色，检测线显色明显清晰，表示已经怀孕。

强阳性：对照线、检测线都显色，但检测线显色强于对照线，表示已怀孕一段时间。

无效：无任何色线出现，表明试验失效或失败。

39 医院的测孕方法

妊娠试验

此测孕方法可最早诊断出妊娠。当受精卵植入子宫后，准妈妈体内就产生一种新的激素，称为绒毛膜促性腺激素，它的作用是有利于维持妊娠。这种激素在受孕后10天左右就可以从尿中检验出来。凡是尿中检查出绒毛膜促性腺激素的，正常情况下便是妊娠。

基础体温测定

这是最简单易行的测孕方法。每天早晨醒后卧床测量体温，这时的体温称为基础体温。一般排卵前体温在36.5℃以下，排卵后孕激素升高，作用于体温中枢，使体温上升0.3℃～0.5℃。如卵子未能受精，则约1周后孕激素下降，体温恢复正常；若已妊娠，则孕激素保持高水平不变，使体温亦保持高水平。基础体温中的高温曲线现象持续18天以上，一般可以肯定早期妊娠。

B型超声波检查

用B超测孕方法诊断早孕是最正确可靠的方法。B超测孕最早在妊娠第5周，也就是月经过期1周时进行，在B型超声波检测仪器的屏幕上就可显示出子宫内有圆形的光环，又称妊娠环，环内的暗区为羊水，还可见有节律的胎心搏动。

40 何时开始常规孕期检查

怀孕一经确证，就应进行孕期健康检查，最迟不要超过孕12周。

健康检查不必过早进行。大多数准妈妈孕早期都有不同程度的妊娠反应，身体不适，不愿意接受全面的孕期检查。且孕早期胚胎比较脆弱，易受各种因素影响而导致胎儿发育异常，这时如果接受包括B超、生殖器内检在内的孕期全面体检，对胎儿会造成一定的威胁，有导致流产的危险。有研究认为，B超的“热效应”对胎儿的眼睛会造成损害。孕早期胎儿对外界因素的各种刺激都比较敏感，医院是人群聚集的地方，久在医院逗留对胎儿有百害而无一利。

但并不是说一定要等到孕3个月后才做孕前健康检查，要灵活掌握，听取医生的建议。若出现问题，应随时到医院就诊，做必要的孕期检查。

在整个妊娠过程中，具体的孕期检查安排是：孕12周以内检查1次；孕13～28周每月检查1次；孕28～36周每半月检查1次；孕36周以后至足月，每周检查1次。但如果在妊娠过程中出现异常情况，应及时就诊，不必等到规定的时间。

41 早孕反应的主要表现

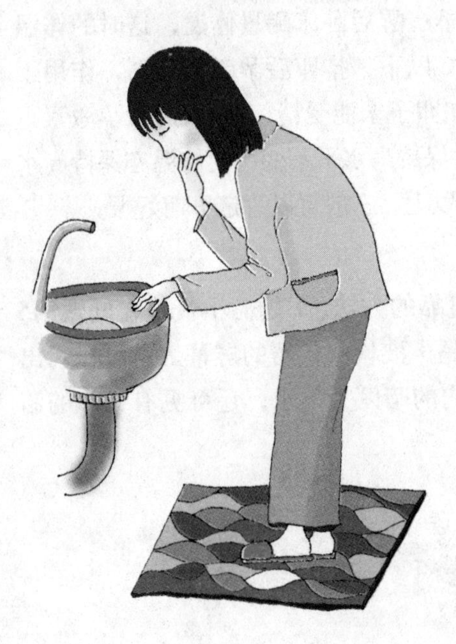

许多准妈妈停经后，会感到从未有过的体验，如食而无味、口苦、不想吃饭。早晨起床刷牙，会有一股酸水涌上来，干呕几口。对食物开始挑剔，并时常感到一阵阵胃灼热。过去，民间把妊娠反应叫“害喜”，是胎儿以这样的方式通知妈妈——怀孕了。

大多数准妈妈的妊娠反应都是比较轻的，有的准妈妈从早到晚都感到恶心，但也能进食，并不会把吃进去的饭菜吐出来，只是吐些黏液或酸水；即使每顿都发生呕吐，营养丢失也不严重。由于孕早期准妈妈的基础代谢与正常人没有显著差别，膳食中营养素供给量与普通人差不多，所以轻度妊娠呕吐不会影响胚胎发育。准妈妈不必过于担心，少食多餐，喜欢吃什么就吃什么，不必刻意追求食物的品种和数量。

重度妊娠反应

有的准妈妈妊娠呕吐比较严重，不论进食与否都发生呕吐，而且呕吐次数比较多，不但把吃进去的饭菜吐出来，还呕吐胃液、胆汁，甚至有血丝，好像要把整个胃肠都吐出来似的。出现这种程度的呕吐，准妈妈会丢失比较多的水分和电解质，化验尿酮体会出现阳性结果。由于不能正常进食，营养物质供应不足，准妈妈会消耗体内自身营养，体重减轻，这不仅影响准妈妈的健康，还会影响胚胎发育。怀孕早期，正是胚胎各器官的形成发育阶段，需要包括蛋白质、脂肪、碳水化合物、矿物质、维生素和水在内的全面营养素。这时，准妈妈就要及时就诊，请医生帮助纠正水电解质紊乱和酸碱失衡的状态。

口味的改变

准妈妈并不都是爱吃酸的。有的爱吃酸，有的爱吃辣，还有的可能喜欢别的口味（多是比较刺激、特殊的口味）。还有些人因为想生男孩或女孩，相信“酸儿辣女”的说法，就会从潜意识里支持吃酸或辣，但这并不能决定什么。准妈妈在妊娠6周左右常有挑食、缺乏食欲、轻度恶心、呕吐、头晕、倦怠、厌油腻、喜酸食等反应，晨起空腹时较重，一般于妊娠12周左右自然消失。

过多的唾液

这也是妊娠反应的一种表现，过多的唾液常见于晨起有恶心感的准妈妈，唾液增多也是孕期出现的正常反应，不必担心。如果你厌烦过多的唾液，或感觉在同事面前流唾液让你难堪，可试着含些口香糖，或用含有薄荷成分的牙膏刷牙。

阴道分泌物增多

在整个孕期，你可能都会感觉阴道分泌物比孕前明显增多了，这不是异常现象。阴道分泌物可以阻止病原体感染阴道和子宫，具有保护作用。你只需注意分泌物的性质是否正常。通常情况下，阴道分泌物有点轻微的、让你闻起来不太愉快的气味，但不是臭味或让你难以忍受的气味；分泌物是白色的，或略有些发黄。如果气味和颜色都不正常，就要看医生。保持局部清洁，但不要随便使用普通的清洗液，应该购买准妈妈专用洗液。使用有药物成分的洗液要先征求医生的许可。

42 有早孕反应也不必担心营养不足

由于呕吐反应，很多孕妈妈担心会影响腹中宝宝的营养摄取。其实，如果在孕前身体状况良好，就不必担心。宝宝可以从母体血液中优先获得自己所需的营养。而且此时宝宝尚小，所需营养素的量也较少。

应注意摄入含蛋白质、脂肪、钙、铁、锌及多种维生素的食物，少吃容易产气的食物，如豆类、洋葱等，多吃一些能开胃健脾，使心情愉悦的食物。因为便秘能加重早孕反应的症状，所以多吃些富含纤维素和维生素B的食物以防便秘。这样才能确保宝宝的正常生长发育。

克服早孕反应忌滥服维生素B_6。在出现食欲减退、恶心、呕吐等早孕反应时，为了减轻不适，可适当服用维生素B_6，一般每次5毫克～10毫克，每日3次，但不要加大剂量和增加服药次数。大剂量服用会出现维生素B_6中毒症状，甚至还能影响胎儿的健康发育，形成“维生素B_6依赖症”。

43 警惕意外流产

意外流产分好几种情况，有的是自身原因造成的，有的是生理因素造成的，意外流产往往给女性带来很大的伤害。妊娠后出现少量出血时往往是先兆流产，同时有自然流产的一些征兆，如轻度下腹痛、阴道少量出血，但没有阴道大量流水或掉出肉样组织。此后出血量越来越多，流产逐渐进展为难免流产、不全流产和完全流产。

避免意外流产应注意以下事项：如果不是由外力引起的流产，大约50%属胚胎发育不好，属胚胎的自然淘汰，跟遗传、血型和外界污染等很多方面有关联，发生自然流产后，应到专业医院查明原因，为再次怀孕做好准备。准妈妈应避免负重，避免远游，尽量减少乘坐交通工具；避免撞击。

意外流产后的保养

注意外阴部卫生，避免阴道内细菌引起宫腔感染。因此，流产后要保持外阴部清洁卫生，每天用温开水清洗1～2次。2周内或阴道流血未干净前不要坐浴，1个月内禁止性生活，以防生殖器官感染。如果有发热、腹痛或阴道分泌物有异常气味，可能为感染所致，要及时就诊。

一般来说，意外流产后最好要等一年后再怀孕。子宫内膜受到不同程度的损伤，术后需要有一个恢复过程，如过早地再次怀孕，这时子宫内膜尚未彻底恢复，难以维持受精卵着床和发育，因而容易引起再次流产。

另外，意外流产后的妇女，身体比较虚弱，需要一段时间才能恢复正常，如果怀孕过早，往往营养欠佳而使胎儿发育不良，造成自然流产。注意饮食调养，科学起居。适当增加休息，少食多餐，饮食注意粗细粮搭配，种类越多越好，避免生冷食物刺激，多摄取高质量蛋白。

44 不宜盲目保胎

随着优生学和遗传研究的发展，学者们通过大量的实验研究后提出，流产是一种非常重要的、自然的生殖选择功能。经过这种自然选择，使95%的染色体异常胎儿在怀孕28周以前流产而自然淘汰，避免了异常胎儿的出生，保证了胎儿的优生。从这个道理上说，流产并非是坏事，而是好事。因此，对妊娠早期发生流产的准妈妈不要急于保胎，如果保胎，应先请医生做有关检查后再决定是否应该保胎。

其实绝大多数的早期流产都是因为孕卵发育异常所致，也就是说，夫妻某一方的精子或卵子有缺陷，与对方的生殖细胞结合后形成异常孕卵，包括其染色体数目及结构的异常等。这种异常孕卵在子宫内不能发育成熟，绝大多数在早期死亡而流产。此种流产无法保胎，而且也没有必要保胎。这种情况下即使保胎后有少数胚胎能“幸运”地发育为成熟胎儿并正常分娩，畸形儿或低能儿的概率也会大大增加。

如果流产是因为妊娠期患了急性、慢性疾病所造成的，如流感、肝炎、肺炎、心脏病、严重贫血等，此种情况能否保胎，也应根据准妈妈病情的恢复情况而定。若准妈妈病情较重，且在治疗过程中使用了大量对胎儿有影响的药物，也不应盲目保胎，以免顾此失彼，影响母子健康。

此外，如果准妈妈存在着影响胎儿生长发育的不良因素，如生殖器官的疾病和子宫严重畸形等，流产常常也是不可避免的，即使保胎也保不住。所以，对此类流产进行保胎也是没有意义的。

45 不宜盲目使用黄体酮保胎

黄体酮可使妊娠子宫肌肉松弛，活动能力降低，对外界刺激的反应能力减弱，降低妊娠子宫对催产物质的敏感性，有利于孕卵在子宫内的生长发育。因此，可用来治疗先兆流产，是妇产科常用的保胎药物之一。但临床观察表明，黄体酮并不是对所有流产都有效。相反，在妊娠早期应用黄体酮还会增加致畸的危险。

因为，黄体酮保胎仅适于因自身孕激素分泌不足而出现流产征兆的准妈妈。然而，因黄体酮缺乏而致流产的大约只占流产者的30%左右，有50%以上的流产是由于胚胎发育不良或因异常情况引发的，以致胎死宫内，被机体排除。

另外，黄体酮有对子宫肌的抑制作用，使子宫收缩功能减弱，降低排出异物的能力，增加不完全流产的机会，由此引起出血增多，激发感染，以致严重影响准妈妈的健康。此外，因劳累、外伤等原因诱发的先兆流产，倘若盲目使用黄体酮或随意加大剂量，有可能造成胎儿外阴发育障碍，导致女婴男性化。

46 体检注意事项

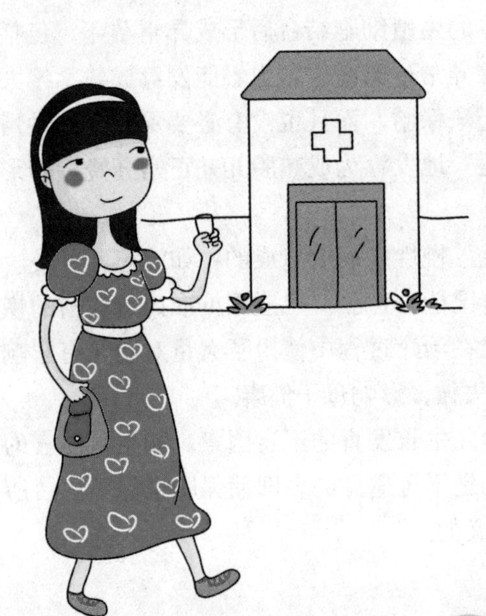

第一次到医院检查，一定要空腹以便采血。目的是查血型、血色素、Rh因子、肝功能、乙肝表面抗原、甲胎蛋白及梅毒血清，看看有无风疹病毒、血清巨细胞病毒等。

怀孕初期应每月做一次产检，怀孕32周～36周时，每两周做1次产前检查，36周以后则最好每周做一次。

准备接受检查时，身着舒适整洁的服装是最基本的要求。此外，为了便于医生确认你的健康状态，应尽量避免浓妆和过于华丽的服饰。

在接受检查前，应仔细记录身体变化和对各种症状的疑问，这样便于向医生咨询，解除心中的困惑。

1. 身体。身体要保持整洁，换上干净的内衣。不要喷洒过浓的香水。

2. 脸色。医生会通过脸色来判断健康状态，尽量不要浓妆艳抹，适当可以化淡妆。

3. 指甲。手指甲的颜色也是判断健康的窗口之一，而且指甲油里含有一种叫“酞酸酯”的物质，这种物质若被人吸收，不仅对人的健康有害，而且容易引起孕妇流产及生出畸形儿。酞酸酯尤其会危害胎儿腰部以下的器官，引起生殖器畸形。哺乳期使用含有酞酸酯的化妆品，孩子长大后，可能患不孕症或阳痿。

4. 衣着。为了方便接受内盆腔检查，最好穿宽大的裙子，不要穿裤子（根据季节调整）。

5. 不要戴腹带、穿长筒袜。尽量穿易于穿脱的鞋，有过多鞋带的鞋不要穿。

6. 带好母婴手册、医保卡、诊疗证。

47 定期产检保障健康

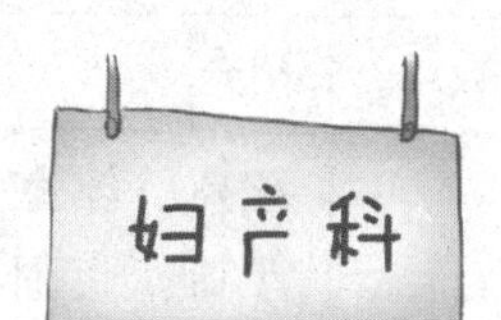

为了保护准妈妈和胎儿的健康，便于医师及早了解准妈妈的全面情况和发现不利于妊娠和分娩的各种因素，怀孕3个月以内应该到医院做第一次产前检查。

怀胎十月，准妈妈要接受大大小小的各种检查，其中有些属于例行检查，有些则属于定期检测的项目，随着孕周的变化，检查内容也会有所改变。

定期产检的目的

全面了解准妈妈的健康情况和妊娠过

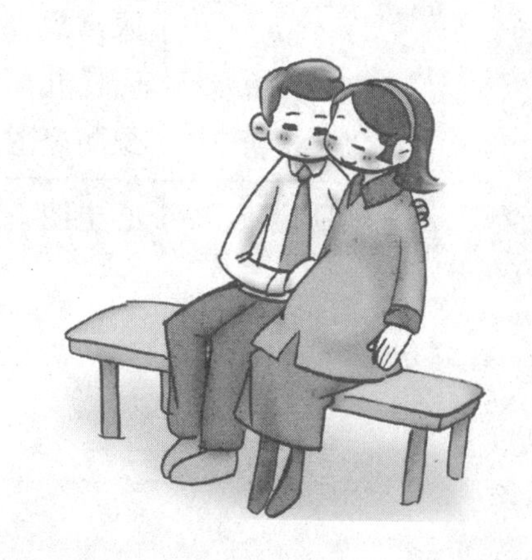

程，尽早发现并治疗妊娠并发症。

随时了解胎儿的生长发育情况，发现异常及时治疗、处理。

对准妈妈进行孕期营养、胎教等知识的指导，提高自我保健能力，帮助准妈妈健康而顺利地度过妊娠期及分娩期。

及时确定分娩的处理原则。

孕早期产检项目

怀孕月数	1～3个月
怀孕周数	12周内
检查次数	早孕建卡
常规检查	妇科检查
化验检查	血常规、尿常规、白带、梅毒筛查

孕中期产检项目

怀孕月数	4个月	5个月	6个月	7个月
怀孕周数	13周～16周	17周～20周	21周～24周	25周～28周
检查次数	初查	每4周1次		
常规检查	身高、体重、血压、宫高、腹围、水肿检查、胎心多普勒听诊	体重、血压、宫高、腹围、水肿检查、胎心多普勒听诊		
化验检查	尿常规、血常规(筛查唐氏儿)、内诊(子宫颈防癌图片检查)	尿常规、血常规(根据医生的建议)		
辅助检查	心电图	B超(20周、23周左右)		

孕晚期产检项目

怀孕月数	8个月	9个月	10个月
怀孕周数	29周～32周	33周～36周	37周～40周
检查次数	每2周1次	每周1次	
常规检查	体重、血压、宫高、腹围、水肿检查、胎心多普勒听诊	体重、血压、宫高、腹围、水肿检查、胎心多普勒听诊	
化验检查	尿常规、血常规(根据医生的建议)	尿常规、血常规(根据医生的建议)	
辅助检查	骨盆内诊、心电图、B超(36周左右)	胎儿监护	

48 产检项目说明

量身高：最初做检查时测1次即可。医生将通过身高和体重的比例来估算你的体重是否过重或过轻，以及盆骨大小。

测体重：每次孕期检查的必测项目。通过准妈妈的体重可以间接检测胎儿的成长，整个孕期体重增加约为12.5千克，每周增加350克～500克，增加太多易造成心脏负担过重，导致一些并发症；增加太少又会导致胎儿营养吸收得不够，影响胎儿的正常生长。

量血压：每次孕期检查的必测项目。一般标准值不应超过130毫米汞柱/90毫米汞柱，或与基础血压（孕前血压）相比增加不超过30毫米汞柱/15毫米汞柱。血压高是妊娠高血压疾病的症状之一，一般20周以后会发生，它将影响胎儿的发育成长。

测宫高与腹围：孕早期、孕中期时，每月的增长是有一定标准的。到后期通过测量宫高和腹围，可以估计胎儿的体重。同时根据宫高妊娠图曲线可了解胎儿宫内发育情况，是否为发育迟缓或巨大儿。如果连续2周宫高没有变化，准妈妈需立即去医院。

水肿检查：怀孕后，尤其是5～6个月以后，因为胎儿的增大和羊水的增多，宫体对下肢血管的压迫容易造成下肢水肿。这虽然不是一种病症，但水肿也是妊娠期高血压疾病的表现之一，所以要区分清楚是妊娠期的水肿还是妊娠高血压疾病所引起的水肿。如果情况严重，必要时需进行利尿治疗。

血液检查：通常在第一次产检时最为细致，包括很多项目，如肝功能、肾功能、血型（ABO）、巨细胞，以及风疹、弓形体病毒感染、梅毒筛选等，如果要保留脐血还要做HIV（艾滋病毒）检查。准妈妈检查在一定程度上也是一种健康检查，很多时候母体根本感觉不到，但却是在无意中影响到了胎儿，对分娩、继续妊娠都有影响。

尿常规检查：检查尿液中蛋白、糖及酮体，镜检红细胞和白细胞等，正常情况下，上述指标均为阴性。

B超：一般做3次。第1次在妊娠16～20周，重点在于排畸；第2次检查在妊娠23周左右，将做一个9项筛选的检查，就是结构畸形筛查；第三次在妊娠36周后，看有没有脐带绕颈、脐脑动脉的血流好不好，确定胎位。

心电图：一般在初诊和妊娠32周～34周时分别做一次心电图。初诊时，主要是了解准妈妈的心脏功能，排除心脏疾病，以确认准妈妈是否能承受分娩，有问题的话要及时治疗。另外，孕期心脏的负担会经历两个高峰时期，第一个高峰是妊娠32～34周，第二个高峰是分娩时，所以第一个高峰时要做一下心电图，看看心脏负担情况。

内诊：也叫阴道检查，临近预产期的时候做。主要是对宫颈、阴道、外阴进行检查，从外而内，先是看外阴，然后检查阴道和宫颈。阴道内的检查，主要看是否有湿疣、血管扩张、阴道畸形、阴道横隔、阴道纵隔、双阴道等与分娩相关的情况。

49 高龄准妈妈可能要进行的四大检查

超声波检查：一般需要做两次，分别在12周和20周的时候进行。这项检查可用来进一步确定怀孕日期及发育异常的情况，如唇腭裂、脏器异常，同时可发现多胞胎。

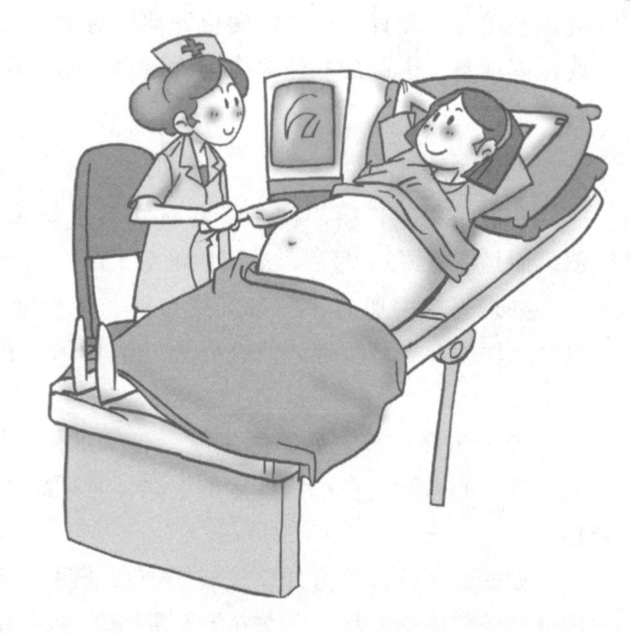

绒毛及羊水检查：11周左右，用一根活检针通过宫颈或腹壁进入宫腔到达胎盘位置，取出少许绒毛组织，进行检查。也可在16周左右，在麻醉的状态下，以针头穿刺的方法，取羊水、收集胚胎脱落细胞，进行检查。这些都是很准确地检测胎儿异常的方法。此项检查多用于高龄准妈妈，但有引发流产的危险。

甲种胎儿球蛋白检测(唐氏筛查)：9周～14周进行，是一种不危险的血样检查，测定血液中用甲种胎儿球蛋白水平，可发现神经缺损、唐氏综合征、肾脏和肝脏疾病等，是所有准妈妈都要进行的检查。

脐带穿刺：20周后，在局部麻醉的情况下，用针头取胎儿脐带血，进行检查，这种方法可以检测染色体是否异常，是否有遗传性血液病。此方法仅用于高危准妈妈，引起流产的概率高于羊水检查。

50 建卡要趁早

建卡条件

正常情况下，只要第一次检查的结果符合要求，医院就会允许建病历。

如果从其他医院转过来，虽然可以带着原来医院的化验单，但不全的项目必须要在新医院补做，合格后才可以建病历。

建卡目的

医院为孕妇建个人病历，主要是为了能够更全面地了解准妈妈的身体状况以及胎儿的发育情况，以便更好地应对孕期发生的状况，并且为以后的分娩做好准备。因此最好能够提前确定自己的分娩医院，并且在同一家医院进行产检。

如何建卡

一般情况下，第一次产检的时候不会要求准妈妈马上建立孕妇保健手册，而是在妊娠3个月后，准妈妈确定了产检和分娩医院再办理相关事宜。

办理保健手册时，应带好户口簿、准生证，到户口所在地妇幼保健院（社区医院）办理。准妈妈在办理好孕妇保健手册后，可到选定的医院建立病例。

经过初诊检查之后，医生就会告知准妈妈下次该检查的事项。从这时起，准妈妈就要为自己和宝宝的健康，定期到医院接受各种检查和孕期保健指导。

如确诊怀孕，女方凭单位或居委会证明、户口簿、男女双方身份证、结婚证和医院怀孕诊断书、女方单人照1张，到女方户籍地街道计生办领取《生殖健康服务证》。

城镇企业女职工凭身份证、《生殖健康服务证》，由用人单位向社保机构申领《生育医疗证》。

如何选择建卡医院

离家近。每次检查都不用跑得太远，分娩的时候也非常方便。

就医环境。专科医院比综合医院人员相对单纯，交叉感染的概率要小一些，环境也会更舒适。

产后病房条件。是否能有家属陪护，申请单间是否容易。

医生的整体素质。有经验的医生会让孕妇和家属更加放心，检查的过程也会更舒服体贴一些。

专家指导

特别建议在孕期检查中，最好能够固定找一位医生检查，这样医生对你个人的情况会比较了解，能根据你的情况提出一些比较好的建议，即便孕期中出现突发事件，也能积极应对。

51 选择孕妇胸罩和内裤

在妊娠期，准妈妈的乳房会不断增大。从怀孕到生产，乳房会增加大约两个罩杯。过紧的胸罩会压迫到乳房，还会因与乳头摩擦而影响以后的哺乳。所以，准妈妈要按乳房大小更换胸罩。

选购胸罩时要测量好自己的尺码，选择最适合自己体形的胸罩。胸罩的肩带尽量宽，以免勒入皮肤；扣带应该可以随着胸围的增大进行调节；前扣型胸罩便于穿着及产后哺乳。

胸罩最好要有钢托，以支撑住乳房的重量，以免乳房下垂。也可以选择没有钢托，但采用了特殊承托设计的休闲胸罩。胸罩的材质要柔软舒适，以免压迫乳腺、乳头或造成发炎现象。

不同厂家生产的胸罩在尺码上可能会有出入，所以购买胸罩时不能只看尺码就买。最好是亲自试穿一下，看看胸罩是否合身、舒适。到孕后期的时候，你可以直接选用哺乳胸罩，这类胸罩不仅适用于孕期，在哺乳期使用同样方便。

孕妇内裤是一种采用立体剪裁、特殊设计的内裤，可完全包覆准妈妈日渐隆起的肚子，让准妈妈及宝宝都感觉舒适。

孕妇内裤一般可分为高腰、低腰两种。高腰的内裤兼具保暖作用，以免腹部受寒，适合冬季穿着；而怀孕中后期则以低腰内裤为宜。

在选购孕妇内裤的时候，首先要量好自己的尺寸，包括腰围、臀围，并根据目前的体形选购。尽量选择腰围可随体形变化、怀孕周期而可伸缩调整的内裤。

在材质上，建议准妈妈选择棉质、易吸汗、弹性好的孕妇内裤，以保持会阴部的干爽和舒适。最后，建议准妈妈选购有品牌的孕妇内裤，避免选购无品牌的劣质商品。

准妈妈要经常清洗会阴部位，保持卫生清洁，并及时清洗更换下来的内裤、内衣，洗完后放在阳光下晾晒杀菌。

52 选购孕妇装的标准

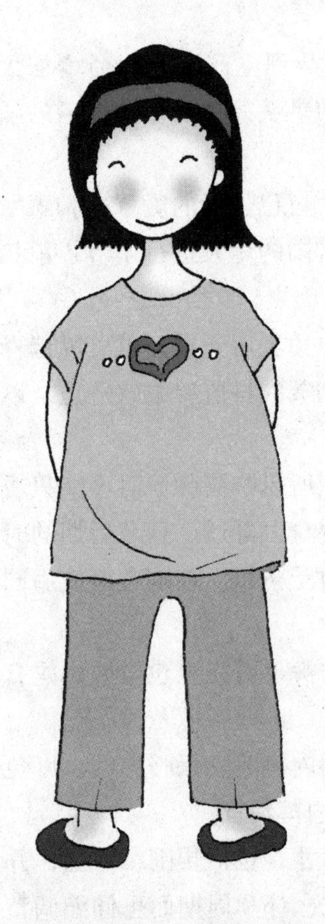

面料：选择质地柔软、透气性强、易吸汗、性能好的衣料，因为怀孕期间皮肤非常敏感，如果经常接触人造纤维的面料，容易引起过敏。天然面料包括棉、麻、真丝等，而以全棉最为常见。尤其是贴身的衣物，最好选择全棉的。

款式：选择方便穿脱的款式。建议选择上下身分开的衣服，易于穿脱，可以减少不便。上衣适宜选择开前襟的。有些品牌的孕妇装，设计成产后依然可以穿着，比如有可伸缩的腰带，可脱卸的部分等，即使到了产后，这样的孕妇装也可以变成正常的服装继续穿着。另外，最好准备件宽大的裙装，这样去医院做产检的时候，上下诊台和检查就很方便了。

不管你选择怎样的孕妇装，都应以宽松为原则，尤其胸、腹部、袖口处要宽松，这样会使准妈妈感到舒适。

建议准妈妈选择可调节式的孕妇装，这样就无须准备很多孕妇装了，可以节省一大笔开支。

53 托腹带的使用要点

托腹带有减轻腰部负担及耻骨压力的作用。还有一种托腹裤，兼具内裤和托腹带的功能，可减轻准妈妈腰部负担。在妊娠中期可以使用托腹带、托腹裤，这样可以防止腹壁过度伸展，有保护腹部的作用，并且能使妊娠行动轻便自由，同时也能固定胎盘，保护胎盘。

使用托腹带的时间有早有晚。有些情况可以提早使用，比如多胞胎或胎宝宝过大，有非常明显的骨盆或腰部酸痛症状，托腹带都能起到帮助作用。如果一切正常，怀孕六七个月以后可以考虑使用。

穿戴托腹带时最好躺卧床上固定之后站立起来，才能够完整地固定住，达到托腹效果。而托腹裤比较方便，按照内衣的穿法即可，一般供怀孕中后期的准妈妈使用。为了不影响胎宝宝发育，准妈妈使用时不可包得过紧，晚上睡觉时应该解开。

准妈妈应尽量选择穿戴方便、最好能随腹部增大调整长度和松紧度的托腹带。其次挑选透气性好的托腹带，特别是夏季不会造成过度闷热，否则容易引起疾病或过敏。

54 矮跟鞋子最舒适

准妈妈一天当中的脚部围度变化（肿胀）量在10毫米～25毫米，脚部的围度（肥度）及脚长都会随着体重、坐姿、站姿及走姿的改变而改变。因此，准妈妈一定要选好舒适的鞋子。尤其是怀孕末期的3个月间，准妈妈专用鞋的需求就显得非常重要了。

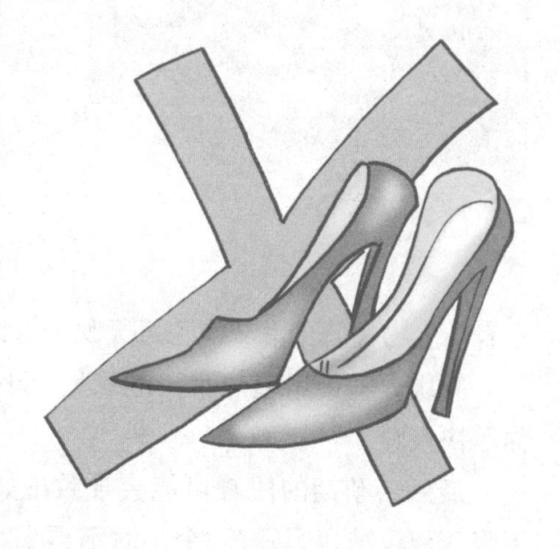

首先，鞋子的尺码应依脚长而定，并比脚长多出10毫米左右。形状上要选择圆头且肥度较宽，鞋面材质较软的鞋子。还要注意鞋跟高度，理想的鞋跟高度为2厘米～3厘米，因为这样可增加足弓弹性，站立时身体更挺拔，行走时也较为轻松有力。鞋底要选择耐磨度好且止滑性较佳的大底。同时，还要注意选择透气性好、舒适大方的布鞋，以免产生湿气，刺激皮肤，形成脚癣。最好准备两双稍大一点的鞋子，因为怀孕后脚会随着体重的增加发生水肿。

准妈妈要换下让人劳累的高跟鞋，而选择有能支撑身体的宽大后跟，鞋跟的高度在2厘米左右，鞋底上有防滑纹的鞋子。不得已需要穿高跟鞋的时候，也要注意高跟鞋和便鞋轮换着穿，可以使足部得到适当放松。

55 准妈妈要保证睡眠质量

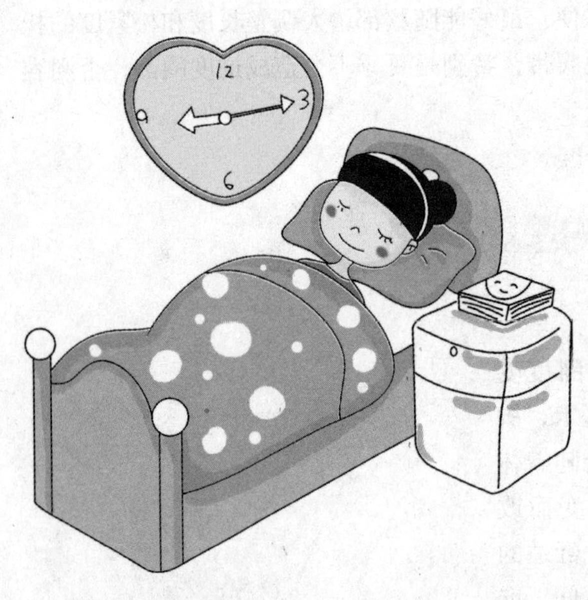

首先，准妈妈应调整好自己的睡眠时间，规律作息。没有规律的睡眠习惯，会影响胎儿的生长发育，严重时会导致生长发育停滞。准妈妈本人也会因大脑休息不足引起大脑过劳，使脑血管长时间处于紧张状态，出现头痛、失眠、烦躁等不适症状，有可能诱发妊娠高血压综合征。

要养成良好的睡眠习惯，提升睡眠的质量，首先就要改掉夜半才入睡的不良积习，建立身体生物钟的正常节律。每天晚上保证在11点之前进入睡眠。

其次，睡前用温热水浸泡双足半小时左右，再喝1杯牛奶，这些可以帮助你尽快入睡。

最后，孕期的尿频可能会导致准妈妈频繁起夜上厕所，造成睡眠质量的下降。建议准妈妈睡前2个小时不再喝水，但白天的饮水量不可减少。

不正确的睡眠姿势也会降低睡眠的质量。孕期最好的睡觉姿势是侧卧，左侧卧尤佳，这种姿势可以令更多的血液和养分送达胎盘处。保持腿和膝盖弯曲，并在两腿之间垫一个枕头。避免仰睡或俯睡。

56 舒适卧具对睡眠也很重要

床单、被罩：要选棉麻织品的床单和被罩。床单、被罩和人的皮肤直接接触，必须符合卫生舒适的要求，要有较好的透气性和吸湿性。

枕头：枕头内的填充品和枕头的高低要适合，一般认为荞麦皮枕芯无论冬夏都适合，不会成为过敏源，可以大胆选用。

床铺：要放在远离窗户、相对背光的地方，因为在窗下睡觉容易吹风着凉，如果从窗外照进的光线太亮也会影响睡眠。

卧室：要选择采光、通风较好的地方。建议经常将卧具放在阳光下晾晒，利用紫外线杀菌、驱毒，保证卧具的卫生，这对睡眠质量及健康都非常重要。

将卧室内的办公用品搬到另一个房间去，让卧室作为安静休息的场所。还可以将明亮耀眼的聚光灯换成柔和或可以调档的灯，营造出昏黄、温馨的卧室气氛，这也有助于睡眠。

57 准妈妈洗脸的两个诀窍

水温要控制在34℃左右，这种温度的水的性质与生物细胞内的水十分接近，不仅容易透过细胞膜溶解皮脂，开放汗腺管口使废物排出，而且有利于皮肤摄入水分，使面部柔软细腻富有弹性。

温度过低（低于20℃）对于皮肤的滋养不利，可以引起面部血管收缩，使皮肤苍白，枯萎多皱。如果高于38℃，则可使血管和毛孔张开，使皮肤松弛无力，容易出现皱纹；使血管的弹性减弱，导致皮肤瘀血，脱脂而干燥。

保持脸部的清洁，是孕期护肤最重要的环节。为保持脸部的清洁，准妈妈应该每天多洗几次脸。

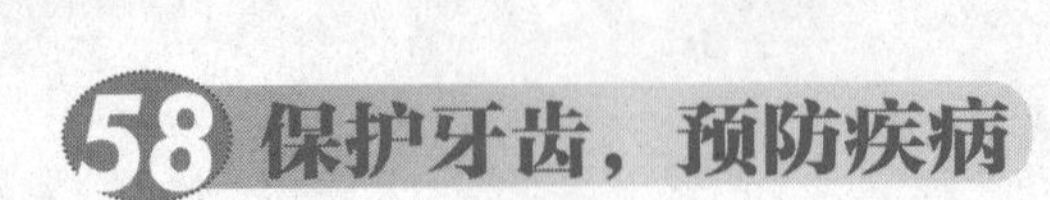

58 保护牙齿，预防疾病

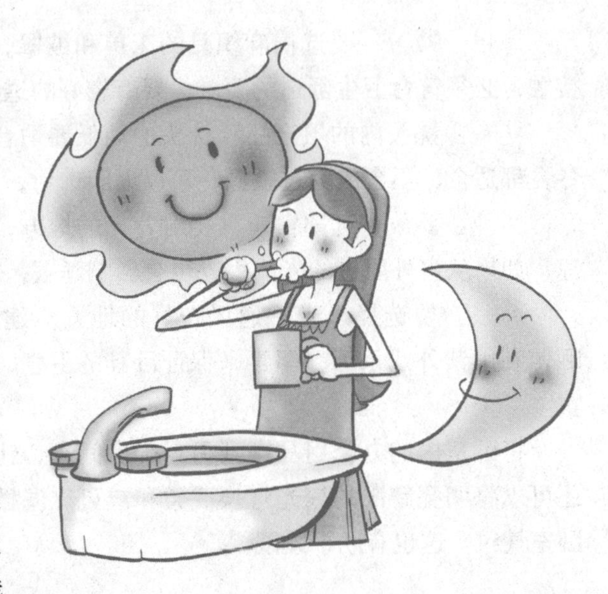

准妈妈由于内分泌水平的改变，加上平时的饮食习惯有所改变，更容易患口腔疾病。调查显示，准妈妈的牙齿和牙龈的疾病，可以通过妈妈跟胎儿之间的血液循环，影响到胎儿的健康，甚至会影响以后糖尿病、心脏病的发病，成为此类疾病的导火索。

所以，准妈妈尤其要注意口腔的健康。首先，每天早晚坚持刷牙或者使用牙线清洁口腔。即使不能多刷牙，也要多漱口。

其次，定期去专业的牙科医院做检查，向专业的牙医进行咨询和接受必要的治疗。

再次，保证饮食平衡，营养充足，增强口腔的抵抗力。

最后，注意吃糖不要过量。因为糖分残留在口腔中，细菌会利用糖分产生酸，使牙齿脱矿，最终导致蛀牙。吃完含糖丰富的食品之后要及时漱口。

准妈妈检查口腔的最佳时期是在怀孕4～6个月的时候，这个时候准妈妈身体状况比较稳定，活动也不会特别受影响。如果在这阶段发现有口腔疾病的话，尽量在这一期间治疗。

59 孕期口腔保健要点

保证充足的营养：孕妇一般喜欢挑食，会导致偏食后营养摄入不平衡，某些身体需要的养分不能保证，从而造成抵抗力下降。正常情况下，人体口腔内都存在细菌，当机体抵抗力下降时，唾液中的酶类、微量元素等物质抵抗这些细菌的能力就下降了，容易引起蛀牙。所以要想牙齿好，饮食平衡、营养充足是很关键的一环。

保持良好的口腔卫生：怀孕期间的口腔卫生应该做得比平时更好。因为孕期消耗较大，一天中很可能吃很多东西，如果不及时把食物残渣清理掉，引起蛀牙的机会就会大大增加。所以除了正常的一天3次刷牙外，最好每次吃东西后，都能刷牙或漱口。

补足钙和氟：孕期容易缺钙，不仅自己的牙齿会受到伤害，也会殃及胎儿的牙齿。孕妇在补钙的同时，不妨多到户外散散步，既锻炼身体，又可以从阳光中获得维生素D，参与体内钙的合成。另外，除了每天使用含氟牙膏外，还可以在医生指导下口服氟片，吃些含氟食物，海鱼和茶水中含氟量就很高。

定时做口腔检查：正常每半年检查1次牙齿，孕妇最好3个月做1次口腔检查。患牙病后应在合适的时间得到及时正确的治疗。

60 牙周炎成为孕妇早产祸首

有这样一个真实的病例：一位少妇怀孕之后，家人对其百般呵护，细心照顾，可是这位孕妇却突然早产，新生儿体重只有2000克，虽然经过医护人员的精心治疗，仍然留下了神经系统的后遗症，给这个家庭的幸福及宝宝今后的成长蒙上了一层阴影。

患者的家属搞不清孕妇早产的原因，产科医生在排除了种种可能的因素之后就建议请口腔科医生来会诊。经过详细的检查，口腔科的医生认为，孕妇长期所患的重度牙周炎可能是她早产的祸首。

长期患牙周炎为什么会导致孕妇早产？

以往的研究已经证实，早产儿与孕妇怀孕期间毒血症以及下生殖道的细菌感染有关，而现在又发现牙周炎患者牙周的大量细菌可以产生足够的内毒素，并由此而激活淋巴细胞等产生大量的炎性因子。它们可以进入孕妇的血液，甚至进入胎盘，对胎儿的危害不亚于产道感染。

另外，还有资料报道，一些早产女性下生殖道及羊水中能够分离出高水平的牙周致病菌，在怀孕的老鼠身上接种牙周致病菌而造成局部感染时，可以抑制胎鼠的生长，导致低体重。另有病例研究表明，患重度牙周炎的孕妇发生早产的风险是牙周健康者的7.9倍之多。

要保障下一代的健康，不妨从牙周的保健开始做起，而要想预防牙周炎，消除局部致命菌是一个关键，应该做到掌握正确的刷牙方法，每天要有效地清除牙周菌斑。每半年到1年做1次定期的口腔检查，一旦发现患有牙周疾病要及时进行治疗。

61 准妈妈洗澡要注意安全

准妈妈要注意个人卫生，如果有条件，应每日洗澡，洗澡的水温要控制好，过热会使人疲惫，过冷会引起子宫收缩，因此以37℃水为宜。

最好采取淋浴方式，因为准妈妈阴道内乳酸含量降低，对外来病菌的杀伤力大大降低，泡在浴缸内洗澡容易引起病菌感染。而坐浴时间过久，则会造成子宫充血，刺激子宫肌肉引起收缩，引发流产。

洗澡时要注意室内的通风，避免晕厥，最好不要锁门，以防万一晕倒、摔倒可得到及时救护。洗澡的时间不宜过长，5～10分钟即可。如果洗浴时间太长，容易使身体过于疲倦，引起头晕，虚脱在卫生间里或是因身体受冷而染上伤风感冒。

- 准妈妈应尽量避免到公共浴池洗澡。如果实非得已，应掌握好时间，尽量选择在人少的早晨去，此时水质干净，浴池内空气较好。孕后期就不要去了。

62 孕期洗发、护发有方

怀孕后，准妈妈体内的雌激素量增加了，这就延长了头发的生长周期，很多原本应该脱落的头发开始超期服役。所以在妊娠期，准妈妈的头发会看起来格外浓密亮泽，同时也变得易脏、发黏、蓬乱。

洗发水：准妈妈的皮肤十分敏感，为了防止刺激头皮影响到胎宝宝，准妈妈要选择适合自己发质且性质比较温和的洗发水。

洗发次数：中性或油性头发的准妈妈，每周洗头1～2次为宜；干性头发的准妈妈，每周洗1次即可。注意不要保持弯腰洗头发的姿势太久，以免腰酸背痛或者因此而引起子宫收缩。

洗发时间：最好是白天洗头。如果是晚上洗头，则要早洗，等头发干后再入睡。注意，洗发后最好不要使用电吹风，以免受到辐射及污染。可以用干发帽、干发巾弄干头发。

准妈妈如果因为肚子的日渐增大，不方便再弯腰洗头发时，可以带上自己的洗护发用品，去理发店请人清洗。也可以让准爸爸清洗。

63 孕期护肤小锦囊

由于孕期体内激素水平的变化，有些准妈妈的皮肤会变得细腻、光滑；也有些准妈妈的皮肤变得非常敏感、粗糙，面部还会由于黑色素沉着出现明显的妊娠斑。所以怀孕期间的皮肤保养非常重要，这将直接影响到分娩后皮肤的恢复。

在孕期怎样才能安全而有效地护理好自己的皮肤呢？可采取如下几种方式：

做好保湿工作：可以使用纯天然的保湿乳液；也可以喝大量的水，来应对怀孕时常见的皮肤干涩现象。室内环境干燥时，建议使用加湿器。

摄取营养，滋养皮肤：保证蔬菜、水果的摄入量，保持营养均衡和良好的饮食习惯。也可以在医生指导下服用维生素制剂。

防晒：孕期皮肤黑色素本来就比较活跃，准妈妈应尽量避免长时间暴露在紫外线下。要做日光浴也要选择阳光不太强烈的时间去。

孕期应选择含纯天然成分的护肤品，含铅、汞、中药成分以及气味浓烈的产品都可能会有一定的危害。

64 预防妊娠纹

随着怀孕期间子宫的扩大、胎儿的生长和羊水的增加，准妈妈的腹部会快速膨胀，此时表皮和真皮这两层组织能够配合延展的速度，而皮下组织就无法跟得上腹部膨大的速度，以至于其所富含的胶原蛋白纤维乃至弹性纤维因经不起扩张而断裂。整体表现在身体外观，就是线状、凹陷、呈红色的妊娠纹。

妊娠纹形成的部位，以腹部为最多，因为腹围在妊娠期间，膨胀的比例最大，其他较常见的地方包括乳房周围、大腿内侧及臀部。有70%～90%的准妈妈会于首次怀孕时出现妊娠纹。一般形成于孕七八月。

产后妊娠纹会自然变淡，但并不会消失。所以，在孕期预防出现妊娠纹是最好的选择。

具体做法是：怀孕初期在尚未出现妊娠纹之前，就应该使用妊娠除纹霜，不但可以预防妊娠纹的出现，也可以改善皮肤发痒、出疹等孕期常见的不适症状。轻揉的按摩运动还能增加皮肤和肌肉的弹性，以及保持血流的顺畅。

此外，准妈妈还要注意在均衡营养的同时，控制体重，避免体重迅速增加，导致皮肤弹性减小。

含有果酸、维生素A的妊娠除纹霜不能在孕期使用，会伤害到胎宝宝。这些除纹霜只能用于产后淡化已经形成的妊娠纹。

65 孕期乳房护理

怀孕以后，由于体内孕激素水平增高，乳腺组织内的腺泡和腺管不断增生，乳房的皮下脂肪渐渐沉积，使乳房的外形有了很大的变化。准妈妈从怀孕起就要开始呵护自己的乳房，以保证乳房的健美挺拔。

1. 根据乳房尺寸和形状的变化，选用合适的胸衣。

2. 做乳房保健按摩操，从乳房的四周向中心轻轻按摩，这有利于乳房的血液循环，使分娩后排乳通畅。

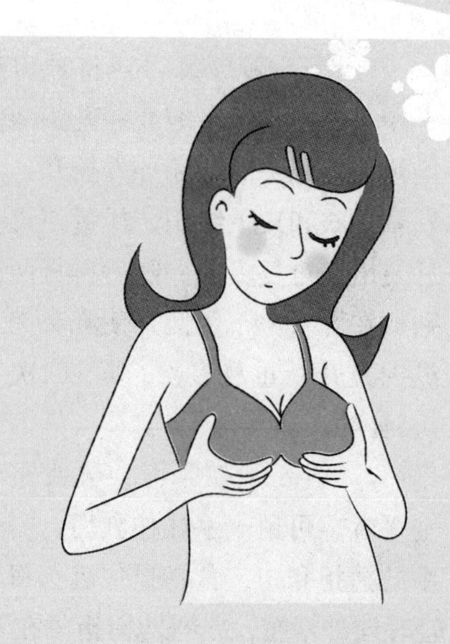

3. 经常用清水擦洗乳头，清洗完后在乳头部位涂一些冷霜膏或橄榄油等，并用拇指和食指按顺时针方向轻轻做按摩乳头及乳晕的动作，直到乳头突出来。这样会有助于产后哺乳。

4. 避免挤压乳房。睡眠时，注意采取适宜睡姿，最好取侧卧位或仰卧位。俯卧位容易使乳房受到挤压，使血液循环不通畅，不能保证促使乳腺发育的激素运送，从而影响乳腺发育。

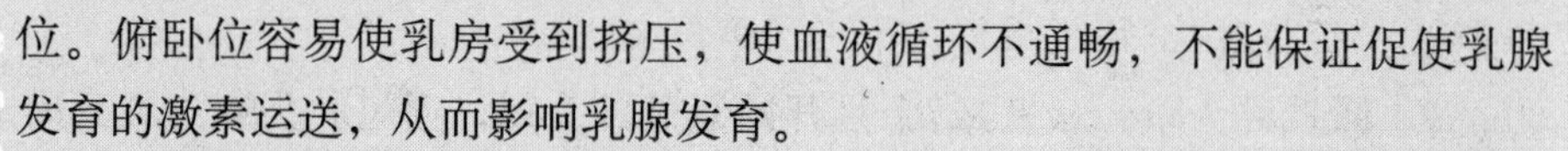

5. 用初乳滋润乳头。在怀孕28周～36周，初乳出现后，准妈妈在沐浴之后，可挤出少量乳汁，涂在乳头周围皮肤上，干后就形成薄膜，它的滋润效果比任何护肤品都好。

6. 禁用丰乳霜和减肥霜。乳房较小的孕妇，孕期切不可使用丰乳霜；乳房较大的孕妇，也绝不可以使用减肥霜。这两种用品中都含有一定的性激素，随意使用会影响乳腺的正常发育。

7. 矫正凹陷或扁平的乳头。如果孕妇乳头有扁平或内陷现象，都会大大影响日后给宝宝顺利哺乳。因此，在孕期内必须及早进行矫正。

专家指导

孕妇不宜留长指甲，以防做乳头按摩时损伤皮肤，引起不必要的感染。乳房出现异常时，如异样疼痛和外形改变，应该及时看医生，切不可自己无把握地乱治，导致乳腺发育受到影响。

66 纠正凹陷乳头

为防止乳头内陷，避免产后哺乳困难，应经常对乳头进行必要的护理。

1. 乳头伸展练习：将乳房清洗干净，将两指平行地放在乳头两侧，慢慢地将乳头向两侧外方拉开，牵拉乳晕皮肤和皮下组织，尽量使乳头向外突出，重复多次。随后再将两指分别放在乳头上下两侧，使乳头向上下纵向拉开，重复多次。每日2次，每次5分钟。

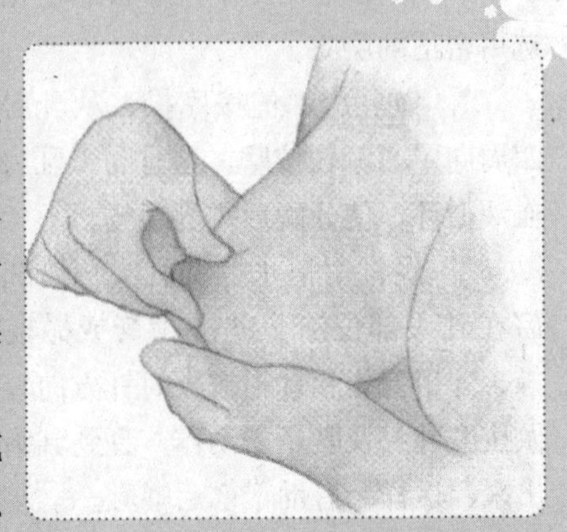

2. 乳头牵拉练习：乳头短小或扁平者，可用一手托住乳房，另一只手的拇指和中、食指抓住乳头将乳头轻轻向外牵拉，或将两拇指放在乳头两侧，左右挤动，再上下挤动，将乳头挤出。每日2次，每次重复10下～20下。

3. 佩戴乳头罩：从妊娠7个月开始佩戴乳头罩，通过乳头罩对乳头周围组织的恒定、柔和的压力促使内陷乳头外翻，其中央小孔持续突起，以纠正乳头内陷，有利于产后哺乳。

67 进行有规律的乳房按摩

怀孕以后，乳房变得至关重要，因为分娩后它担当着哺育婴儿的重要任务。怀孕最初3个月，乳房开始胀痛，到怀孕28周时乳房开始胀大，有静脉显露，乳头颜色变深。这时需重视乳房的保健。

从妊娠中期开始，乳腺真正发育起来，最好从大约20周开始进行乳房按摩。持续按摩乳房有利于乳房的血液循环，使分娩后排乳通畅。

每天有规律按摩一次，也可以在洗澡或睡觉前进行2分钟～3分钟的按摩。动作要有节奏，乳房的上下左右都要照顾到。用拇指和食指轻轻按摩乳头，直到乳头突出来。按摩的力度以不感觉疼痛为宜，一旦在按摩时感到腹部抽搐，应立即停止。

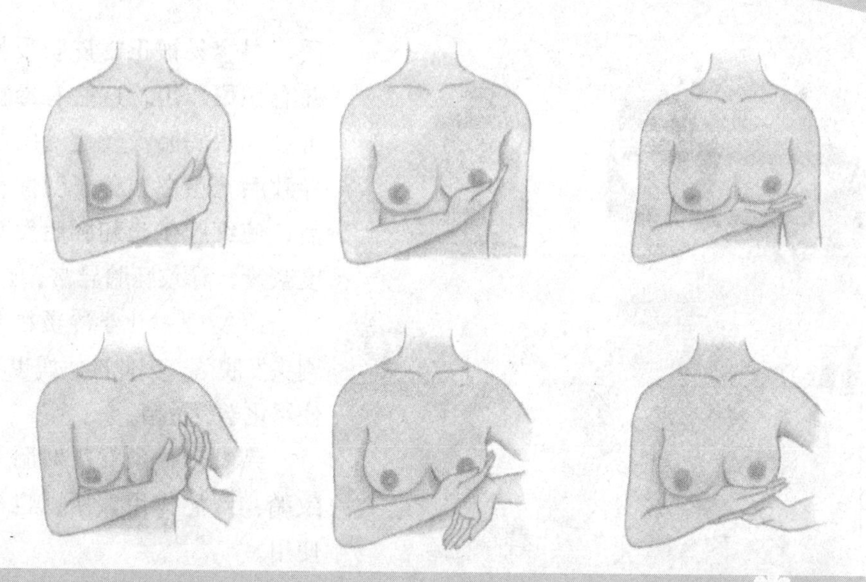

方法1：由外向里

1. 用右手覆在左侧腋窝附近，然后从左向右循环按摩乳房。

2. 将左手大拇指的指尖压在右手上面，以肩膀为中心轻柔地前后运动肘部。

方法2：由下向上

1. 用右手由下向上轻轻按摩左侧乳房。

2 用左手小拇指按压右手背，以肩膀为中心，缓缓上下运动。

方法3：由下而上

1. 用右手的小拇指向上托起左侧乳房。

2. 用左手抵住右手背，用力从下往上推动乳房。

68 准妈妈要警惕的化妆品

孕期如果因出入某些特别场合，偶尔化淡妆倒也无妨，但是不可长期化浓妆，因为这些化妆品可能偷偷地伤害你，并悄悄地殃及你的宝宝。以下化妆品是准妈妈禁止使用的：

增白及祛斑类化妆品：此类化妆品含有无机汞盐和氢醌等有毒的化学物

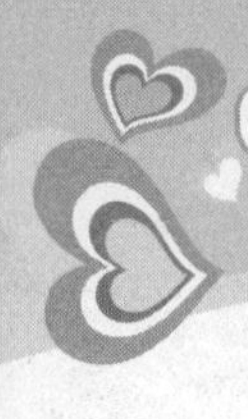

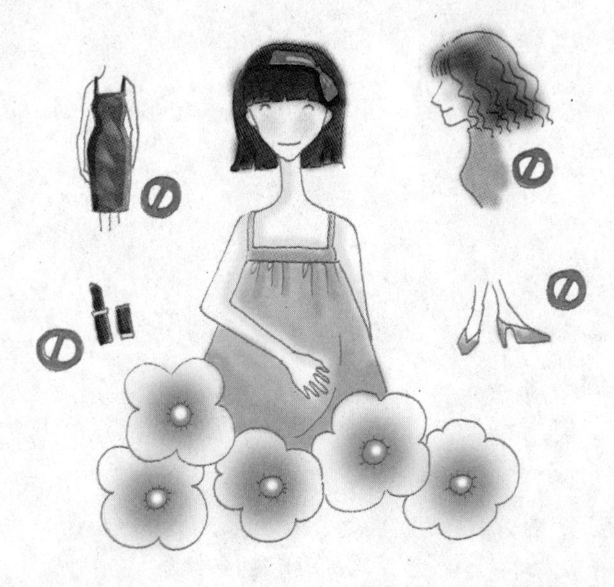

质，很容易被正常皮肤吸收，并有积聚作用，这些有毒物质可经准妈妈胎盘转运给胎儿，导致胎儿蛋白质分子变性和失活，使细胞生长和胚胎发育速度减慢，导致胚胎异常。

烫发精：化学冷烫精会加剧头发脱落，因此准妈妈也不宜使用化学冷烫精。

染发剂：染发剂对胎儿有致畸、致癌作用，所以也不宜使用。

口红：口红中的颜料，目前国内外多采用一种叫作酸性曙红的红色粉末，其本身就是对人体有害的一种色素，研究发现，它能损害遗传物质——脱氧核糖核酸，引起胎儿畸形。

从理论上来说，只要选择经过国家质量认证的护肤品，特别是一些可信度较高的品牌，其中成分并不会影响到胎儿，没有必要全盘“格式化”日常护肤品。

但从另一个角度看，孕期的准妈妈会自然提高自身的防御能力，使肤质变得敏感、“警觉”，所以应尽量选用不含香料、酒精，以及无添加剂或少添加剂的产品。

69 孕期避免使用指甲油

指甲油基本上是以硝化纤维为本料，配上丙酮、醋酸乙酯、乳酸乙酯、苯二甲酸酊类等化学溶剂制成的。这种指甲油涂在指甲上，能使指甲红艳润泽，并长期不褪色。但这些原料大都有一定的生物毒性。同时，指甲油含有一种名叫酞酸酯的物质，这种物质容易引起准妈妈流产及胎儿畸形。

所以，准妈妈应尽量避免使用指甲油，尤其是含酞酸酯的指甲油。不得已使用时，也要注意饮食卫生，避免用涂用指甲油的手拿食品，以免指甲油粘到食品上，导致“毒从口入”。

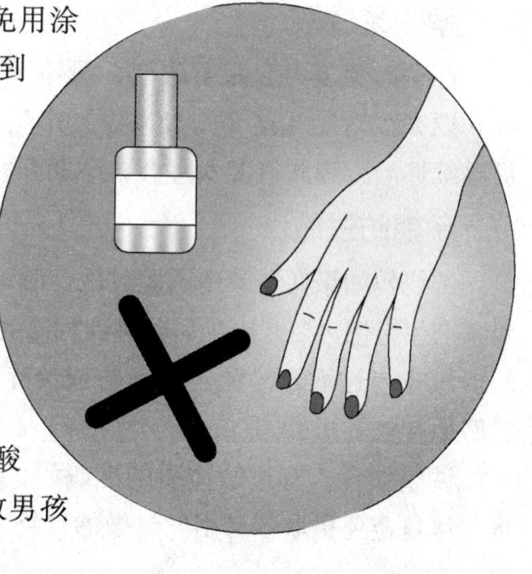

特别需要注意的是含油多的油条、蛋糕等油脂性食品更不能用手拿着吃，因为指甲油所含的化合物属脂溶性化合物，容易溶解在油脂中。

哺乳期间的妈妈也要避免使用含酞酸酯的化妆品。研究表明，酞酸酯可能阻碍雄性激素发挥作用，导致男孩长大后可能患不育症或阳痿。

70 孕期易过敏，注意预防

遗传与过敏有很大的关系，研究发现，过敏的遗传可分为当代遗传和隔代遗传。如果父母亲的某一方有过敏体质，宝宝有25%～50%的机会得到过敏体质；如果父母双方都有，宝宝就有超过50%，甚至95%以上的机会得到过敏体质。

过敏真相

攻击：身体的免疫系统就像是一支军队，当有不明外来物侵入时，“军队”就会开始包围外来物，白细胞的弟兄们英勇作战，战况激烈，互有死伤，死伤者就会释放出一种名叫“组织胺”的化学物质，刺激身体，造成发炎或炎症反应，因此“战地”越广、“战士”越多，反应也就越厉害。

记忆：免疫系统还具有记忆的功能，在不明外来物的第一次攻击后，会将它分类归档，立即产生新武器的“抗体”储存，等到同样的敌人再出现时，这专属的武器“抗体”就可将它包围消灭。

过敏体质：它是身体免疫系统对外来过敏原所产生的过度反应，当免疫系统反应过度时，便会引发过敏性疾病。

孕妇易过敏

怀孕时免疫力会跟着改变，母体因为激素的变化，会削弱身体的排斥反应，以减少对胎儿这个“外来物”产生排斥，营造适合胎儿生存的环境，以便继续怀胎，因此很多女性会在孕期开始时有过敏反应。

孕期防过敏

准妈妈如果在怀孕中诱发过敏，胎儿的免疫系统就会辨认这个过敏原，并对其产生记忆，婴儿出生后若碰到相同的过敏原，就会立刻产生过敏反应。

减少与过敏原接触。要预防或治疗过敏疾病，最主要的方法就是减少与过敏原接触的机会。

调整饮食。有过敏体质的准妈妈，自怀孕的第四个月起，就必须调整饮食，尽量避免摄取容易引发过敏的食物，多吃新鲜、含蛋白质多的食物。

71 怀孕期间尽量不要粉刷房间

许多准妈妈在怀孕之后，满心欢喜地为宝宝的到来准备婴儿房间，或是装修整个房子来迎接新生命的降生。但是怀孕期间装修、粉刷房间安全吗？这是很多准妈妈都很担忧的问题。

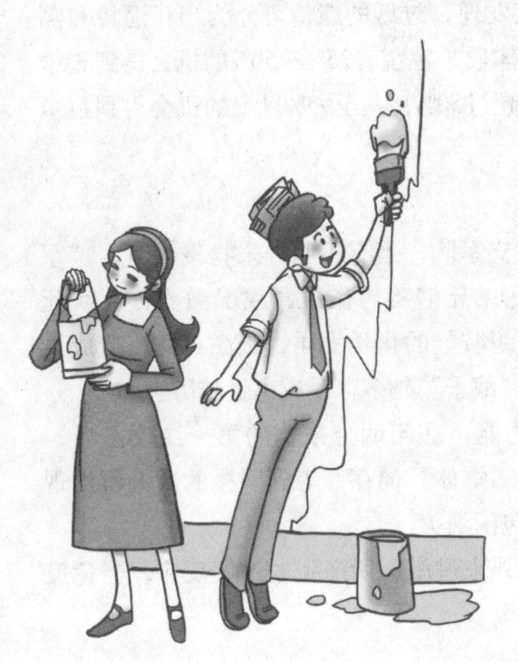

粉刷房屋时的有害物质

在粉刷过程中，准妈妈可能会接触到油、树脂、溶剂、干燥剂、添加剂、聚乙烯、丙烯酸等化学物质，而且油漆中的颜料可能还含有铅、锌、铝等有害金属物质，尤其是颜色越鲜亮的涂料，往往含铅就越高。而这些化学物质和有害金属物质对准妈妈和宝宝的健康都很不利，长时间接触甚至会导致胎儿畸形，因此在装饰婴儿房时，对房间是否粉刷要谨慎。

能采取的预防措施

如果准妈妈的生活中有人要粉刷墙壁，准妈妈不可避免地要与这些化学物质打交道的话，可以采取以下预防措施：

1. 如果要粉刷房间，准妈妈最好不要亲自动手打磨或刮任何漆料，因为刮含铅的漆料时，可能会吸入铅粉，这对准妈妈和胎儿都是有害的。最安全、最简单的做法就是让别人帮准妈妈来粉刷，或者等宝宝出生后长大一些再粉刷。

2. 如果有条件，应该请专业人员来处理这些工作，且安排他们在准妈妈不在家时进行施工。

3. 尽可能缩短工程时间。

4. 打开窗户，保持通风，以免吸入油漆的气味。

5. 不要在有粉刷工作的地方吃东西或喝饮料，以免不小心吸入有害化学物质。

6. 尽量不要停留在刚刚粉刷过的房间，最好是等粉刷完一个月，等到房间里的有毒物质和潮气挥发后再住进去。

72 孕期做家务要讲方法

准妈妈适当做些家务或运动有利于胎儿的生长发育，如买菜、洗菜、做饭都是可以的。但也有一些家务事是准妈妈不宜做的，或者在做的时候要注意方法。

拖地：准妈妈不宜拖地，因为地滑的话，孕妇容易摔倒而造成严重后果，而且拖把容易磕碰到准妈妈的肚子。

洗衣服：准妈妈可以用洗衣机洗衣服，但尽量不要长时间弯腰手洗衣服，以

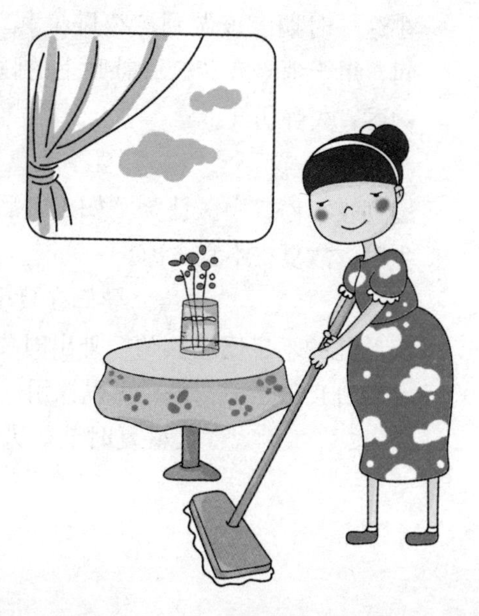

免子宫长时间收缩，威胁到孕期安全。

登高的家务：尽量不要往高处攀登进行晾晒，准妈妈不宜做往高处挂东西或从高处拿东西这类过于伸展的动作。

弯腰的家务：准妈妈不宜抬重物、提拉重物或者弯腰拿东西，尤其不能压着肚子，如果要拿低处的东西，最好是先蹲下来，再侧身拿。

需要注意的是，活动不是适合所有孕妇的，如有的孕妇有并发症（如糖尿病、高血压）或者有胎儿发育不好、胎盘出血、先兆早产等情况，一定要多休息、遵从医嘱。

73 准妈妈夏季保健原则

虽然最佳的怀孕时间应该是7～8月份，但并不是所有的育龄女性都是在这个时间受孕。在冬春受孕的女性，势必要在孕期度过酷热的夏天，而酷暑时节，人们最易出现睡眠不足、饮食不佳的情况，所以，吃好、睡好对孕妇和胎儿来讲都是不可忽视的。

1. 夏季不宜烦躁易怒：炎夏酷暑，加上怀孕后的一些生理变化，使一些孕妇变得烦躁不安。这样会影响到腹中的胎儿，对母子健康是不利的。

2. 夏季不宜起居无常：夏季酷暑炎热，准妈妈往往起居失常，作息时间没有规律性，这对孕妇和胎儿都是不利的。孕妇应当保证充足的睡眠，在这一时期应该做到“夜卧早起，无厌于日”。中午要有适当的休息时间，用于消除疲劳，弥补晚上的睡眠不足，但也不宜嗜睡过久，以免神思昏昏，久卧伤气。

3. 夜间不宜贪凉：夏季天气炎热，人们在夜间往往迎风而卧，或电扇彻夜不停。中医认为“妇人妊后，多气血虚弱，易受风邪侵袭，疾患遂生”，故夏夜不宜贪凉。

4. 避免暴晒中暑：孕妇在夏季应注意避免中暑，以免因暑毒攻胎，引起胎儿的不良反应。孕妇外出时要戴凉帽或打遮阳伞，尽量避免长时间处在烈日直射之下。平时可以饮用一些绿豆汤之类的清热解暑之品。

5. 注意饮食：盛夏时节，人们普遍食欲欠佳，但处于孕期的女性对饮食和营养切不可马虎，既不可过食生冷，也不能饮食过于简单，随便对付，以避免引起胎儿营养不良。

6. 注意卫生：孕妇夏季要注意卫生，尤其不要去公共游泳池游泳。内衣裤要勤换洗。

74 准妈妈吹空调要得当

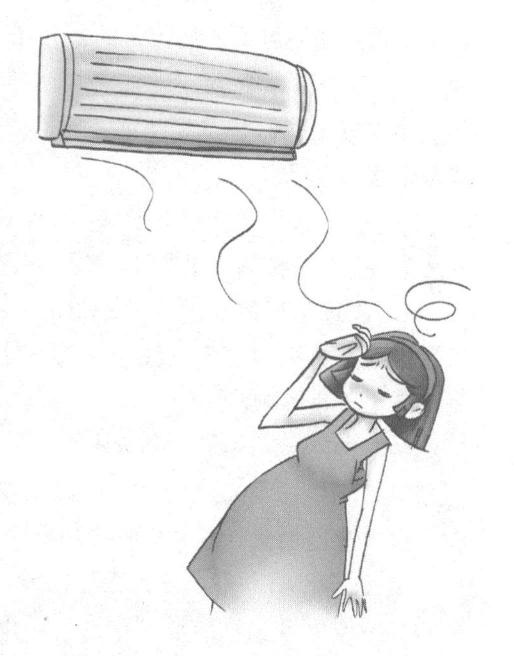

身体再强健的人，吹空调也要注意时间的长短和温度的高低，体质特殊的孕妇自然更要特别注意环境冷热差对身体可能带来的负面影响，但是不用特别避讳吹空调。夏天热气重，孕妇比常人更容易发热出汗，如果散热不及时，对母子的影响很大。空调只要吹得得当还是很有好处的。

那么，怎样才能让空调吹得得当呢?

1. 空调的温度不要设得太低，室内感觉微凉即可，切忌和室外温差太大。关空调后不要马上走出空调房，等室温稍微回升，身体相对适应再走出房间。

2. 准妈妈皮肤的毛孔比较疏松，容易受风，在空调房里，孕妇要避免自己的位子直接吹到空调的冷风。

3. 空调房也要经常开窗换气，毕竟自然风最有利于人体健康。

从空调房到室外，可以捏着鼻子走出去，屏住呼吸大概5秒钟，让皮肤先适应室外的温度，这样可以减少感冒的可能。

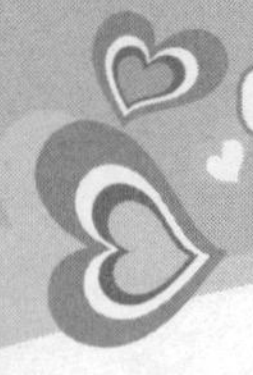

75 准妈妈冬季保健六注意

孕妇的冬季自我保健，应注意以下六方面。

1. 注意保暖，严防病毒感染。冬天气温低，温差变化大，易发生风疹、流感等病毒性传染病，孕妇若感染此类病毒，会对胎儿造成不同程度的损害。因此孕妇注意不要与患病人员接触，并且自己要注意衣着和起居，力求室温稳定。寒潮来临时要多加些衣服，外出时要注意保暖，以防着凉受寒。切不可到疾病流行的公共场所去，包括公共厕所。

2. 注意调节饮食，保证营养。冬季，人体消耗热量多且快，因此，孕妇要吃好一些，如多吃些鸡、鱼、瘦肉、蛋、乳、豆制品和动物肝肾等营养丰富的食品。

另外，还要注意多吃些蔬菜和水果，以保证所需的维生素。如多吃些绿叶蔬菜和苹果、柑橘、甜橙等，胡萝卜含有丰富的维生素，也该多吃一些。

3. 注意空气流通。因天寒怕冷，冬天人们常将门窗紧闭，不注意通风，因此造成室内空气污浊，氧气不足，使孕妇感到全身不适，对胎儿的发育产生不良影响。

4. 注意适量运动。散步是孕妇最适宜的运动，不要因为天气寒冷就不外出，应该在阳光充足、气候比较暖和的下午坚持散步，使肌肉筋骨活动，血液流通畅快，且又可呼吸新鲜空气。

5. 注意严防跌伤。冬天雪后路滑，孕妇身体笨重。因此，要注意不穿高跟鞋或胶底鞋，以防滑倒跌伤。穿布底、软底鞋较为适宜。孕妇走路、乘车、上下楼梯，特别是夜里上厕所，都要特别注意。

6. 注意多晒太阳。由于胎儿骨骼发育的需要，孕妇要补充比常人更多的钙质。钙在体内的吸收和利用离不开维生素D，维生素D又需要在日光中的紫外线参与下，由体内进行合成。因此，孕妇必须注意多晒太阳，平均每天不应少于半小时。

专家指导

医学研究证实，我国每年出现的无脑儿和脊椎裂儿多为冬季妊娠的孕妇所生，究其原因，主要与营养不足有关。所以，孕妇冬季的营养不容忽视。

76 经常晒太阳宝宝身体壮

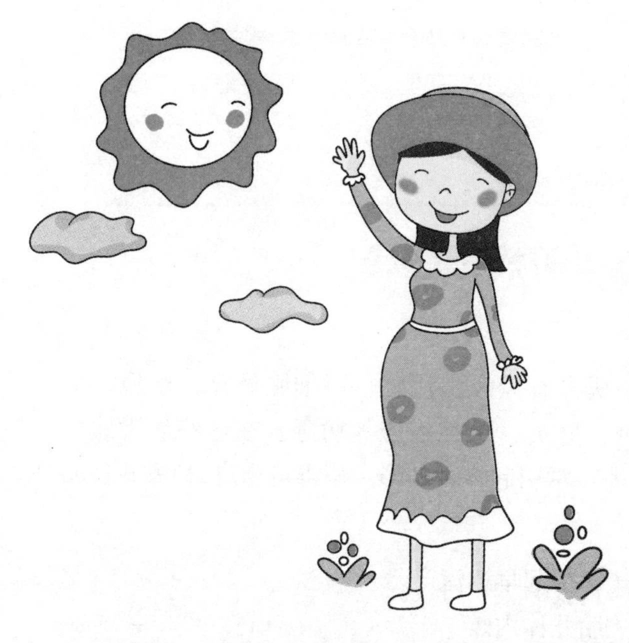

佝偻病是一种小儿营养缺乏性疾病，一些宝宝出生时就患有此病，医学上称之为“先天性佝偻病”。孕妇长期生活在密闭的空调环境中，户外活动少，缺乏日照，是造成宝宝先天佝偻的主要原因。

适度日光浴

有利补钙。日光中的紫外线是一种具有较高能量的电磁辐射，有显著的生物学作用，人多晒太阳，能使皮肤在日光紫外线的照射下合成维生素D，进而促进人体对钙的吸收，有利于骨骼生长和钙化。

过多有害。孕妇应常晒太阳，但时间过长则对身体健康不利。因为，一定强度的日光可使皮肤受到紫外线的损伤。长时间日光浴，可使孕妇脸上的色素斑点加深或增多，使本来就出现的妊娠蝴蝶斑加重，或未出现蝴蝶斑的孕妇出现较多的蝴蝶斑。

日光对孕妇皮肤的损害，还可能发生日光性皮炎（又称日晒伤或晒斑），尤其是夏初季节，皮肤尚无足量黑色素起保护作用时更易发生皮炎。

由于日光对血管的作用，还会加重孕妇的静脉曲张。

孕妇适当晒太阳是必要的，有益的，但过多进行日光浴则不利。每天在非太阳直射下，日光浴1小时即可。

日光浴的同时，防晒也很重要。在多吃含维生素C比较丰富的果蔬的同时，最好使用物理性的防晒霜。

孕妇最好选择红色孕妇装。红色的衣服的辐射长波能迅速“吃掉”杀伤力很强的短波紫外线。最好不要穿黑色的衣服。

专家指导

不要隔着玻璃晒太阳。阳光中的紫外线有利于合成维生素D，但紫外线无法穿透普通的玻璃。

夏季适当减少，冬季适当增加。夏季要尽量避免暴晒，否则会影响准妈妈皮肤健康，体温迅速升高会影响胎儿的正常发育。而到了冬季，则要尽量多外出晒太阳。

日光浴前不要沐浴。洗澡时可将人体皮肤中的合成活性维生素D的材料“7-脱氢胆固醇”洗去，减低了促进人体钙吸收的作用。

准妈妈要注意预防病毒感染

现已知可导致胎儿畸形的病毒有风疹、流感、巨细胞病毒、水痘、麻疹、天花、小儿麻痹、腮腺炎、肝炎、单纯疱疹等病毒。在这些病毒感染中，以风疹病毒对胎儿影响最大，常引起多种畸形。病毒可通过3种方式使胎儿受到损害：

1. 直接感染精子或卵子，引起早期流产。
2. 通过胎盘或脐带侵入胎儿体内。
3. 分娩时通过产道感染胎儿。

所以，做好孕期保健工作，预防各种病毒感染也是优生条件之一。孕妇应尽量少去公共场所，注意环境卫生和个人卫生，以尽量杜绝各种感染机会。至少每月或2周去医院做1次尿检，以便及时发现和治疗尿路感染。

什么是先天性风疹综合征

风疹病毒感染是目前发现最主要的导致先天性残疾的生物因素之一。由于受风疹病毒感染的胎儿常常有多个组织的损害，故被称为先天性风疹综合征。先天性风疹综合征最常见的为三联症（耳聋、白内障以及先天性心脏病）患者。风疹病毒感染的危害主要发生在妊娠早期。

感染风疹病毒的孕妇在不同妊娠月份对胎儿的影响

孕1月婴儿先天性残疾的概率高达50%；

孕2月婴儿先天性残疾的概率为22%；

孕3月婴儿先天性残疾的概率为6%；

孕4月以后导致婴儿先天性残疾的机会将更小，但不能完全排除其可能性。

先天性风疹综合征的预防

先天性风疹综合征无特殊的治疗方法。预防风疹病毒感染是预防先天性风疹综合征的重要措施。用灭活风疹病毒疫苗进行接种可产生免疫力。接种疫苗后至少应避孕3个月，以免疫苗在孕早期导致感染。如已经怀孕，就不应接种风疹疫苗，以免发生胎儿感染。

先天性风疹综合征的症状

有些感染了风疹病毒的婴儿并不是出生后立即出现先天性风疹综合征症状，而是在出生后数周、数月，甚至数年才逐渐显现出来。

在妊娠早期感染了风疹病毒的孕妇应在妊娠中期进行产前诊断，如发现胎儿已经感染或畸形，应当考虑补救措施。

78 种植花草，让准妈妈在家也能接触大自然

室内种植花草好处多

准妈妈怀孕后可以在家里种植一些花草，花草不但可以美化居室，调节室内的温度、湿度，还可降低室内噪声，吸附尘埃，净化空气，更重要的是种植花草还可以陶冶准妈妈的性情，让其在优美的环境中，感受花草的美丽，让腹中的胎儿也感受到愉快。

怎样选择室内花草

准妈妈应该选择适宜较长时期在室内栽培和欣赏的花卉，应具备喜阴或较耐阴性，对室内环境具有较好的适应性，以及无毒、无不良气味、无粉尘和毛刺的特点。准妈妈要考虑到光照条件和花草的装饰需求。下面为您提供几种适宜放于室内的花草植物：

最能吸收有毒气体的植物

最佳花草推荐	推荐理由
吊兰、芦荟	可消除一氧化碳、甲醛污染
龟背竹	夜间吸收二氧化碳的能力强

美人蕉	对二氧化硫有吸收作用
石榴	能降低空气中的铅含量
常青藤	能吸收室内的苯
海桐	可吸收光化学烟雾、防尘隔音
天南星的苞叶	能吸收苯、三氯乙烯

能吸收有毒化学物质的植物

最佳花草推荐	推荐理由
虎尾兰、一叶兰	可以吸收室内80%以上的有害气体，且吸收甲醛的能力超强
菊花、金橘、石榴、米兰、雏菊等	能有效地清除二氧化硫、氯、乙醚、乙烯、一氧化碳、过氧化氮等有害物
桂花、腊梅、花叶芋、红背桂等	是天然的除尘器，其纤毛能截留并吸滞空气中的漂浮微粒及烟尘

能杀病菌的植物

最佳花草推荐	推荐理由
玫瑰、桂花、茉莉、石竹等	其所产生的挥发性油具有显著的杀菌作用
紫薇、茉莉、柠檬等	5分钟内就可杀死白喉菌和痢疾菌等原生菌
蔷薇、石竹、铃兰、紫罗兰、玫瑰、桂花等	这些花草散发的香味对结核杆菌、肺炎球菌、葡萄球菌的生长繁殖具有明显的抑制作用
仙人掌等原产于热带干旱地区的多肉植物	其肉质茎上的气孔白天关闭，夜间打开，在吸收二氧化碳的同时，制造氧气，使室内空气中的负离子浓度增加
虎皮兰、虎尾兰、龙舌兰等	能在夜间净化空气

79 准妈妈室内不宜放置的花草

家中养花草，虽然气味芳香，但是有些花草却会使人产生一些不适症状，尤其是准妈妈，症状会更加明显。那么，哪些花草不宜在准妈妈家中种植呢？

禁忌花草	禁忌理由
洋绣球花（包括五色梅、天竺葵等）	所散发的微粒如与人接触，会使人的皮肤过敏而引发瘙痒症
松柏类花木	其芳香气味对人体的肠胃有刺激作用，不仅影响食欲，而且会使准妈妈感到心烦意乱、恶心呕吐、头晕目眩
玉丁香、月季花	长期放在室内，散发出的气味会引起一些人气喘烦闷
夜来香（包括丁香类）	在晚上会散发出大量刺激嗅觉的微粒，闻之过久会使高血压和心脏病患者感到头晕目眩，郁闷不适，甚至病情加重
紫荆花	所散发出来的花粉如果与人接触过久，会诱发哮喘，使咳嗽症状加重
兰花、百合花	其香气会令人过度兴奋而引起失眠
黄杜鹃	其植株和花内均含有毒素，一旦误食，轻者会引起中毒，重者会引起休克，严重危害身体健康
郁金香	其花朵含有一种毒碱，接触过久，会加快毛发脱落
一品红	其全株均有毒，白色汁液能刺激皮肤红肿，误食茎叶后有中毒死亡的危险
夹竹桃	可以分泌出一种乳白色液体，接触时间一长，会使人中毒，出现昏昏欲睡、智力下降等症状
水仙	其鳞茎被误食会引起肠炎、呕吐，叶和花的汁液能使皮肤红肿
含羞草	其体内含有含羞草碱，过多接触会引起人的毛发脱落、眉毛稀疏
万年青	其花和叶含有草酸和天门冬素，误食后会引起口腔、咽喉、食管、肠胃肿痛，甚至使人变哑

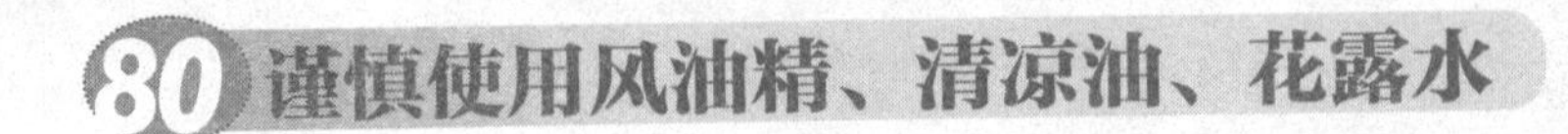

80 谨慎使用风油精、清凉油、花露水

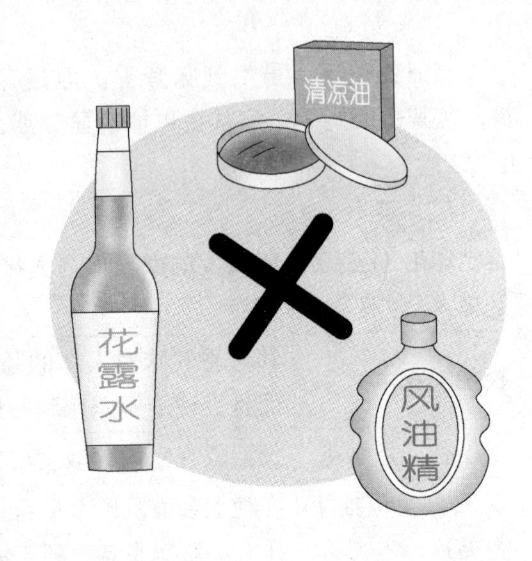

清凉油、风油精、花露水是炎夏时节提神醒脑、驱赶蚊虫的必备用品。那么准妈妈可以使用它们吗?

清凉油、风油精：最好不用。风油精中含有樟脑、薄荷、桉叶油等成分，可以通过胎盘进入胎儿体内影响其生长发育。樟脑可能引起胎儿畸形、死胎或流产。

花露水：最好少用。花露水含有麝香的成分，很容易导致流产，特别是孕早期，尽量不要使用。要驱赶蚊子的话，建议使用孕妇专用的蚊香。

其实，不管是花露水还是清凉油、风油精，这些产品的包装外或者包装内都会附有一个使用说明书，上面会标注哪些人群禁止使用。建议准妈妈使用这些物品前应先仔细阅读它的使用说明。

81 孕期要慎用精油

纯度过高的精油一般都具有一定的微毒性，这种微毒性对于一般人并无伤害，但某些精油却对身体敏感的孕妇与宝宝有一定的危险。此外，胎儿身体功能未发育完全，吸收高浓度的香味对胎儿可能构成危险。

为了安全起见，专家建议，在孕早期最好不要使用任何含精油多的产品。

孕期绝对不能用的精油：罗勒、牛膝草、茉莉、杜松、樟树、茴香、马郁兰、没药、雪松、玫瑰、迷迭香、百里香、艾草、山金车、白桦、快乐鼠

尾草、丝柏、薄荷、冬青以及其他有毒的精油。

孕早期后可以慎重选用的精油：柠檬、天竺薄荷、柑橘、檀香木、茉莉、玫瑰等。

此外，在购买精油的时候，要仔细察看包装上是否注明孕妇禁用的提示，详细了解该精油的使用禁忌，并在专业人员的指导下使用精油。

但也不是所有的精油都对孕期不利，某些精油甚至还能帮助减轻孕妇怀孕期间恶心、背痛、足和足踝水肿的问题。准妈妈如果想使用精油的话，一定要注意事先请教相关的专家。

82 孕期谨防香水“有毒”

准妈妈最好避免使用香味浓烈的香水，许多香水中添加的化学香料（或称人工香味）都具有一定的毒性，此外，香水或其他芳香剂中富含的沉香醇成分可诱发情绪低沉、沮丧甚至危及生命。浓烈的香水还容易使胎儿出生后患腹泻和耳部感染。尤其是孕早期，准妈妈的身体很敏感，容易受到香水中人工芳香剂的刺激而引起过敏反应，如皮肤瘙痒，还会引起头晕、咳嗽甚至头痛等不适。

除了自己不使用香水，准妈妈还要注意远离“二手香”，即避免从别处沾染有刺激味道的香水。有报道指出，孕期母亲如果不断呼吸“二手香”，较其他母亲患上忧郁症的概率高出近1倍。

哺乳期最好也不要使用香水，以免香水的有害化学成分会通过乳汁损害宝宝健康。

83 电热毯会致畸

专家指出，孕妇睡觉时使用电热毯可导致胎儿畸形。这是因为电热毯通电后会产生电磁场，这种电磁场可能影响母体腹中胎儿的细胞分裂，使其细胞分裂发生异常改变。

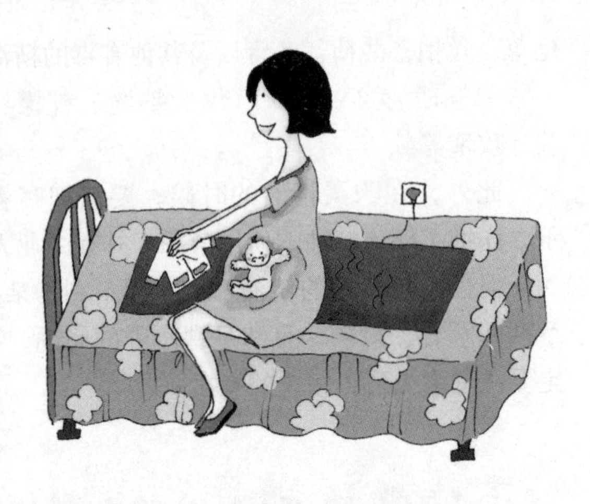

胎儿的骨骼细胞对电磁场最为敏感。现代医学研究证实，胚胎的神经细胞组织在受孕后的15～25天时开始发育，心脏组织于受孕后20～40天开始发育，四肢于受孕后24～26天开始发育。因此，准妈妈如果在这段时间内使用电热毯，最易使宝宝的大脑、神经、骨骼和心脏等重要器官组织受到不良的影响。

所以，为了宝宝的健康，准妈妈睡觉时最好不要使用电热毯。

如果实在没有其他调温设施，必须使用电热毯的话，可以先将电热毯预热，然后关掉电源，等电热毯散热至体温温度时使用。

84 准爸爸要注意行为上的禁忌

不宜在准妈妈面前“吞云吐雾”

研究表明，被动吸烟者比吸烟者吸入体内的苯并芘（致癌物质）高出5倍。烟草中有20多种有害成分，可使染色体和基因发生变化，对早期胚胎的危害更严重，可以引起流产、早产和胎儿死亡，易导致胎儿发育迟缓、畸形和先天性心脏病，会引发颌面部或口腔发育畸形，同时毒害胎儿的大脑，对智力发育造成一定的影响。

为了宝宝的健康，准爸爸无论在妻子妊娠前还是妊娠后都不应该吸烟，至少不要在家中吸烟。

不宜留胡须

胡须会吸附空气中的病菌和有害物质，如酚、苯、甲苯、氮、铅等。当准爸爸与妻子接吻时，胡须中附着的有害物质就有可能进入妻子的呼吸道和消化道。这样不仅会增加胎儿畸形的概率，还容易引起呼吸道或消化道感染，不利于胎儿的正常发育。准爸爸最好从备孕阶段开始，就不要蓄胡须，要经常刮胡须。

不宜对妻子保护过度

在某些家庭中，妻子怀孕后，丈夫不让妻子干家务活，也不让妻子上班，担心被碰撞，认为孕妇活动越少越好，吃得越多越好。

殊不知，孕妇活动过少，会使体质变差，不仅增加难产发生率，还不利于胎儿的生长发育。胎儿也需要新鲜空气和阳光照射，长期闷在家中对母子健康十分不利。当前剖宫产比例显著增加，主要是由于孕妇营养过剩，胎儿过大，孕期体力活动过少，腹肌收缩力减弱，分娩时产力不足，这是丈夫过度保护的后果。

85 调整坐姿、走姿、站姿

坐姿：深坐椅中，后背笔直靠椅背，股和膝关节成直角，大腿成水平位。这样可以减轻长时间坐姿带来的疲劳感。

走姿：行走时背要直、头要抬起、臀要紧收，保持身体平衡，稳步行走，不要用脚尖走路。如果需要的话，可以扶着扶手或栏杆行走，这样就更省力了。

站姿：两腿平行，两脚稍微分开，这样可以使身体重心落在两脚中间，不易疲劳。若站立时间较长，则应将两脚一前一后站立，并每隔几分钟就变换两脚前后位置，使体重落在伸出的前腿上，可以减少疲劳。

准妈妈身体慵懒时，不论是站着还是坐着，都可以舒适地倚靠在墙壁或家具上，减轻身体的承重。

86 孕期尽量避免戴隐形眼镜

孕妇应尽量避免戴隐形眼镜，否则引发角膜炎和结膜炎的可能性将比平时增大。因为准妈妈内分泌系统发生很大变化，角膜组织发生轻度水肿，使角膜的厚度增加。而隐形眼镜本身就会阻隔角膜接触空气，孕期如果继续戴隐形眼镜，将导致角膜缺氧，使角膜发生损伤引起敏感度下降。敏感度下降将带来视力减退、无故流泪等后果。

同时，准妈妈的泪液分泌量也比平常减少，黏液成分增加，眼角膜弧度也会发生一些变化，容易造成角膜损伤，引发眼睛有异物感、摩擦感、眼睛干涩。另外，准妈妈角膜的小动脉也会发生挛缩，使血流量减少，引发结膜炎的可能性比平时大。有些准妈妈还会出现眼压下降、视野缩小等现象，增大戴隐形眼镜的不适。

准妈妈若需要戴隐形眼镜应先到眼科检查，听取眼科医生的建议。孕妇感冒时不宜佩戴隐形眼镜，因为这时手上往往带有大量病原体，它们很容易在取戴隐形眼镜时进入眼中。

宝宝是否会近视与遗传有一定的关系，尤其是当父母均为高度近视时，宝宝近视的概率就会更大，即使不是一出生就成为近视，也会成为近视基因的携带者，一旦受到环境的影响，就可能发展为近视。不过，根据相关的资料显示：因为遗传因素而成为近视的人数仅占近视总人数的5%，可见后天环境和习惯的影响更加不容忽视。

专家指导

高度近视的孕妇是否能够自然分娩

高度近视的人应该避免剧烈运动、震动和撞击。因为这些都容易导致视网膜脱落（以下简称网脱）。很多因素都可以导致网脱，曾经有人因为打喷嚏就网脱了。当高度近视的孕妇在分娩过程中竭尽全力时，由于腹压升高，确实存在着网脱的危险。但也并不是高度近视的人就不能自然生产了，最好的办法是请医生来把关，根据眼底的具体情况决定是否能够自然分娩。

采用自然分娩的近视眼孕妇在生产过程中不要过于用力，避免发生网脱。即使在分娩过程中发生网脱，也不要过于担心，经过手术可以恢复。

87 准妈妈不要迷恋麻将

孕妇应戒除玩麻将的嗜好，原因有以下3点：

麻将桌上大喜大悲、患得患失的不良心境，加之语言的激烈会使孕妇的自主神经系统过于敏感，体内分泌出现异常，对胎儿的大脑发育不利，出生后婴儿性情执拗，食欲缺乏，好哭，心神不宁，易发生精神障碍。

打麻将时，环境多是烟雾弥漫、酒气扑鼻、空气污浊，即使孕妇本人不吸烟，但被动吸烟也足可损害母亲及胎儿。

孕妇不宜久坐久站。长时间坐姿不变地玩麻将，会影响孕妇身体的血液循环，从而直接影响胎儿的大脑发育，加上睡眠和饮食不规律，对胎儿的生长发育都不利。

88 孕妇不宜久坐久站

女性妊娠时，下肢和外阴部静脉曲张是常见的现象。静脉曲张往往随着妊娠月份的增加而逐渐加重，越是妊娠晚期，静脉曲张越厉害，经产妇比初产妇更为常见且严重。这是因为，妊娠时子宫和卵巢的血容量增加，以致下肢静脉回流受到影响。增大的子宫压迫盆腔内静脉，阻碍下肢静脉的血液回流，使静脉曲张更为严重。要减轻和预防静脉曲张，孕妇不但在妊娠期要休息好，而且应注意平时不要久坐久站，也不要负重。

89 上下班要注意安全

身为职业女性，需要兼顾妊娠与工作时，随之而来的困难是在所难免的。不过只要你注意相关的细节，一样可以有效率地工作，并且能安全度过妊娠期。

工作安全备忘

- 最好不要进行繁重劳动，或有剧烈的全身振动和局部振动的作业。
- 不参加有跌落危险、距地面两米以上的高处作业。
- 不参加需频繁弯腰、攀高或下蹲的作业。
- 准妈妈不要搬动超过25千克的重物或推拉超过200千克重的东西，以免引起早产、流产。
- 如果准妈妈从事医护工作，不要去传染病区和放射科工作，以免带回有害的病菌或受到辐射。

● 在人流量较大的公共场所工作的准妈妈要经常洗手，减少感染细菌的机会，如果遇到流感高发季节，最好调换工作岗位或调休。

● 注意保胎。职业女性每天都要按时上下班，还要面对繁重的工作，因此，要特别注意，哪怕是出现微弱的出血症状，也应立即到医院接受检查。有流产经历的女性，最好休息3个月，直到妊娠稳定期再开始工作。

办公场所的安全

● 椅子。不要用带着滑轮的转椅，以免失去平衡而跌倒。

● 电脑。孕早期远离电脑。怀孕3个月后，使用电脑要适时适度，经常起身活动或到通风良好的地方做简单的体操和深呼吸。

● 复印机。尽量不要使用复印机，需要使用时最好请求身边同事帮助。

● 量力而行。不要超负荷工作。

● 定时换气。每隔2～3个小时到户外去呼吸一下新鲜空气，不仅能够放松心情，促进血液循环，更有益于消除疲劳。

上下班交通安全

● 步行。准妈妈在步行上班时，对身边或者对面急走过来的行人要立即避让，以免撞到腹中的宝宝。

● 打车。如果准妈妈选择打车上班，要注意副驾驶是最不安全的位置，所以，准妈妈一定要坐在出租车的后排。

● 乘车。准妈妈如果坐地铁或公共汽车上班，应尽量挑车头的位置坐下。

● 自己开车。自己开车上班的准妈妈，要正确使用安全带。安全带应该将横带一段箍在肚子和大腿之间，紧贴盆骨，并在背后放一个靠垫，这样可以帮助减轻腰背的压力。

90 计算胎动的方法

每日记录胎动，是监督胎儿健康状况的简单、经济又有效的方法，它不仅可尽早发现胎儿缺氧或胎盘功能不足的情形，还可减少准妈妈因过度紧张而造成的疑虑。建议准妈妈从孕7月末开始每天记录宝宝的胎动。

一天之内，正常的胎动频率和次数，一般是每小时3次～5次，12小时胎动为50次～70次。一旦发现胎动不正常的情形，可以及时就医，减少意外情况发生的概率。

胎儿有固定的休息和睡眠时间，这期间不容易感觉到胎动。但时间最长不超过1小时。若胎儿1小时都没有活动，建议准妈妈吃点东西，或者拍一拍肚子，正常情况下，胎儿会马上恢复胎动。

胎动次数还会受到巨大的声音、刺激的强光以及准妈妈的健康状况的影响。所以在计算胎动的时候，要将这些外在的因素考虑进去。

91 测量宫高、腹围

从妊娠14周～15周开始，准妈妈又增加了一个新的检查项目：测量宫高和腹围。此项检查的主要作用是了解胎儿体重增长情况，估计胎儿大小及羊水的多少。正常情况下，准妈妈宫高和腹围的增长应该限制在一定范围内，超出范围就要仔细考虑是否存在一些问题，最常见的情况是准妈妈吃得太多，体重增长超标。

妊娠各期宫高正常值表

妊娠期	手测宫高
12周	耻骨联合上2～3横指
16周	脐耻之间
20周	脐下1横指
24周	脐上1横指
28周	脐上3横指
32周	脐与剑突之间
36周	剑突下2指
40周	脐与剑突之间

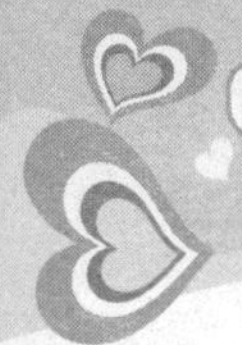

妊娠各期腹围正常值参考

单位：厘米

孕月	腹围下限	腹围上限	标准
5	76	89	82
6	80	91	85
7	82	94	87
8	84	95	89
9	86	98	92
10	89	100	94

注：平躺测量。

因为每位准妈妈都存在个体差异，以上数值仅供参考，如果对检测结果有疑问，要进一步向医生咨询。

92 孕期接种疫苗宜慎重

免疫接种是将疫苗或类毒素等生物制品接种到人体内，使人体产生对传染病的抵抗力来预防疾病。通常，人们在免疫接种以后，常发生局部红肿或全身发热、腹泻等反应。孕妇接种以后某些反应更为明显。但如果孕妇生活在疫区或在特殊条件下，为避免患病伤害胎儿甚至威胁孕妇的生命，要听从医生的指导，接受必要的免疫接种。例如，孕妇如被狗或其他动物咬伤、抓伤，应立即冲洗伤口，并尽快到防疫部门注射狂犬疫苗。

孕妇如果发生外伤，伤口较深、较脏，或被铁器刺伤，应注射破伤风类毒素，以预防孕妇及新生儿患破伤风。

在流感大流行的季节，孕早期可接种流感疫苗，以防孕妇患流感。

有些疫苗是孕妇禁用的，如水痘、风疹、麻疹、腮腺炎等病毒性减毒活疫苗，骨髓灰质炎疫苗、百日咳疫苗等。凡有流产史的孕妇，均不宜接受任何防疫接种。

93 多胎妊娠更需加倍呵护

双胞胎分为双卵双胞胎和单卵双胞胎。双卵双胞胎是指两个卵子同时受精，性别可能不同；单卵双胞胎是指一个卵子分为两个构造相近的部分，这种情况下的两个受精卵一般为同一性别。

双胎或多胎妊娠，听起来确实令人高兴。但此种情况下母体处于超负荷状态，若不合理调节，就会发生许多并发症，导致孕妇、胎儿或婴儿的死亡。因此，双胎或多胎妊娠女性应注意以下几个问题。

防治贫血

多胎妊娠女性的血容量比单胎妊娠明显增多，铁的需求量也增大，往往在早期即出现贫血，以后有可能发生妊娠高血压综合征，为了防治贫血，除加强营养，食用新鲜的瘦肉、蛋、奶、鱼、动物肝脏，以及蔬菜、水果外，进入妊娠后期，还应每日补充铁剂、叶酸等。每日口服硫酸亚铁1～2片（300毫克～600毫克），维生素C300毫克。如果血红蛋白在100克/升以下，要适当加大药物剂量。如已出现严重贫血或口服药物有困难，可肌内注射右旋糖酐铁。注意，服用铁剂期间不要喝茶。

预防早产

由于胎儿较多，导致子宫过度膨大，往往难以维持到足月而提前分娩。早产的诱发因素主要是休息不当和房事不节制。预防早产的办法有：

卧床休息：妊娠28～30周后，应多卧床休息，必须采取左侧卧位，不宜取坐位、半坐位及平卧位。左侧卧位可以增加子宫血流量，减少胎儿对宫颈的压迫和扩张。

妊娠28～30周，需服用硫酸舒喘灵（沙丁胺醇）片，每次1片，每日4次，至妊娠37周停药。

有子宫颈发育不良、内口松弛者，可在妊娠中期行宫颈内口结扎术。

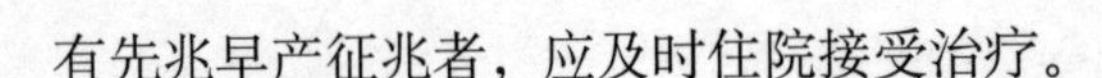

有先兆早产征兆者，应及时住院接受治疗。

预防妊娠高血压综合征

双胎或多胎妊娠，由于子宫过度胀大，使子宫胎盘受压缺血，易较早发生妊娠高血压综合征，而且程度严重。预防的方法有：

注意妊娠早期基础血压的变化，以后定期产前检查，测量血压。

饮食方面，除了食用新鲜而富有营养的食品外，还应限制盐、糖及动物脂肪的摄入量。

生活要有规律，保证每日睡眠在8小时以上。生活环境应保持舒适，衣服宽大，质地柔软。

如妊娠中期平均动脉压超过11.3千帕～12.0千帕（85毫米汞柱～90毫米汞柱），可适当服用阿司匹林及钙片等，注意一定要在医生指导下服用。

分娩方式

多胎或双胎分娩时难以预料会发生什么意外情况，因此事先制订周全的分娩计划十分重要。

分娩方式根据胎儿所处位置和状态有所不同。怀有一个胎儿的孕妇，其胎儿的头部大部分朝下，但双胎或多胎的情况不同，多数是一个胎儿的头部朝下，另一个胎儿的头部朝上，或者两个胎儿都是臀位。在这种胎位不正的情况下，就要采取剖宫产手术。

专家指导

怀有多胎的准妈妈，每天至少要摄取2升水，以免出现脱水，造成早期阵痛或早产。此外还要注意控制体重，怀有双胞胎的准妈妈体重可增加达到15.9千克～20.4千克，增加体重量比怀有一个婴儿的孕妇多出4.5千克。体重增加过大就需要实施剖宫产手术，因此应注意控制体重。

94 准妈妈体重增长要达标

一般准妈妈整个孕期应把体重增长控制在10千克～14千克，在孕晚期平均每周增加0.5千克。最好不要超出太多。当然，这只是个参考值，每个人会有差异。

准妈妈们的体重增加不足，会导致宝宝发育不良、迟缓甚至早产的发

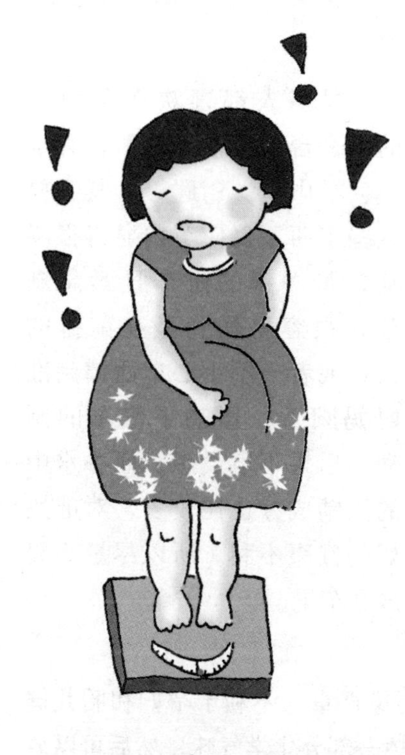

生。而体重增加过多，又容易造成巨大儿的发生率增加。孕妇如果体重增加超过15千克，那么巨大儿发生率为7.46%，极易造成难产，剖宫产的风险是正常的3倍。体重超过一定范围还会增加新生宝宝的窒息率，连流产的概率也比正常增加4倍。

而控制体重则会使分娩变得更容易。控制体重也可以减少腰酸背痛、妊娠高血压综合征、糖尿病等并发症的危险。

怎样才能让准妈妈的增重达标呢？最好的办法就是在合理饮食的基础上坚持运动，每天坚持散步半小时左右就是一个不错的选择。准妈妈在饮食方面增加少量的富含蛋白质、钙、铁等微量元素的食物即可，最好每天摄入10%左右的粗粮，这样可以增加吸收一些维生素和矿物质。

每天傍晚坚持散步既安全又有效。因为晚餐一般都安排得很丰盛，营养容易过剩，形成堆积而导致肥胖，而且傍晚空气质量比较好，氧分含量高，散步本身就是一项有氧运动，母体血液中的氧分含量高，直接会传到胎儿体内，促进各种器官健康发育。

95 准妈妈驾车，安全第一

忌穿高跟鞋

准妈妈平时走路都不要穿高跟鞋了，开车更是要忌讳。拖鞋、塑料底鞋也不要穿，最好是穿运动鞋或者布鞋，这样踩离合或刹车才能更到位，也不会打滑。

长发要梳起

开车时，准妈妈的长发应该梳起来，尤其是开着车窗的情况下更应该梳起来，因为车窗外的风很容易把头发吹乱，导致头发挡住视线。

仪表台上不要放硬物、利器、香水瓶等

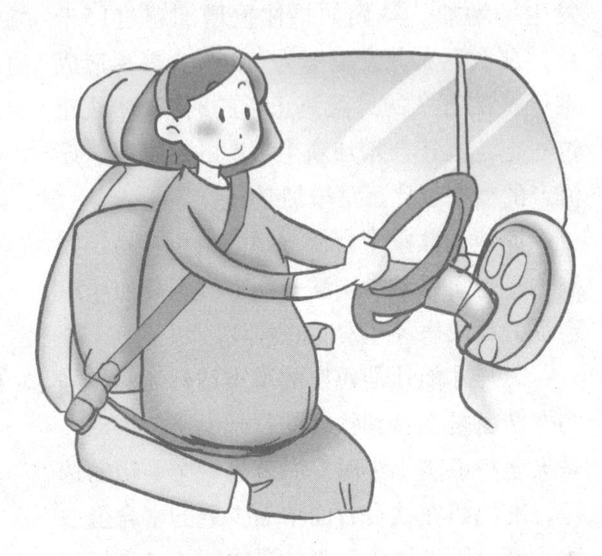

很多人都喜欢在车前方的仪表台上放很多东西，香水瓶、纸巾盒、钥匙等，其实放这些东西不仅使车内显得很凌乱，最关键的是一旦紧急刹车，很容易伤到坐在前排的人；或者一不小心东西掉到准妈妈脚下，影响了汽车的制动，后果不堪设想。而香水中的酒精成分也比较多，对准妈妈的健康不利。所以尽量不要放在车里。

不宜开新车

新购置的车皮革等气味很重，车内空气污染严重，不利于孕妇和胎儿健康。新车买回来后应该先打开车门、车窗，放掉一部分化学气味，然后可以放些竹炭、菠萝等可以吸收异味的东西。孕妇最好也不要乘坐新车。

避免开车过猛

开车时，时速不要超过60公里，准妈妈应避免紧急制动、紧急转向，否则冲撞力过大，会使腹中的胎儿受到惊吓。

其他应注意的细节

车内始终保持适宜的温度，绝对禁止吸烟。建议安装车窗防晒膜，避免阳光直射。

定期去正规的汽车保养处或4S店进行车子的除臭杀菌护理，适时更换空调滤芯，以保证车内环境干净、整洁。

应尽可能避开交通堵塞的高峰时段，事先要做好路况调查。为防止长时间疲劳开车，可以准备一些舒适的头枕、靠垫等。每天只开熟悉路线，而且连续驾车尽量不超过1小时。

系安全带时，安全带的肩带置于肩胛骨的地方，而不是紧贴脖子；肩带部分应该以穿过胸部中央为宜，腰带应置于腹部下方，不要压迫到隆起的肚子。身体姿势要尽量坐正，以免安全带滑落，压到胎儿。

96 孕晚期不宜远行

孕晚期孕妇生理变化很大，适应环境的能力远不如平时，长时间的车船颠簸会使孕妇难以入睡，精神烦躁，身体疲惫，从而影响食欲。

车船上空气一般都很污浊，各种致病菌也比其他环境多，很容易使孕妇感染疾病。在这种条件下，孕妇往往容易发生早产等意外。

长时间坐车，车里的汽油味会使准妈妈感到恶心、呕吐、食欲降低。由于坐车时间长，下肢静脉血液回流减少会引起或加重下肢水肿，导致准妈妈行动更不方便。

乘车人多，一般较拥挤，晚期妊娠腹部膨隆，容易受到挤压或颠簸而致流产、早产。如果必须远行，应做好准备：

1. 不要临近预产期时才开始动身，最好提前1～2个月动身，以防途中早产。

2. 出发前最好随身带些临产用的东西，如纱布、酒精、止血药品等。若有医护人员护送，最为理想。

3. 外出最好乘坐火车，并购买卧铺票，以利孕妇中途休息，尽量不要乘汽车。

4. 应事先考虑目的地的气候条件，带好必要的衣物，以防受凉受寒。

5. 有晕车、晕船现象的孕妇应带上一些防晕车的药物，必要时遵医嘱服用。因为晕车、晕船造成的恶心、呕吐易诱发子宫的收缩，导致早产。

6. 出现腹部阵痛、阴道出血等分娩先兆症状时，应立即报告车船上的工作人员，以采取紧急措施。

97 孕晚期适宜的姿势

尽管身体日益臃肿、行动不便，为了能够顺利分娩，准妈妈的日常活动量还是不能减少，不过要注意选择正确的姿势。

俯身弯腰

要尽可能地避免需俯身弯腰的动作，以免给脊椎造成过重的负担。如果孕妇需要从地面拣拾东西，腹部会妨碍背部做弯曲动作，因此俯身动作不仅要慢慢轻轻向前，还要首先屈膝并把全身的重量分配到膝盖上。

起身站立

如果说两三个月的孕妇起身还算轻松，那么现在起身就得缓慢有序地进行了，以免腹腔肌肉过分紧张。仰卧着的孕妇起身前要先侧身，肩部前倾，屈膝，然后用肘关节支撑起身体，盘腿，以便腿部从床边移开并坐起来。

站立

选择一种让身体最舒适的姿势站立，活动相应的肌肉群，比如，收缩臀部，就会体会到腹腔肌肉支撑脊椎的感觉。如果需要长时间站立，为促进血液循环可以尝试把重心从脚趾移到脚跟，从一条腿移到另一条腿，这样会减轻不适感。

坐姿

孕妇正确的坐姿是要把后背紧靠在椅背上，必要时还可以在靠肾脏的地方放一个小枕头。

乘坐公交车

乘坐无轨电车、公共汽车和地铁的孕妇，要尽量为自己争取到座位，以免因急刹车失去平衡而摔倒。要等车完全停稳后再从座位上起身并下车，无须担心下不去，一般而言公交乘务员会特别关照孕妇。

98 过年过节要注意休息

春节的时候事情特别多，要准备年货，要打扫房间，这个时候准妈妈一定要小心行事。

打扫卫生一定要小心

对于准妈妈来说，在春节前的大扫除中要注意以下几点：过年打扫卫生时千万不能长时间接触冷水，如果准妈妈着凉的话也会影响胎儿的健康。不要长时间蹲着做家务，因为长时间采用蹲着的姿势会使骨盆充血，而且也会挤压到宝宝。

不要远行

中国人习惯在过年的时候回家团圆，但是对于家在外地的准妈妈来说，最好不要长途跋涉，因为旅行造成的劳累、饮食不规律、睡眠不足等都会影响胎儿的健康。

一定要注意多休息

春节期间，准妈妈的活动量也会相对地增多，有时可能会晚睡，这样会使准妈妈疲惫不堪。准爸爸及家人要多体恤准妈妈的辛苦，让她每天有足够的时间休息，白天最好能有1小时的午睡时间。另外，准妈妈自身也要控制一下，娱乐要适度，累了就要及时休息，晚上也要尽量早点儿睡。

避免因过年而忌医

春节期间，准妈妈千万不要因为过年有一些传统而不去看病，只要身体有不适就要去医院，如突然出现腹部阵痛、有水样的阴道分泌物或阴道出血等，这些都可能是胎儿异常的表现，应该及时就医。

要注意饮食

过年的时候好吃的东西特别多，这时准妈妈要注意，不可暴饮暴食，对自己没有益处的食物尽量不吃。

99 准妈妈千万注意不要动了“胎气”

什么是胎气

许多准妈妈在怀孕后，长辈们都会嘱咐一声说：不要动了胎气。那么，准妈妈们知道“胎气”是什么吗？《备急千金要方》中记载，胎气是指胎儿在母体内所受的精气。古人认为我们人类由胚胎以至成形，都是依赖胎气而逐渐滋长的。在胎儿离开母体之后，生长发育的正常与否，也与胎气禀受有关。若胎儿禀受充足，则气血调和，精力充沛，发育正常，形体壮健。如果胎儿在母亲体内禀受不足，则有发育障碍，形体羸瘦，如至四五岁尚不能立行等，这都是属于胎气不足的后果。

如何养胎

孕中期的准妈妈如何养胎，具体应做到以下几点：

在现有条件下美化居室：环境的美与洁对准妈妈心情、气血健康都会有影响。比如把杂物处理一些，住房尽可能弄宽敞、明亮一些、通风采光好一些，尽可能远离污染源，对胎儿都会大有益处。

避开不利胎儿的场所。例如，屋子或附近环境太潮湿对孕妇、胎儿不好，最好想法避免，因为环境过于潮湿，容易生长细菌病毒，人容易得病。

做运动时要谨慎，避免动了“胎气”。在运动时如果准妈妈阴道出血，有液体流出，出现不寻常的疼痛或者突发疼痛、胸痛、呼吸困难，严重或持续的头痛或头晕等问题，一定要立即停止运动，最好马上去医院检查。另外，如果在停止运动半小时后仍然持续有宫缩，就更要去医院进行检查。

动了胎气怎么办

若无大量出血、腹痛的症状，可继续观察，暂时无须用药。观察期间要注意卧床休息，少吃辛辣刺激性食物及生冷食物，禁止性生活。

若出血量较多或伴有腹痛，需要到医院进行血HCG、黄体酮及B超等检查，如果确诊是先兆流产，需要在医生指导下应用黄体酮、维生素E等药物进行保胎治疗。

100 准妈妈佩戴首饰要谨慎

孕期最好不要戴戒指、手镯等饰品。在怀孕的过程中，准妈妈的体内环境会发生变化，孕激素水平、雌激素水平都会相应增高，且分泌更多的生长激素。而且由于新陈代谢会有所改变，体内容易形成组织肿胀，导致胳膊、手指、下肢等都会相应变粗。手指变粗后，戴上戒指会因太紧而影响肢体血液循环，尤其在孕后期水肿严重时，还可能会造成因戒指太紧而无法取下的情况，更有甚者可能出现皮肤损伤、骨头坏死等严重后果。

玉镯等饰物也会发生同样的问题，由于手臂变粗无法拿下镯子，会在准妈妈待产时带来很多不必要的麻烦，如妨碍静脉穿刺、输液等。

关于玉器的辐射问题，有研究表明，玉石和金属长时间接触会引起放射而导致皮肤疾病，如果是短期接触，辐射不会很大。经过处理的石头会有辐射，一般都要放置一段时间后才可以出售，这样对人体的辐射较小，对人的身体不会造成什么危害。如果是假玉石，有可能会致癌。虽然这些首饰对我们一般可能伤害不大，但是对胎儿的发育可能会造成一定影响，为了安全起见，准妈妈还是放弃佩戴这些首饰吧。

101 职场准妈妈要注意工作环境

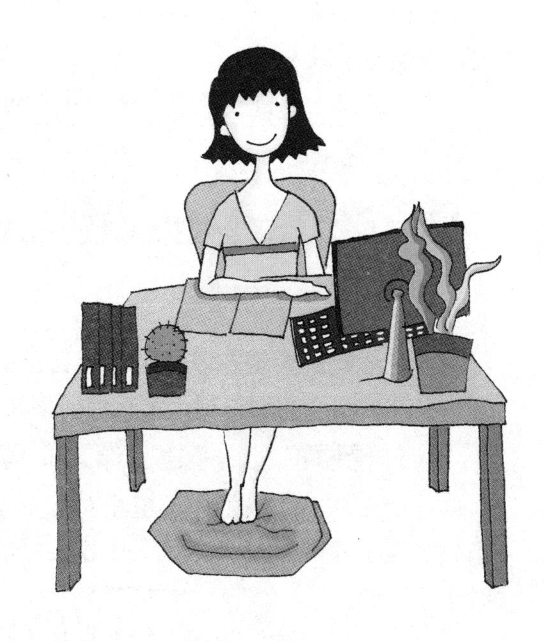

在办公室工作的准妈妈不要整天坐着不动，每隔1个小时就要起来走动一下，或做一些简单的伸展动作。准妈妈即使要加班，也要在中间放松一下，站起来走走，或做一些简单的伸展动作。感到身体挺不住的时候就不要硬撑，如果觉得自己的工作量有些大，可以主动做一些调整。

注意工作中的饮食问题

如果公司食堂的菜不好吃或者是工作餐营养不均衡，准妈妈可以从家里带饭到公司吃，既卫生又营养，也能按照自己的口味准备午餐，有利于营养的均衡摄入和吸收。注意不要去公司附近的路边摊、小饭馆等卫生条件不好的地方吃饭。另外，吃点健康小零食补充体力没问题，但千万不要为了图方便吃速食、小吃和热量高的零食来代替正餐。

经常开窗透气

写字楼里一般因为有空调所以很少开窗户，准妈妈可以把座位调换到有窗户的位置，经常开窗透气。也可以买个小型的空气净化器放在办公室里。

工作中的休息和调整

怀孕期间人会变得容易疲劳或失眠，尤其到了孕中期的时候，这种情况更明显。上班时候昏昏欲睡、没有精神是很多职场准妈妈的烦恼，所以准妈妈可以利用午休时间到会议室或员工休息室休息一会儿，半小时到一小时左右就能恢复精神。

工作到一半如果很想睡觉，就起来到户外走动一下，呼吸一下新鲜的空气，或者和同事聊几句，让自己兴奋起来，但不要用咖啡、茶之类的刺激性饮料提神。试试嚼口香糖，也可以使用一些温润型的精油来提神。这个时期准妈妈最好调换一下工作内容。

上班舒适小窍门

可在办公桌底下放个鞋盒当作搁脚凳，准备一双拖鞋，需要时换上。

穿舒适的鞋，可以选择适合孕妇的长袜或紧身衣。穿宽松舒适的连衣裙，方便坐下或站起。

在办公桌上准备一个大水杯，随时喝水。

102 准妈妈何时停止工作

现代准妈妈大多在职场上拥有自己的天地，可以怀孕工作两不耽误。但是终有需要临产的那一刻。那么何时停止工作是最合适的呢？

工作性质不同，停止工作时间有异

环境安静清洁：工作环境相对比较安静清洁，也没什么危险性的，长期坐办公室工作的，且身体状况比较良好的话，可以在预产期的前一周或两周时回家待产。

环境阴暗嘈杂：孕妇工作地点是工厂的操作间或暗室等环境比较阴暗嘈杂的地方时，建议还是尽量调动工作或暂时离开休养。

需长时间走动：孕妇是饭店服务人员、销售人员或每天至少会有4小时以上是在行走的，建议在预产期的前两周半就要停止工作，回家休养。

运动量大：孕妇的工作运动量大，建议提前一个月就停止工作，以免发生不必要的意外。

其他职业停止工作时间

长时间站立即每天不少于4小时的教授或管理人员：40孕周。

间断地举重物在50磅以下：40孕周。

偶尔举重物在50磅以上：30孕周。

经常弯腰达10次/小时：28孕周。

重复举重物在25磅～50磅：24孕周。

重复举重物在25磅左右：20孕周。

了解劳动法

按照有关规定，育龄妇女可以享受不少于90天的产假。从女性保健的观点来说，这90天的产假实际上有两周是为产前准备的。因此，怀孕满38周的上班族准妈妈，就可以在家中休息，一方面调整身体，另一方面为临产做一些物质上的准备。

如果准妈妈在孕晚期出现早产、妊娠高血压疾病等异常情况，医生会建议休息或住院监护，上班族准妈妈应绝对听从医嘱，马上停止工作。

103 职场准妈妈如何请产假

关于产假的法律规定

我国法律规定，普通女性职工产假为90天，其中产前休息15天，难产的增加产假1～5天；多胞胎生育的，每多生一个婴儿，增加产假15天。如果女性职工晚育（比法定婚龄推迟4年以上初育），产假在90天的基础上增加30天；难产的，另增加产假15天。如果女性职工怀孕2个月内流产的，给予15天产假；2个月以上不满4个月流产、引产的，给予30天产假；怀孕满4个月以上流产、引产的，给予42天产假。

怀孕生产的职业女性还可享受上班时间的哺乳假。哺乳时间和在本单位内哺乳往返途中时间，算作劳动时间。有未满1周岁婴儿的女性职工，可以拒绝单位安排上夜班及加班的要求。

请产假前需要做哪些准备

事先做好职场上的准备，才能让产假没有后顾之忧。不妨每天将工作进行状态记录下来，事先放在桌上，做好任何人都可以接手你的工作的准备。在离职前，可以给你的后任留下以下这些提示，以便他更快地适应你的工作。

1. 每一项工作涉及的相关人员有哪些，需要向谁汇报工作。
2. 工作中遵循的原则是什么，要保持怎样的工作状态和态度。
3. 每一项工作执行的日期，例如具体到某日、某周，是否有固定规律。
4. 可以从哪里得到资源或协助。
5. 该如何执行你的工作，有何技巧。

104 证件一个都不能少

准生证

准生证就是计划生育服务证，这张证明是宝宝降临这个世界的合法“通行证”，宝宝的出生、户口申报及其他福利都和它有密切关系。

办理准生证

所需材料：

夫妻双方户口簿；

夫妻双方身份证；

结婚证原件和复印件；

夫妻双方的初婚初育证明。可以由工作单位或户口所在地居委会开具，加盖公章；

女方1寸免冠照片1张。

办理单位

夫妻一方户籍所在地乡镇（街道）计划生育办公室。

办理程序

夫妻双方由单位或户籍所在地街道办事处开具的从未生育过子女证明，持有该证明和结婚证原件及复印件、双方户口簿、双方身份证，到夫妻一方户籍所在地乡镇（街道）计划生育办公室进行办理。

填写《出生医学证明自填单》

准妈妈在入院的时候，医院会要求填写《出生医学证明自填单》，为即将到来的宝宝做好填写《出生医学证明》的准备。出生证是宝宝的第一份人生档案。

注意事项

◇ 提前给宝宝起好名字。

◇ 当收到医院出具的《出生医学证明》后要认真核对，如有填写错误，应及时申请换发。《出生医学证明》严禁涂改，一旦涂改，视为无效。

◇《出生医学证明》是婴儿的有效法律凭证，要妥善保管。

户口申报

申报户口要带齐必要的证明：

计划生育部门颁发的生育服务证；

医院签发的《出生医学证明》；

户口簿。

办理程序

到户口所属的派出所户口申报处申报时，应详细填写户口申请单，进行户口登记，交纳一定的手续费后，宝宝的名字就添加在户口簿上了。

第4章

健康管理：孕期疾病与异常

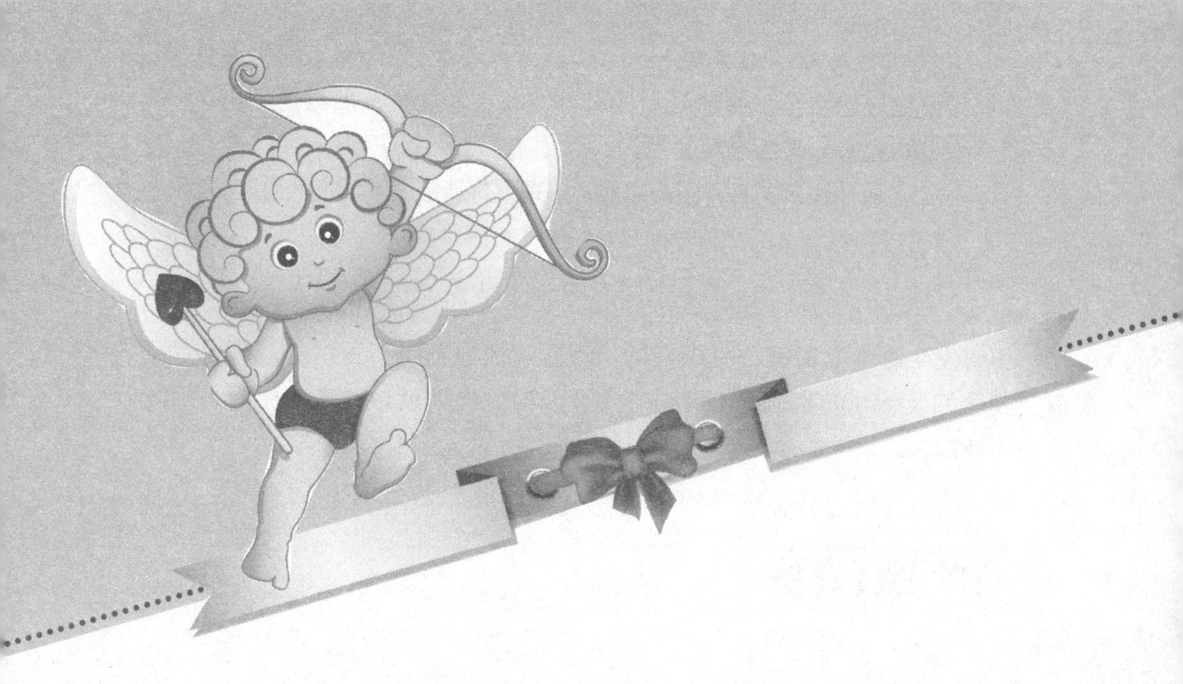

1 孕期阴道出血

一般来说，怀孕早期流血往往是自然流产的征兆，而怀孕晚期流血原因较多，且有时很严重，应引起高度重视。怀孕晚期阴道流血的原因主要有以下几方面。

1. 阴道静脉曲张破裂：妊娠晚期，随胎儿的增大，盆腔内静脉受压，阴道静脉回流受阻，过度曲张而引起破裂流血。

2. 宫颈糜烂：妊娠晚期，孕妇的抵抗力相对较低，细菌入侵引起感染，导致宫颈糜烂。阴道常有少量出血，一般与白带同时排出，称为血性白带。

3. 宫颈癌：宫颈癌合并妊娠较少见，但妊娠末期出现持续性阴道流血不可忽视，应做必要的检查。

4. 前置胎盘：出血多为无痛性。

5. 胎盘早剥：胎儿还未娩出，胎盘先从子宫壁上分离，称为胎盘早剥。妊娠高血压综合征、腹部受到撞击等情况下易出现。胎盘早剥出血多伴随有明显的腹痛，甚至出现休克。

6. 早产：临床表现与足月临产相似，出现不规律宫缩、阴道流血等。

7. 子宫破裂：如以往有剖宫产或子宫肌瘤挖除病史，妊娠晚期突感下腹剧痛、阴道流血等情况，应想到子宫破裂的可能。

不管发生在什么时间，妊娠期间出现阴道流血都是不正常的，严重者可危及到孕妇及胎儿的生命，因此，一定要及时到医院就诊，查明原因，再做恰当的处理。

2 警惕宫外孕

宫外孕又称异位妊娠，它是指受精卵在子宫腔以外着床发育。我们说得最多的是输卵管妊娠。宫外孕的早期表现为以下几个方面：

停经：大部分患者停经6周～8周，但也有患者无明显的停经现象，还有

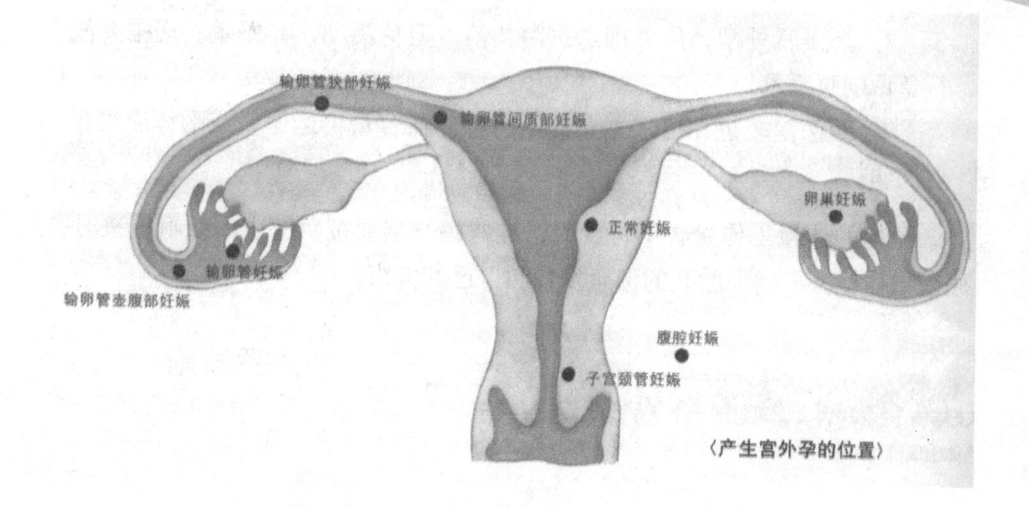

〈产生宫外孕的位置〉

的女性将阴道出血误认为是一次正常的月经。

腹痛：是因为输卵管破裂所致，常为一侧下腹撕裂样疼痛，还伴有恶心呕吐，肛门坠胀感，如果出血过多，会疼痛难忍。

阴道出血：常有不规则阴道出血，颜色深褐，量少，一般不超过月经量，总是不净。如果是大出血，则情况要严重得多，有晕厥和休克的可能。

如有上述症状，你需要到医院检查，进行具体而详细的检查和一些辅助项目。

宫外孕是由受损的输卵管引起的。受精卵由于不能在一条受损的输卵管中通过，因此就会黏附在输卵管中并且生长。可能会引起输卵管受损和宫外孕的情况如下：一、抽烟。抽烟的数量越多，患宫外孕的风险越高。二、盆腔炎症。这通常是由于淋病和衣原体引起感染的结果。三、子宫内膜异位症。这可能会引起输卵管内有受损的组织块。四、在怀孕之前受到一些化学物质的辐射。还有一些治疗同样会增加宫外孕的风险，包括：输卵管或盆腔内的手术、不育治疗手术，如试管受孕等，都容易引起宫外孕。

如果经检查已经怀孕，但准妈妈有上述症状，就应去查个血HCG，医生会根据当时情况作出判断。一般怀孕35天～40天，通过B超会在宫腔内看见孕囊。如果孕囊不在正常宫腔内，就是宫外孕。

B超的光波是一种超声波并不是X光线，初期做一两次B超不会对胎儿有太大影响，但也不要多照。一旦怀疑有宫外孕，要采取应急措施：

1. 怀疑宫外孕，应立即送医院救治。避免活动，要平躺。通常要施行急诊剖腹手术。

2. 距医院较近，可依据条件给予补充血容量再运送，或酌情应用止血药物。

孕期的体检工作是必不可少的，准妈妈一定要按照医生的嘱咐，按时去医院做体检，以确保胎儿的健康发育和自己的健康。

3 如何预防宫外孕

已婚女性一旦月经过期，发现不规则阴道流血，伴有下腹一侧剧烈疼痛时，应立即就诊，不要延误治疗，以免流血过多而危及生命。

宫外孕早期症状隐匿，多数患者在突发剧烈腹痛时才发觉，此时孕卵包膜已破裂或马上破裂，需立即去医院急诊。如何预防宫外孕呢？要了解这个问题，首先要了解一下宫外孕发生的病因。

宫外孕的发病原因

喝酒、吸烟

研究发现，长期喝酒或突然大量喝酒的女性，其输卵管腔容易变得狭窄，纤毛摆动功能低下，输卵管壁蠕动性差，不利于受精卵在子宫着床。吸烟患者患宫外孕的概率是非吸烟者的1.5～4.0倍。烟草中的尼古丁可改变输卵管的纤毛运动，并且导致体内免疫功能低下，输卵管等盆腔器官易发生感染。

输卵管异常

输卵管发育不良或畸形发育，如输卵管弯曲、螺旋状、双输卵管口等，都会妨碍受精卵进入子宫。急慢性输卵管炎患者由于输卵管黏膜充血、水肿，黏膜皱襞发生粘连，使输卵管腔变窄，管壁平滑肌蠕动减弱，不利于孕卵运行，也可导致宫外孕。

妇科疾病

子宫内膜异位症是宫外孕的高危因素，当子宫内膜异位在输卵管间质部时，受精卵可能就在此“安营扎寨”。子宫肌瘤患者或卵巢囊肿患者由于肿物挤压和牵引，子宫和输卵管移位，阻碍受精卵正常着床，可引起宫外孕。

还有一些治疗同样会增加宫外孕的风险，包括：输卵管或盆腔内的手术、不育治疗手术，如试管受孕等，都容易引起宫外孕。

如果经检查已经怀孕，但准妈妈出现腹痛、阴道流血等症状，应去医院检查血HCG，医生会根据当时情况作出判断。一般怀孕35天～40天，通过B超会在宫腔内看见孕囊，如果孕囊不在正常宫腔内，就可判断为宫外孕。

专家指导

宫外孕是可以预防的。不吸烟喝酒，注意孕前检查，积极医治妇科疾病，正确掌握受孕时机，就可降低宫外孕发病率。

4 警惕孕早期阴道出血

点滴出血是轻微的阴道出血，类似于月经初期或末期的出血量。出血的颜色可能呈粉色、红色或褐色（血干了之后的颜色）。而阴道出血是比较多的出血，甚至是大量出血。

植入性出血

现象：受精卵在子宫壁上着床时，准妈妈可能会一两天里有轻微的出血现象。受精卵着床发生在受精之后6天～7天，乃至10天左右。

应对措施：这时准妈妈可能还不知道自己已经怀孕，如出现轻微出血现象，一定要引起注意，去医院检查。

流产

现象：早期流产时，不一定会伴随腹痛。临床上有时会遇到这样的情况：准妈妈忽然出现阴道流血，自己却无任何感觉，去医院检查，才知已经流产。

应对措施：去医院检查，如果经检查胚胎是正常的，则给予适当的治疗，卧床休息，禁忌性生活，有的流产还是可以避免的。

葡萄胎

现象：葡萄胎的早期症状有时与正常的妊娠很难区别，但葡萄胎的妊娠反应常较重，出血量较多，且反复出现，会排出水泡状组织。并且常感觉腹部包块、下腹胀痛。

应对措施：葡萄胎的真正病因不明，但有遗传倾向。一旦诊断为葡萄胎，应立即进行清宫术，术后需随访，并避孕两年。

压力太大

现象：如果因为平常太劳累、工作压力大，每次出现少量的出血，只要多卧床休息，即可改善症状。

应对措施：生活和工作中都应该给自己减压。另外，虽然卧床休息是最佳的安胎方法，但在初次发现有出血现象时，最好还是请医师辨明症状，以免错失治疗时机。

5 什么是葡萄胎

受精卵着床后，胚胎会生出许多绒毛并种植在母体的子宫上，胎儿就是靠这些大量的绒毛同母体进行物质交换，获得氧气、营养和进行新陈代谢的。但是由于某些病理性情况的影响，胚胎的绒毛间质发生水肿，每个绒毛变成膨大的水泡状。这些水泡相连成串，酷似葡萄状，因此叫作葡萄胎。

在大部分情况下，葡萄胎孕产都会自动流产。如果没有，一旦发现得了葡萄胎后，应立即刮宫，以免危及生命。对于年龄大的女性，还应考虑全子宫切除，以防止恶性病变。

导致葡萄胎的确切病因现在尚不明了，一般认为与营养障碍特别是叶酸缺乏、病毒感染、遗传和免疫功能障碍等因素有关。因此，准妈妈要补充足够营养，增强免疫力。

6 警惕着床位置不当

有的胚胎虽然着床在子宫里，但是在子宫颈或子宫角，往往不能正常地生长发育而导致流产。正常的胎盘附着于子宫体的底部、后壁、前壁或侧壁；如果胎盘附着在子宫下段，甚至胎盘边缘达到或覆盖子宫颈内口，就属于胎盘着床位置太低。其位置低于胎儿先露部者，称为低置胎盘或前置胎盘，前者在日后随着妊娠月份的增加，胎盘自然往上拉，对分泌影响不大；后者在孕期会有无痛性的阴道出血，需在产前明确诊断。

7 妊娠剧吐

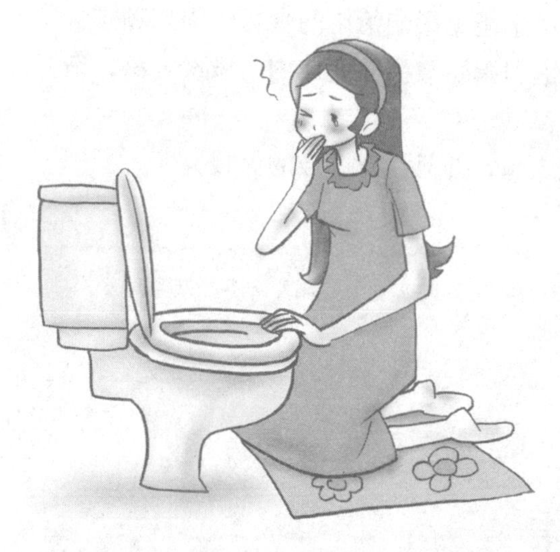

正常的早孕反应一般对生活与工作影响不大，不需特殊治疗，多在妊娠12周前后自然消失。而妊娠剧吐则是指少数准妈妈早孕反应严重，恶心、呕吐频繁，不能进食。严重的妊娠剧吐不仅会影响准妈妈的身体健康，造成胎儿生长发育不良，甚至威胁到母婴生命安全。

一旦孕期发生妊娠剧吐，一定要及时就医，并在医生指导下积极治疗。同时，要进行一些必要检查，排除葡萄胎、急性病毒性肝炎、胃肠炎、胰腺炎或胆道疾患的可能。如积极治疗仍无好转，可考虑终止妊娠。

有妊娠剧吐症状的准妈妈要解除思想顾虑，保持情绪平稳、愉快，并注意休息。必要时需住院治疗。

8 孕期失眠原因与对策

准妈妈由于体内激素水平的改变，在精神和心理上都比较敏感，对压力的耐受力也会降低，常会忧郁和失眠。随着孕期的推进，准妈妈还会因为子宫增大的压迫而导致尿频，并因此频繁起夜，降低睡眠质量。半夜小腿抽筋也会影响准妈妈的睡眠。要解决准妈妈的失眠问题，可以参考以下对策：

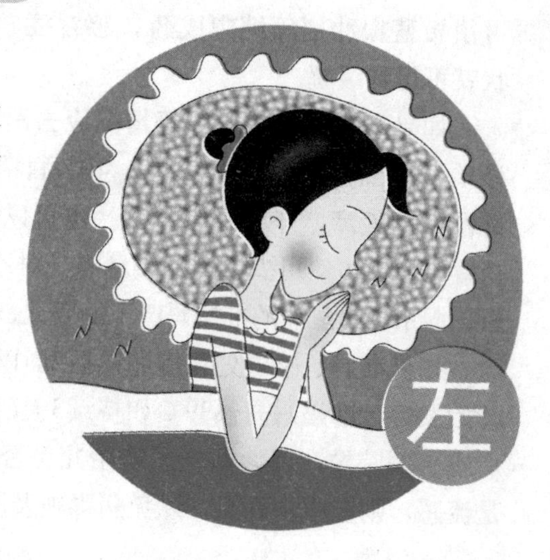

1. 善于调适面临的压力，调节自己的情绪。

2. 避免刺激性饮食，不要过多使用化学药物。发炎、过敏等情况都会增加心理的不适，加重尿频。必须尽量避免影响情绪的食物，例如咖啡、茶、油炸食物等，尤其是食品中的饱和脂肪酸会改变体内的激素分泌，造成很多不适。

3. 调整睡姿，尽可能左侧卧位入睡，并且注意下肢的保暖。

专家指导

入睡前3小时吃些东西，多数情况下能提高睡眠质量。此外，多吃蔬菜和水果，少吃动物性蛋白质、精淀粉（如白面包、白米饭、甜食等），可以减少血液酸碱度不平衡的问题，减少半夜抽筋现象。

9 孕早期感冒应对方法

一般来说，孕期头3个月禁用一切药物。如果是轻度感冒，不发热，或发热时体温不超过38℃，可以采取非药物疗法，如增加饮水，补充维生素C，穴位按摩，饮食调理，充分休息，也可用板蓝根冲剂等纯中成药，感冒症状就可得到缓解。

如果出现高热、剧咳等情况应去医院诊治。退热可用湿毛巾冷敷，40%酒精擦颈部及两侧腋窝，并应卧床休息。也可以注射柴胡。经物理降温后，若高热仍持续不退，可使用少量的扑热息痛（对乙酰氨基酚）。据流行病学调查结果分析，服用扑热息痛的准妈妈产下的婴儿，畸胎发生率并无增加的表现。

如果准妈妈感冒处在排卵以后2周以上，这一时期，胎儿的中枢神经已经开始发育，准妈妈高热39℃如持续3天以上，就可能会对胎儿造成影响。病愈后应去医院做产前诊断，了解胎儿是否受到影响，是否需要终止妊娠。如果是流感，则应中止妊娠，以免病毒殃及胎儿。

如果准妈妈在怀孕3周～8周之后患上感冒，并伴有高热，对胎儿的影响较大。病毒可透过胎盘屏障进入胎儿体内，有可能造成胎儿先天性心脏病、兔唇、脑积水、无脑和小头畸形等。感冒造成的高热和代谢紊乱产生的病毒会刺激子宫收缩，造成流产，新生儿的死亡率也会因此增高。

孕期如何预防感冒

1. 尽量不接触感冒的病人。尽量不要到人流量大的公共场所去，减少感染病毒的机会。

2. 家中经常通风换气，温、湿度适宜，经常用醋熏蒸房间。

3. 保持良好的心境，增强对疾病的抵抗能力。

准妈妈一旦感冒，应该及时在医生指导下进行安全治疗，切忌延误病情。

孕期感冒如何用药

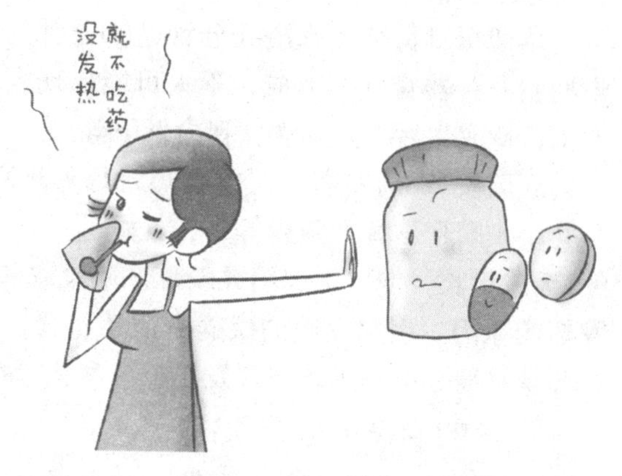

妊娠后，准妈妈体内的酶有一定的改变，对某些药物的代谢过程有一定的影响。药物不易解毒和排泄，可引起蓄积性中毒，在孕早期胎儿器官形成时，药物对胎儿有一定的影响，故感冒最好不吃药。孕中期要慎用药，像庆大链霉、链霉素、卡那霉素等对听神经有损害的药物应慎用，最好不用。在孕晚期，药物一般对准妈妈、胎儿没有太大的影响了。

但万事都是一分为二的，准妈妈用药虽有一定的风险，并不是完全无益。一些疾病本身对胎儿、母亲的影响远远超过药物的影响，这时，就应权衡利弊，在医生指导下，合理用药。自己千万不可随意服药，以免对母体和胎儿造成不良影响。

孕期感冒发烧，不妨选用一些毒副反应较少的中草药对症处理。具有清热解毒、抗病毒作用的板蓝根、连翘、羌活、金银花等都有较好的疗效。中成药及其制剂银翘解毒丸及片剂、颗粒剂，复方板蓝根注射液，银黄口服液等都有较好的疗效。

10 孕期高热的危害

医学家徐之才强调："二月之时，儿精成于胞里，当慎护之，勿惊动也。"意思是说妊娠两个月时，胎儿的精气在母体的胞宫内生成，必须谨慎护理，不要随便惊动他。这时的胚胎不仅形态上已产生了巨变，而且还能够感受到外界的刺激，准妈妈切不可认为怀孕不久，胎儿尚未成形而掉以轻心。

准妈妈高热对胎儿有致畸作用

准妈妈体温如果比正常体温高1℃～4℃，即可诱发胎儿畸形。准妈妈对热刺激的敏感时间在妊娠头3个月。孕早期胚胎如果处在高温环境下，会使胚胎细胞停止分裂，特别是胎儿的中枢神经系统最易受到损伤，造成畸胎，严重者可导致胚胎死亡。

孕期每日持续热水浴40分钟～60分钟的孕妇，畸胎率明显升高。虽然孕中期胎儿各器官基本形成，不太可能出现大的结构畸形，但发热可损害胎儿大脑，造成生后小儿癫痫、智力低下等。

胚胎发育6周左右，严重高热（每天升高2℃～3℃，持续1小时）可导致胎儿小头畸形、智力障碍等；在妊娠的头3个月，准妈妈发热38.9℃以上，持续1天或更长，便可引起胎儿畸形。除桑拿和热水盆浴外，患病也是导致孕妇发热的原因。引起发热的疾病有流感、肾盂肾炎、链球菌性咽炎等。因此，在怀孕早期，准妈妈若出现发热，应尽快治疗。

低热的治疗（低于38℃）

准妈妈出现低热时不必紧张，找出原因，对症治疗。如果是感冒引起的低热，可多喝开水，服用维生素C、感冒冲剂等，充分休息，一般能很快痊愈。

高热的治疗（高于38℃）

准妈妈出现高热时，要尽快采取物理降温法，如湿毛巾冷敷、酒精擦浴等，热天可给予清洁冷饮，必要时可用柴胡注射液，尽量不用西药退热针或退热片。选择退烧药物时，应选用对胎儿无影响的药物。

准妈妈避免发热的措施

准妈妈除避免发热性疾病外，还应避免其他导致体温升高的因素，如洗过热的热水浴、盛夏中暑、高温作业、剧烈运动等。

孕早期为什么会头晕

很多准妈妈总是会突然感到一阵晕眩，特别是早晨起床后或久坐站立时，虽然晕眩感很快就会过去，但常常又会莫名其妙地再次出现。造成孕期头晕的因素究竟是哪些呢？

低血糖

怀孕后准妈妈的新陈代谢加快，以至于血糖偏低，容易出现头晕、心悸、乏力、手颤和出冷汗等症状。再加上孕早期妊娠反应强烈，经常呕吐，食欲不好，也会加重头晕等低血糖症状。

针对这种情况，准妈妈要注意营养摄入，一日三餐要吃好，尤其是早餐更要重视。注意多吃高蛋白和高碳水化合物的食物。平时也可以随身带些饼干、酸奶、水果、糖果等，一旦出现头晕现象，马上吃点东西就能缓解不适。

低血压

胎盘会分流一部分的血液，因此，准妈妈的血容量会稍稍有些下降，而血压下降会导致大脑供血不足，从而出现头晕、眼花和眼前发黑等症状。血压下降也会导致肢体供血不足，肢体缺血则会出现畏冷、疲乏、四肢无力等症状。

如果准妈妈是这种原因造成的头晕，坐着或者躺着时不要一下子站起来，变换姿势时要尽量放慢动作，以免大脑供血不足。要多喝白开水，以增加血容量，洗澡的时候水温不宜过高，以防血管扩张血压下降。头晕发作时最好立即坐下，或者左侧卧休息。

生理性贫血

怀孕会使准妈妈的血液相对被稀释，红细胞数和血红蛋白量下降，由此造成生理性贫血，从而引起暂时性晕眩。

准妈妈要多吃一些含铁的食物，如瘦肉、动物血、鸡蛋黄、海带、黑木耳和花生等。做菜最好多用铁锅和铁铲，避免铁质流失。

11 妊娠牙龈炎

妊娠牙龈炎多见于妊娠早期，引发妊娠牙龈发炎的原因主要是怀孕后准妈妈体内雌、孕激素增多导致牙龈血管发生变化，再加上不注意口腔卫生，有牙垢沉积、牙齿排列不整齐或张口呼吸等因素的综合影响。

妊娠期牙龈炎将随妊娠的进展而日益加重，但产后会逐渐自行消退。要预防妊娠牙龈炎的发生，准妈妈应在孕前就做好口腔检查；孕期坚持刷牙、漱口，保持口腔清洁。同时要注意多吃富含维生素C的新鲜水果和蔬菜，以降低毛细血管的通透性。有牙龈炎的准妈妈要注意挑选质软、不需多嚼和易于消化的食物，以减轻牙龈负担，避免损伤。

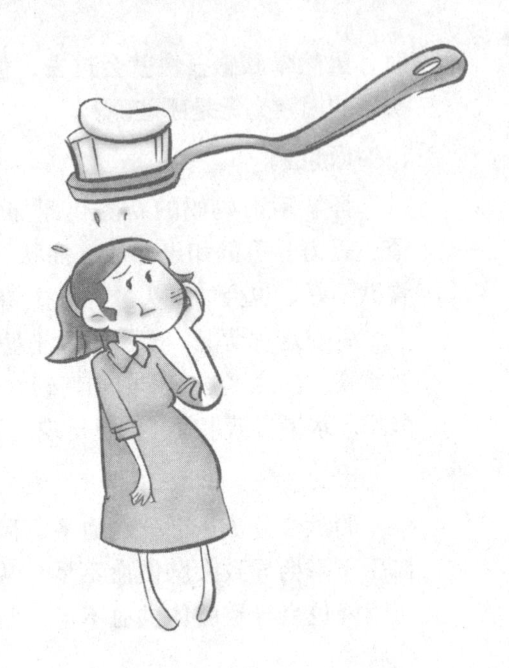

准妈妈最好使用软毛牙刷刷牙，刷时注意顺牙缝刷，尽量不碰伤牙龈，不让食物碎屑嵌留在牙龈中。

12 孕期拔牙可致流产

拔牙可引起流产

孕妇在怀孕最初的2个月内拔牙可能引起流产，在怀孕8个月以后拔牙可能引起早产，只有在妊娠3～7个月时拔牙，才相对安全一些。孕妇除非遇到必须拔牙的情况才可以在怀孕3～7个月间拔牙，一般认为整个孕期不拔牙为宜。

拔牙引起流产的原因

妇女妊娠期间身体产生了一系列的生理变化，口腔常常出现牙龈出血、水肿以及牙龈明显增生，如果再拔牙，很容易大量出血。更为严重的是，妇女妊娠期对各种刺激的敏感性大为增强，即使轻微的不良刺激也有可能导致流产或早产。尤其有习惯性流产、早产的妇女，如果拔牙，更易引起流产或早产。

孕妇如何拔牙

对于妊娠期必须拔牙的孕妇，拔牙的时间要选择在妊娠3个月以后，7个月以前，并做好拔牙的一切安全准备工作。在拔牙前一天和拔牙当天可肌肉注射黄体酮10毫克，拔牙麻醉剂中不可加入肾上腺素；麻醉要完全，以防因疼痛而反射性引起子宫收缩导致流产或早产。

13 孕期多汗怎么办

怀孕期间，准妈妈体内的血液循环尤其旺盛，因此会产生更多的热量，很多女性就会出现汗液分泌增多的反应，以此来调节身体的温度。出汗较多的准妈妈要注意多喝水，以便随时补充流失的水分。温热的果汁、水果茶也是准妈妈补充水分的不错选择，还能起到清凉和减少汗液分泌的作用。

要想减少多汗的症状，准妈妈应尽量不要吃辛辣的调料、茴香、大蒜、葱、姜等辛香料，还要少摄入一些会有刺激性的食物，如生洋葱、醋、咖啡、红茶、绿茶，烤制的或有辣味的猪肉以及羊肉等。这些食品都是生热的，会让出汗的情况更加严重。

值得注意的是，汗液分泌过量有时也是汗腺疾病的征兆，所以，建议觉得出汗有些反常的准妈妈，最好去看看医生，检查一下你的汗腺是否正常。

换上宽松的全棉质地的衣服吧，最好用几件薄衣服代替一件厚衣服，这样你就可以在感到热或凉的时候，靠增减衣服随时调整体温了！

14 孕期阴道炎

在怀孕之前彻底治疗：准妈妈若患有阴道炎没有得到及时的治疗，严重的话会引起盆腔感染，胎儿发生胎膜早破、宫内感染等，甚至导致流产、早产、死胎等。

专家建议女性最好在怀孕之前检查一下自己是否有阴道炎症，如果有的话，治疗彻底后再怀孕。

孕期阴道炎应对症治疗：对于孕期阴道炎，准妈妈应积极配合医生进行治疗。

医生往往会针对不同类型的阴道炎来选择外洗药物和局部用药。准妈妈千万不可自己擅自用药，以免对胎儿产生不利影响。

夫妻同治：阴道炎的治疗一定要彻底，否则很容易复发，前功尽弃。同时，准爸爸也应该在医生指导下同时用药，一般多使用外洗药物，同时切记炎症期间夫妻应严格禁止性生活。

一般来说，治疗阴道炎的一个疗程为7天～10天，一个月后到医院复查白带，以决定是否继续用药，以及下一步如何用药。

15 真菌性阴道炎的预防和治疗

真菌性阴道炎是由真菌，也就是白色念珠菌引起的阴道炎症。怀孕后阴道内酸碱环境改变，适合真菌的生存，因此孕妇得真菌性阴道炎较常见。1/3的孕妇阴道带有真菌，其中一半孕妇没有症状，成了带真菌者，另一半有明显症状，就成了真菌性阴道炎患者。

真菌性阴道炎有哪些症状

真菌性阴道炎最主要的表现就是瘙痒、灼痛、豆腐渣，常出现下列不适症状：

1. 白带增多，白带呈豆腐渣样或凝乳状；
2. 外阴部和阴道瘙痒并伴有烧灼痛感；
3. 排尿不适，尿频，尿急。

为何准妈妈容易患真菌性阴道炎

1. 怀孕后全身的抵抗力下降，是真菌乘虚而入的好时机；
2. 怀孕后阴道充血、分泌旺盛、外阴湿润，有利于真菌生长；
3 孕妇阴道pH值较怀孕前明显增高，适合真菌繁殖。

真菌性阴道炎对宝宝有哪些影响

以下4种对宝宝的影响中前2种很常见，第3种较少见，第4种很少见，但却是最严重的。

1. 新生儿鹅口疮；
2. 新生儿肛门周围念珠菌性皮炎；
3. 女婴可出现真菌性阴道炎典型症状；
4. 胎宝宝感染、早产：极少数孕妇阴道的真菌经宫颈上行，穿透胎膜感染胎宝宝，引起早产。

16 怎样治疗真菌性阴道炎

怀孕早期（12周以内），症状较轻的孕妇可以用2%～3%的苏打水、护理洗液清洗外阴，或选择中药洗剂改善瘙痒症状；感染情况严重的孕妇可以在进行阴道擦洗后由专科医生决定是否使用阴道栓剂、使用何种栓剂。放置栓剂的过程必须由医院的妇产科护士完成，以免用药不慎给宝宝带来不良影响。

真菌可以寄生于男性生殖道内，再通过性交传染给女性。所以，让老公一起来治疗是防止复发的关键。

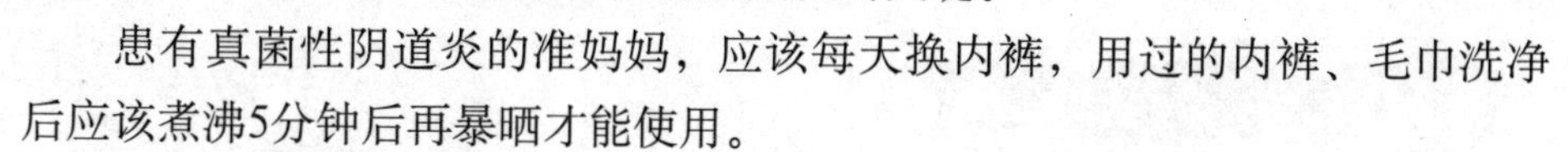

患有真菌性阴道炎的准妈妈，应该每天换内裤，用过的内裤、毛巾洗净后应该煮沸5分钟后再暴晒才能使用。

远离真菌的好方法

治病不如防病，孕妇想要远离真菌性阴道炎应该从下面5个方面加强注意：

1. 单独清洗内衣裤：特别是在家人有真菌感染时，如香港脚、灰指甲等；
2. 慎用女性清洁液：尤其不要做阴道冲洗，不然改变了阴道酸性环境可正中真菌下怀；
3. 避免长时间使用抗生素：杀灭了阴道正常细菌，真菌当然乘虚而入了；
4. 少吃甜食，控制血糖：孕妇是糖尿病的高发人群，血糖升高会间接改变阴道的pH值；
5. 保持外阴干燥，注意外阴清洁，穿宽松、透气性好的内裤。

17 白带异常

准妈妈怀孕后，由于阴部、阴道、子宫颈等部位血流旺盛，组织水分增多，因而分泌物也增多，白带量就比平时要明显增多。怀孕的月份越大，白带量也越多。这是妊娠期的正常现象，只要平时勤用温水冲洗外阴部、勤换内裤，保持干净就可以了。

需要注意的是，正常的白带呈乳白色，无臭味，如蛋清样，而如果准妈妈发现白带量非常多或者发现白带里带红、黄或者其他杂色，有臭味，就可能是白带异常，建议准妈妈及时去医院就诊，排查妊娠合并阴道炎、子宫颈炎、肿瘤等其他疾病的可能。

随着孕期白带的增多，准妈妈更应该注意保持外阴部的清洁卫生，以免引起阴部湿疹、阴道炎或子宫颈炎等感染性疾病。如果外阴部红肿得厉害或奇痒难忍，必须到医院请医生诊治，看是否得了阴道滴虫病或其他疾病。

准妈妈可每天用清洁的温盐水或高锰酸钾溶液擦洗外阴部几次，这样可以预防炎症。

18 尿频、尿失禁

准妈妈在孕初期会由于孕激素的原因引起盆腔充血，使得子宫压迫了紧靠在后面的膀胱引起尿频。这种尿频症状一般会在孕中期有所缓解，但到了孕晚期（8个月~10个月），随着胎头与骨盆衔接，子宫或胎头向前压迫膀胱，导致排尿次数增多。这些都是正常的生理现象，准妈妈千万不要憋着，应立即去卫生间。

此外，部分准妈妈不但排尿次数会增多，甚至还会因发育中的胎儿压迫膀胱而出现压力性尿失禁。发生尿失禁的准妈妈，一般都会存在骨盆底肌肉发育不良或锻炼不足，或受过外伤，其承托功能差的状况。压力性尿失禁也是妊娠晚期一个正常且常见的生理现象，准妈妈在大笑、咳嗽或打喷嚏时很可能会发生压力性尿失禁。

准妈妈可使用卫生巾或卫生护垫来避免压力性尿失禁带来的尴尬。千万不要为了避免尿频、尿失禁而减少饮水量。每天至少要喝6杯水，以供给循环和消化的需要，并保持肌肤健康。

19 尖锐湿疣

尖锐湿疣是一种常见的性病，是由人乳头瘤病毒感染引起。孕妇患病后，有以下症状：

1. 白带明显增多，可有血性白带。

2. 在阴道黏膜、宫颈及外阴、肛门周围皮肤出现菜花状或鸡冠状赘生物，可单发或成片出现。

3. 通过性交传染给丈夫，分娩时可传染给胎儿，或在产后与婴儿的密切接触中传染给婴儿。可在婴儿的喉头、气管处长出湿疣，随着湿疣的增加，可引起呼吸困难，从而危及婴儿生命。

因此，孕妇患尖锐湿疣应及时处理。

产前治疗。去条件好的医院请专科医生做正规治疗，不讳疾忌医，也不盲目投医。一般来说，对病灶较小的，可以用护理洗液，每天洗外阴部，或用三氯醋酸外涂。由于孕期易复发，应做持续性治疗，一直到病灶全部消失。对病灶较大者，可以用激光、微波等治疗。

分娩处理。分娩时一定要向医生讲明情况，提请医生注意保护胎儿，必要时可行剖宫产分娩。

观察新生儿。产后密切观察新生儿呼吸情况，如婴儿出现哮鸣音或呼吸困难，应及时请耳鼻喉科医生治疗。如在婴儿咽喉部见到菜花样赘生物，即可确诊，必要时可取活检送病理诊断。

加强隔离措施。产妇的内裤不要接触婴儿，浴盆、浴巾与婴儿的分开，喂奶前要洗手、擦洗乳头等。未治愈前禁止性生活，必要时可用避孕套，产后42天应复查或做局部治疗。

20 便秘

怀孕期间，由于体内黄体激素的升高，以及子宫扩大压迫到肠道，准妈妈容易发生便秘。要改变孕期的便秘现象，可采取以下措施。

1. 准妈妈首先要养成正常的排便习惯，每天固定在一个时间排便，形成脑部对肠道的刺激，促进排便。可以尝试一下在早上起床之后到早餐这段时间内排便。

2. 多吃绿色蔬菜、水果和五谷杂粮等富含纤维素的食物，可以有效缓解便秘。

3. 平时要注意适度地运动，比如散步，这样可以促进血液循环，减轻便秘。

如果便秘情况比较严重，通过以上方法无法缓解的话，准妈妈应及时去医院就诊。千万不可自己擅自用药，以免威胁到孕期安全。

早晨起床之后可以先喝一杯白开水，自然而然会感到便意，效果很好。白天也要注意补充水分，每天保证补充2000毫升左右的水。

21 腹痛的鉴别

从孕早期开始，一直到孕晚期，大部分准妈妈都会有肚皮硬起来的感觉。这是子宫的一种不规则收缩，间隔时间、子宫收缩时间都有长有短，一般来说，不会感到疼痛，但也有一部分准妈妈能明显感觉到疼痛。孕中期以后，子宫迅速增大，子宫四周的韧带由原来的松弛状态变为紧张状态，尤其是位于子宫前侧的一对圆韧带被牵拉，由此也可引起牵引胀痛。

生理性腹痛，无须担心

子宫增大压迫肋骨。随着胎儿的长大，准妈妈的子宫也在逐渐增大。增大的子宫不断刺激肋骨下缘，可引起准妈妈肋骨钝痛，一般来说这属于生理性的，不需要特殊治疗，左侧卧位有利于缓解疼痛。

假临产宫缩。到了妊娠晚期，可因假宫缩而引起下腹轻微胀痛，常在夜间发作。宫缩频率不一致，持续时间不恒定，间歇时间长且不规律，宫缩强度不会逐渐增强，不伴下坠感，白天症状缓解。假宫缩预示不久将临产，应做好准备，如保持充分的休息，多吃些能量高的食物如巧克力，养精蓄锐。

临产前的宫缩有节律性，每次宫缩都是由弱至强，维持一段时间，一般持续30秒～40秒，消失后进入间歇期，为5分钟～6分钟。

病理性腹痛

胎盘早剥。下腹部撕裂样疼痛是典型症状，多伴有阴道流血。这种情形多发生在孕晚期，准妈妈可能有妊娠高血压综合征、慢性高血压病、腹部外伤等。

先兆子宫破裂。子宫破裂是指在妊娠晚期或分娩过程中子宫体部或子宫下段发生的破裂，是直接威胁产妇及胎儿生命的产科并发症。子宫有先天畸形的孕妇，在使用过量催生药物或产道有阻碍的情况下，有可能会发生子宫破裂。另外，侵蚀黏生性胎盘也有可能于怀孕中期引起子宫自然破裂。

22 孕早期腹泻应对方法

准妈妈腹泻是需要十分重视的问题。因为腹泻不仅会影响孕妇对营养物质的吸收，更为严重的是妊娠期频繁、剧烈的腹泻可能会引发子宫收缩而导致流产或早产。因此孕期发生腹泻是要积极治疗的。

发生腹泻后，应送大便到医院进行常规检查。如果大便常规正常的话，首先要注意饮食调整，避免油腻及不易消化的食物，清淡饮食；其次，积极补充因腹泻丢失的水分和电解质，多饮水；三是可服用微生态制剂，如益生菌，调整肠道菌群，减少大便次数；四是大便次数多时，使用肠道黏膜保护剂，如蒙脱石散剂，其有多层结构，吸附面大，又不被母体所吸收，比较安全，它不但可吸水，而且还可吸附一些致病菌，有止泻和抗菌的双重作用。

如果伴有脓血便时（大便常规查出红细胞、脓细胞），马上要考虑使用抗生素。孕期使用抗生素时要特别小心，常用的多种抗生素，除有不良反应外，不少还有潜在的致畸可能，例如常用的甲硝锉，对实验动物有致畸作用，故在妊娠期，特别是怀孕前3个月禁用。其他抗生素，如磺胺类、四环素类等，对母亲胎儿均有不良影响，亦应禁用。黄连素是准妈妈的安全用药，但用量不要过大。如果采取以上措施3～4天内仍然不能缓解病情，就要求助于专科医生了。

23 痔疮

孕期，逐渐增大的子宫会慢慢影响盆腔内静脉血液的回流，使得肛门周围的静脉丛发生瘀血、凸出，从而形成痔疮。孕期的痔疮一般在分娩后可不治自消。即使需要手术治疗，也要等到生育之后再做。为了避免痔疮随着孕期而加重，准妈妈应该：

1. 多吃富含纤维素的新鲜蔬菜，如韭菜、芹菜、青菜，以利大便通畅。不要吃刺激性的调味品，如辣椒、胡椒、姜、蒜等。平时注意多饮水。

2. 要养成每天定时排便的良好习惯。排便后，最好能用温水坐浴，以促进肛门局部血液循环。若便秘，则应遵医嘱治疗。

3. 避免久坐。适当做提肛运动有助于缓解痔疮症状。

注意，准妈妈不要擅自使用痔疮膏，以免不明药物对胎儿产生影响。准妈妈在晨起后空腹喝一杯500毫升的淡盐水也有助于排便。

24 缓解小腿抽筋

半数以上的孕妇在孕期会发生腿部抽筋。这是因为孕妇在孕期中体重逐渐增加，双腿负担加重，腿部的肌肉经常处于疲劳状态。

怀孕后对钙的需要量明显增加，如果膳食中钙和维生素D含量不足或缺乏日照，会加重钙的缺乏，从而增加了肌肉与神经的兴奋性，容易引起腿抽筋。夜间血钙水平比日间低，所以小腿抽筋经常在夜间发作。

一旦抽筋发生，只要将足趾用力向头侧或用力将足跟下蹬，使踝关节过度屈曲，腓肠肌拉紧，症状便可缓解。

为了避免腿部抽筋，应注意不要使腿部肌肉过度疲劳。不要穿高跟鞋，睡前可进行腿部、足部按摩，平时要多摄入一些含钙及维生素D丰富的食品，适当进行户外活动，多接受日光照射，必要时可加服钙剂和维生素D。

专家指导

孕妇不能以小腿是否抽筋作为是否需要补钙的指标，因为个体对缺钙的耐受值不同，所以有些孕妇在缺钙时，并没有小腿抽筋的症状。

25 孕妇为什么容易心慌气短

孕期中母体的各种变化及胎儿的生长发育，增加了母体全身各组织器官的工作量。由于新陈代谢加快，需要多量的氧气，故孕妇需通过加深呼吸来增加肺的通气量，以获得足够的氧气及排出二氧化碳废气。在肺泡中交换的氧气经血液循环被输送到组织、器官及胎盘中。

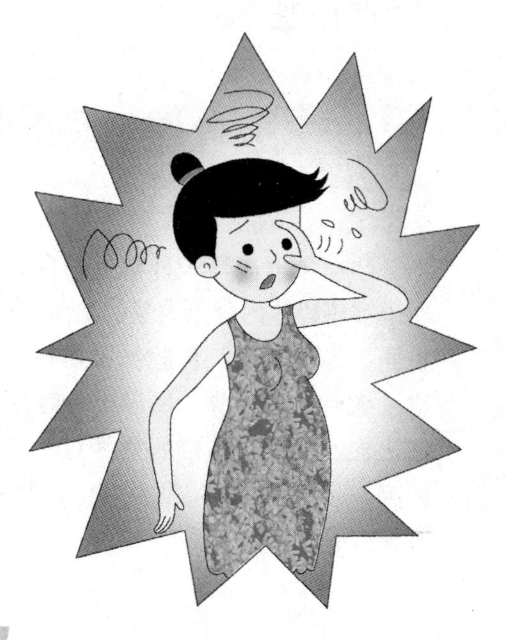

由于孕期母体血容量比非孕时平均增加1500毫升，血浆增加的比例远超过红细胞的增加，因此会出现所谓妊娠生理性贫血，致使血液带氧能力下降，再

加上增大的子宫使心脏向上、向左移位，心脏在不利的条件下工作，这些因素都加重了心脏的负荷。机体通过增加心率及心搏出量来完成超额的工作，一般情况下尚不至于出现症状。但遇活动量稍多，氧气需要量增加，再进一步加重心肺负担时，便容易出现心慌气短现象。若心脏没有器质病变则无大碍。

26 预防静脉瘤

妊娠末期，跟便秘、痔疮同样容易发生的就是静脉瘤。有些准妈妈由于体质的关系，下大静脉、骨盆部分的静脉受到子宫的压迫，因此，外阴部、膝盖内侧、脚踝、足底等处的静脉部分会浮现出青色的肿块，这就是所谓的静脉瘤。准妈妈几乎都会出现静脉瘤，而且随着妊娠时间的增加有越来越严重的倾向。所以，必须注意夜晚睡觉时把脚抬高，并尽量避免长时间的站立。发生静脉瘤时若能适度地运动，或者穿上孕妇专用的弹力袜，对缓解静脉瘤会有很大的帮助。

普通静脉瘤在分娩过后会逐渐自然痊愈，但是也有分娩后静脉中出现血栓而且变硬的现象，可能还会相当疼痛。不过这种情况几乎都不必动手术，稍做治疗即可痊愈。

27 正确处理孕期鼻出血

孕期鼻出血是一种常见的现象，其原因在于准妈妈体内分泌大量的孕激素使得血管扩张，容易充血；鼻腔黏膜血管又比较丰富，血管壁比较薄，所以十分容易破裂引起出血。尤其是当准妈妈经过一个晚上的睡眠，起床后，体位发生变化或擤鼻涕，更容易引起流鼻血。

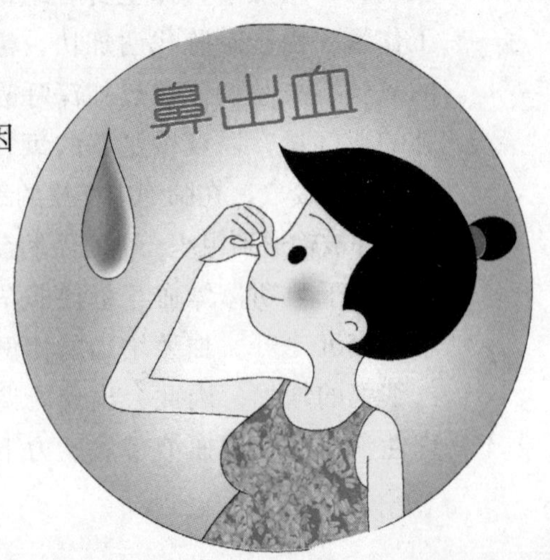

要预防孕期鼻出血，准妈妈要少吃辛辣的食物，多吃含有维生素C、维生素E类的食品，以巩固血管壁，增强血管的弹性，防止破裂出血的情况发生。还要少做擤鼻涕、挖鼻孔等动作，避免因损伤鼻黏膜血管而出血。

一旦发生鼻出血，用手捏住鼻翼就能很快止住血。如果难以止血，可在鼻孔中塞一小团清洁棉球，紧压5～10分钟并捂住鼻子。若是出血较多或经常反复出现应及时去医院检查，大多是伴有妊高征、妊娠血管瘤，早诊断、早治疗可防止发生严重后果。如果血液流向鼻后部，一定要吐出来，不可咽下去，否则将刺激胃黏膜，易引起呕吐。

28 妊娠瘙痒症

妊娠瘙痒症多发于孕中后期，表现为突然觉得全身皮肤发痒、烧灼不适，皮肤上出现一块块的红斑或风疹块，尤其是夜间常因剧烈的皮肤瘙痒而难以入睡。

中医学认为妊娠皮肤瘙痒症的发生，是由于孕妇感受风邪或因精志内伤，气滞湿郁化热、胎气不和，外发皮肤所致，治疗应以祛风清热凉血安胎为主，一般用药一周大多都能使皮肤瘙痒减轻乃至消失。

轻度的妊娠瘙痒症，一般在分娩后或终止妊娠后自愈。严重的瘙痒不仅影响准妈妈的健康，对胎儿的发育也有一定的影响，严重者还可能导致死胎。所以，妊娠瘙痒症应及早治疗。

据有关资料表明，在孕妇中瘙痒症的发病率可达2%～4%，是妊娠期较常见的病症之一。

29 缺铁性贫血

孕期由于血容量的增加和胎儿对铁的需求，准妈妈对铁的需要量也增加了，同时还要为即将到来的分娩储备相当数量的铁。所以，准妈妈容易因为铁质摄入不足而导致缺铁性贫血。缺铁性贫血不仅危害到准妈妈自身的健康，还可导致死胎、早产、分娩低体重儿、新生儿营养性贫血等。

要防治孕期缺铁性贫血，准妈妈应在平时注意有选择性地补充富含铁质的食物，如猪肾、猪肝、猪血、牛肾、羊肾、鸡肝、虾子、鸡肫、黄豆、银耳、黑木耳、淡菜、海带、海蜇、芹菜、荠菜等。同时注意补充维生素A，以利于铁的吸收及利用。

对于中度以上贫血症状，除改善营养外，还可在医生指导下口服铁剂治疗，如硫酸亚铁、葡萄糖酸亚铁、富马酸亚铁及维血冲剂等。

动物肝脏中既含有丰富的铁和维生素A，也有较丰富的叶酸。每周吃1次动物肝脏对预防贫血是有好处的。

30 如何缓解静脉曲张

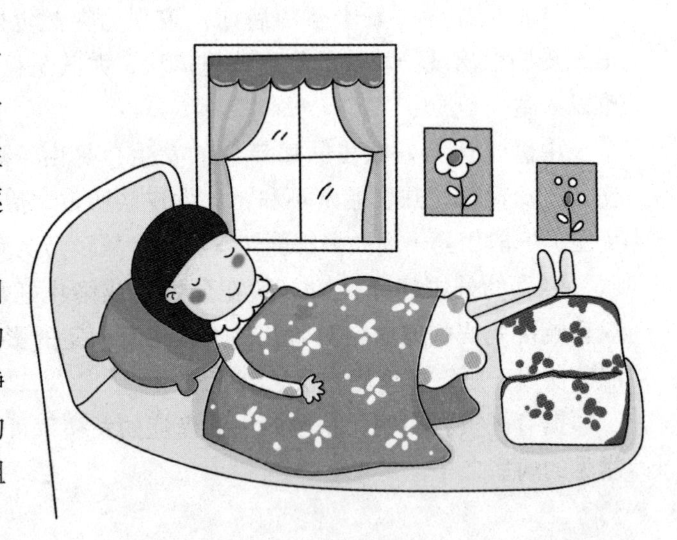

怀孕期间，女性的下肢和外阴部静脉曲张是常见的现象，静脉曲张往往随着妊娠月份的增加而逐渐加重，越是妊娠晚期，静脉曲张越厉害。这是因为，妊娠时子宫和卵巢的血容量增加，以致下肢静脉回流受到影响；增大的子宫压迫盆腔内静脉，阻碍下肢静脉的血液回流。此外，如果孕妇久坐久站，势必加重阻碍下肢静脉的血液回流，使静脉曲张更为严重。

要预防、减轻静脉曲张的症状，准妈妈要注意休息好，不要长时间站立；不要穿紧身衣服和高跟鞋；最好不要盘腿坐；不要过度揉捏由于静脉曲张而导致疼痛的部位；出现小腿痉挛时，抓住大脚趾向身体方向拉扯；按摩脚底以促进血液循环。

每天锻炼，即使只是绕着小区散散步，也有助于促进血液循环；体重保持在正常体重范围内。随时举起腿和脚：坐着时，用凳子或盒子垫起双腿；躺着时，用枕头垫高双脚；不要一直长时间地坐着或站着，每隔一段时间要活动活动。

31 水肿的影响及预防

妊娠期发生水肿，开始时可以是隐性的，也就是准妈妈体内水分已经增加，但不表现水肿，而是表现体重增加过多、过快，每周增长超过500克以上。所以，对于体重增加过快的准妈妈，要提起注意了。

对母婴的影响

1. 轻度的妊娠水肿多对母婴健康没有影响，但是中、重度的水肿多与妊娠期高血压疾病联系密切。

2. 患有妊娠期高血压症会使母体各器官缺血、缺氧，对母体和胎儿均有危害，准妈妈可能并发心力衰竭、肾衰竭、脑水肿、脑出血、脑栓塞和凝血功能障碍等。

3. 严重并发症甚至会造成准妈妈及胎儿死亡，并且会导致胎儿宫内发育迟缓、窘迫、死胎、早产，新生儿的死亡率也相对增加。

处理与预防

1. 治疗全身疾病的同时改善营养，增加饮食中蛋白质的摄入，以提高血浆中白蛋白含量，改变胶体渗透压，才能将组织里的水分带回到血液中。

2. 应减少食盐及含钠食物的进食量，如少食咸菜，以减少水钠潴留。冬瓜、鸭肉、荸荠等食物有利水消肿的功效，非常适合准妈妈食用。此外，鲤鱼、红豆、茯苓、芡实等，具有健脾补血的功效，能够补充气血，调理脾胃，能有效预防水肿。

3. 增加卧床休息的时间，以使下肢回流改善，肾血流量增加，增加尿量，减轻水肿。

32 关注自己的血压变化

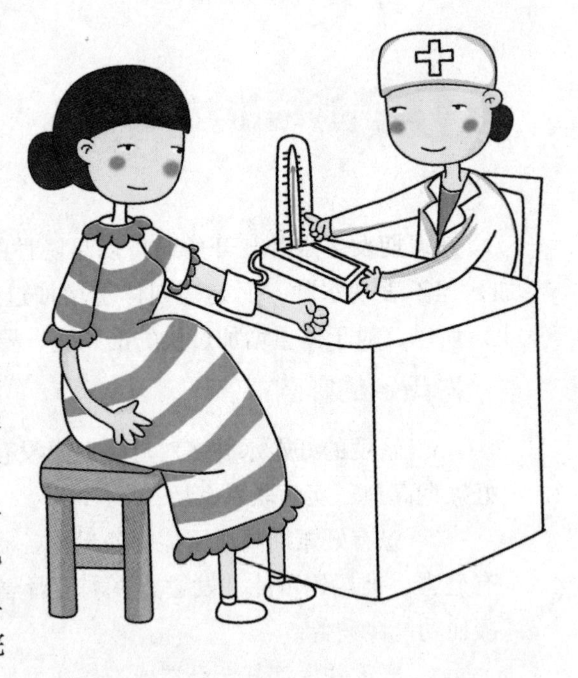

孕中期血压正常值的标准和孕前一样，仍然是不能超过140毫米汞柱／90毫米汞柱。从妊娠20周后开始，医生更加注意血压的变化，因为在20周之前发现血压升高的准妈妈属于原发性高血压的范畴，也就是说，该高血压是你在孕前就已经存在的疾病，不是妊娠所诱发的；而20周之后出现的高血压则提示准妈妈罹患了一种新的妊娠期并发症：妊娠期高血压疾病，其中单纯的妊娠期高血压症状不会给母儿带来太大的危害，但是妊娠期高血压症状带来的先兆子痫和子痫则完全不同。

先兆子痫是指准妈妈在妊娠20周到分娩后第一周之间发生的高血压、蛋白尿或水肿等一系列症状的总称。肥胖，高龄，患有高血压、肾病等慢性疾病的准妈妈更容易患上先兆子痫。疾病一旦发生会影响到准妈妈全身各个脏器，一旦机体器官先后出现问题，产妇就会有生命危险，严重的时候会并发胎盘早剥或引起子痫（由先兆子痫发展成的更为严重的症状），可引起孕产妇的抽搐或昏迷，甚至在很短时间内导致胎儿死亡。

轻度先兆子痫的准妈妈只需要在家卧床休息，但必须每周去医院检查，如果病情没有迅速改善应当住院治疗。若住院期间病情仍在继续发展，应尽快终止妊娠。严重先兆子痫的准妈妈应住院治疗，卧床休息，静脉输液和硫酸镁可缓解症状，通常在用药后4～6小时血压能够得到控制。

先兆子痫和子痫不同于一般的高血压，治疗中不强调利尿剂及低盐饮食的作用。鼓励准妈妈正常摄入盐分，多饮水，多卧床休息。建议准妈妈在睡觉或卧床时采用左侧卧位，可减少下腔静脉的压力，增加回心血量，改善血液循环。

33 先兆子痫是怎么回事

先兆子痫是一种严重的妊娠并发症，一般是在怀孕的最后几周出现，而且病情不会很严重。其症状表现为明显的水肿、高血压和蛋白尿。建议准妈妈在每次产前检查时都要测血压和进行尿液检查，这样才能及早发现问题，并进行治疗。

先兆子痫发现得早是完全可以治疗的。所以，一旦准妈妈发现自己有头晕、视力模糊、剧烈的头痛、上腹部和肋下痛，可能还会伴有恶心等先兆子痫的可能症状时，应及时去医院就诊。若症状严重，医生会对准妈妈进行引产或剖宫产。

有先兆子痫家族病史、多胞胎妊娠以及孕前患有高血压、糖尿病和肾脏疾病的准妈妈都有比较高的患病风险，尤其要注意做好产前检查。

34 妊娠高血压

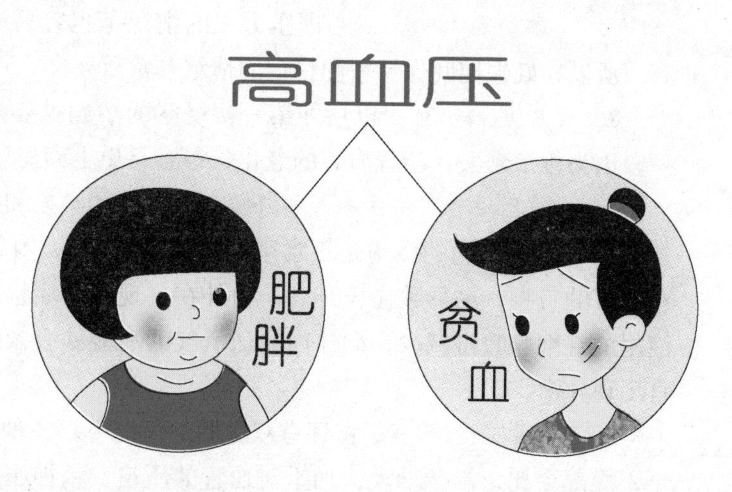

妊娠高血压综合征是在妊娠时发生的一种特殊疾病，多在妊娠20周以后发病，随着妊娠终止将自愈。其发病过程多由轻到重，水肿一般是最先出现的症状，由下肢末端开始，严重时向上发展，还可能出现高血压和蛋白尿。

妊娠高血压综合征对母体和胎儿均有严重的危害，准妈妈可能并发心力衰竭、肾衰竭、脑水肿等疾病；胎儿则可能出现宫内发育迟缓、窘迫、死

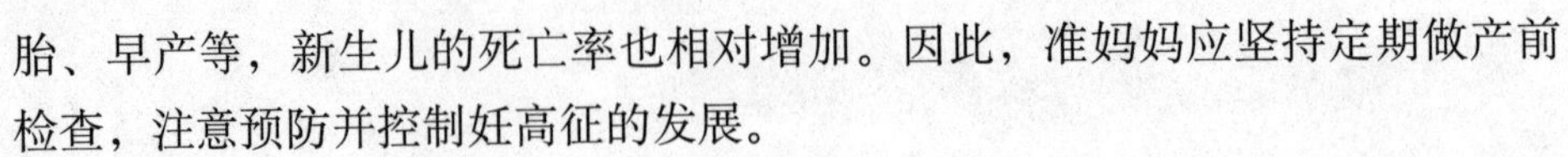

胎、早产等，新生儿的死亡率也相对增加。因此，准妈妈应坚持定期做产前检查，注意预防并控制妊高征的发展。

在饮食上要注意高蛋白、高钙、高钾及低钠饮食，同时，尽量避免紧张、焦虑、发怒、劳累等，以防血压上升。

一旦发生血压升高，并伴有无法消退的全身性水肿、头痛、眼花、恶心及呕吐等症状时，应及时去医院就诊。

如果你属于身材矮胖、贫血、营养不良、工作紧张或有高血压家族史的准妈妈人群，则更要密切注意高血压的防治。

35 易患妊娠高血压的人群

1. 先前患有高血压、心脏病、糖尿病的人：妊娠前就患有高血压、心脏病或糖尿病的孕妇以及家族中有人患该病的孕妇容易患上妊娠期高血压疾病。尤其是患有糖尿病的孕妇，其患上妊娠期高血压疾病的概率是健康孕妇的4倍以上。

2. 心理压力大的人：心理压力大的情况下也容易患上妊娠高血压疾病。所以，妊娠期间保持平和稳定的情绪非常重要。

3. 高龄孕妇：35岁以后才第一次受孕的孕妇也要提防妊娠高血压疾病。因为年龄越大，随着血管的老化，很容易患上高血压或心脏病。

4. 有肥胖和贫血症状的人：妊娠前就很胖的孕妇和妊娠后体重急剧增加的孕妇，其患病的概率是正常孕妇的3.5倍以上。身体肥胖会加重心脏和肾脏的负担，易导致血压升高。另外在出现贫血症状的情况下，由于血液里的红细胞数量减少，向体内输送氧气的功能就会减弱，导致身体各器官出现异常。

5. 怀有双胞胎的孕妇：怀有双胞胎的情况下，各种身体不适会接踵而至，腹部会比正常孕妇大，加重对血管的压迫，精神压力也很沉重，在这种情况下，患上妊娠高血压疾病的危险性就会无形中加大。

36 妊娠高血压疾病患者要小心眼底病变

对于患有妊娠高血压综合征(简称“妊高征”)的孕妇，可以通过对眼底的检查来确定其动脉供血和心血管系统受损的情况，最终决定是否终止妊娠。因为很多得了妊娠高血压的孕妇眼底都会发生病变，早期主要是眼底血管痉挛，如果血压增高持续不降，还会出现视网膜出血、水肿和渗出，甚至发生心脑肾组织的并发症，危及生命。此时为了保障孕妇和胎儿的安全，一般都会终止妊娠。因此，患有妊娠高血压的孕妇应该定期到医院检查眼底，发现问题及时处理。妊高症的孕妇也存在视网膜脱落的危险，如果及时终止妊娠，即使不用手术也可以恢复。

37 妊娠高血压的预防和治疗

有规律的生活和饮食疗法可以预防和治疗妊娠高血压疾病。避免过度劳累，要充分地休息，每天的睡眠时间保证在8小时左右。

保持平和的心态，减少精神压力。充分摄取优质蛋白质、钙和动物性脂肪。另外要摄取有利于蛋白质吸收的维生素和矿物质，要严格限制食盐的摄取。

症状严重时应到医院接受治疗。医院会使用血压强化剂和利尿剂，视具体情况也可能采取剖宫产手术进行提前分娩。

症状轻微的孕妇，分娩后1个月左右就会康复。但是，如果分娩后1个月还继续存在蛋白尿和高血压症状，说明留下了后遗症，应该继续接受治疗。

如果治疗顺利，后遗症在1年之内会消失，但是，即使是完全治愈，3年内复发率仍高达60%以上，因此为安全起见，下一次妊娠最好推迟到3年以后。

38 妊娠高血压疾病患者的饮食建议

1. 将一天热量的总摄取量限制在787千焦以下。
2. 大量摄取蛋白质、植物性脂肪、钙、磷等营养成分。

3. 患上妊娠高血压疾病后，蛋白质随尿液流失，因此，应该补充优质蛋白质。蛋白质不足时会弱化血管，加重症状，一天应摄取80克～90克以上的蛋白质。

4. 同时摄取有助于蛋白质吸收的维生素和矿物质。

5. 减少胆固醇的摄取。动物性脂肪会增加血液中胆固醇的数值，从而导致血压升高，因此应该限制摄入。但是，鱼类的脂肪中含有降低血压、减少血液中胆固醇数值的成分，可以适量摄取。

6. 减少盐分的摄取。盐分摄入过多会导致血压升高，影响心脏功能，引发蛋白尿或水肿。盐的摄取量每天不要超过5克。

7. 忌食腌酱类、加工类和快餐类食品。

39 妊娠高血压疾病患者适宜多吃的食物

芹菜

芹菜富含芫荽甙、胡萝卜素、维生素C、烟酸、甘露醇以及粗纤维素等，有镇静降压、醒脑利尿、清热凉血、润肺止咳的功效。常吃对于妊娠高血压、妊娠水肿、缺铁性贫血及肝脏疾患的疗效比较显著。

取芹菜连根120克洗净切碎，加粳米200克同煮成降压芹菜粥，分早晚2顿服，尤其适宜于有肝阳上亢、头痛眩晕、面红口苦、心烦易怒、大便秘结、小便短赤、舌红苔黄者。

鱼

鱼富含优质蛋白质与优质脂肪，其所含的不饱和脂肪酸比任何食物中的都多。不饱和脂肪酸是抗氧化的物质，它可降低血中的胆固醇和甘油三酯，抑制血小板凝集，从而有效地防止全身小动脉硬化及血栓的形成。所以，鱼是孕妇防治妊娠高血压综合征的理想食品。

鱼肉质地细嫩，富含钙、磷等多种矿物质。尤其是鱼头中富含卵磷脂。卵磷脂在人体内合成乙酰胆碱，这是脑神经元之间传递信息的一种最主要的神经递质。可见，鱼可以供应大脑所需要的营养，有利于增强记忆，提高思维、分析及判断力。

鸭肉

鸭性平和而不热，脂肪高而不腻。它富含蛋白质、脂肪、铁、钾、糖等多种营养素，有清热凉血、祛病健身之功效。不同品种的鸭肉，食疗作用不同。其中纯白鸭肉，可清热凉血，妊娠高血压者宜常食。研究表明：鸭肉中的脂肪不同于黄油或猪油，其化学成分近似橄榄油，有降低胆固醇的作用，对防治妊娠高血压综合征有益。

40 妊娠期糖尿病

妊娠期糖尿病是指在确定妊娠后，发现有各种程度的葡萄糖耐量降低或明显的糖尿病，可导致巨大儿、早产儿、胎儿畸形、死胎及提高新生儿死亡率等情况发生，对准妈妈和胎宝宝的健康甚至是生命造成威胁。

先天性畸形已经成为造成糖尿病患者所生胎儿及宝宝出生后死亡的主要原因。糖化血红蛋白高的糖尿病孕妇产出畸形胎儿的概率更大。因此，准妈妈要做好产前体检，预防妊娠糖尿病的发生。有糖尿病家族史、身体较胖、羊水过多、胎儿偏大或者有反复流产史的准妈妈，应在孕24～28周时考虑进行尿糖测试，以预防糖尿病。

一旦发现妊娠期糖尿病，准妈妈应冷静处理，在医生的指导下，适当控制饮食或者用药，并加强对胎儿的监护，在现代医学条件下，糖尿病孕妇也能生一个健康的宝宝。

如胎儿体重大于4.2千克，应考虑进行剖宫产以防难产及胎儿损伤。引产必须连续进行胎儿心音监护。产后还应鼓励母亲人工哺乳，因为乳汁是正常的。

41 如何预防妊娠期糖尿病

轻度的糖尿病不需用胰岛素治疗，只有在空腹血糖异常或妊娠前就有糖尿病，或出现其他并发症时要及时采用胰岛素治疗。糖尿病的孕妇，每日剂量为20～40单位，首次剂量为10单位，采用3～4次注射法。随妊娠月份的增加胰岛素用量也随之增加。饮食亦应采用少吃多餐。治疗时应在有经验的产科医生监护下按时检测血糖和尿糖。

所有妊娠期合并糖尿病的孕妇均需要控制饮食，因为空腹时极易出现饥饿感，故将全日食物量分为4～6次吃，临睡前必须进餐1次，每增加1个妊娠月，热能增加量控制在15%～40%。

应注意的事项：

1. 应严密监测糖尿病孕妇的血压肝肾心功能、视网膜病变及胎儿健康情况，最好在怀孕前开始。

2. 怀孕前有效控制糖尿病。因为胎儿最严重的畸形是发生在孕早期6周～7周内。

3. 避免酮症的发生。主食每日应吃300克～400克，分5～6次吃，少量多餐并多次注射胰岛素。

4. 妊娠期糖尿病应勤查血糖及时增减胰岛素用量。

5. 妊娠后合并糖尿病的孕妇及早进行治疗。

6. 密切监测胎儿大小及有无畸形，定期查胎心及胎动。胎儿有危险信号出现，应立即住院由医生决定引产或剖宫产。

42 出现下列情况应考虑终止妊娠

1. 孕妇糖尿病经及时治疗不能有效地控制其进展。

2. 同时发生有重症妊娠高血压综合征、羊水过多、眼底动脉硬化及严重的肝肾功能损害。

3. 合并子痫及高血糖酮症酸中毒。

4. 合并低血糖、昏迷时间较长危及母子安全。

5. 胎儿宫内发育停滞及胎儿畸形。

6. 母体患有营养不良、动脉硬化性心脏病及恶性进展性增殖性视网膜病变。

7. 孕妇合并严重的呼吸道、皮肤、泌尿系统感染。

专家指导

只要能很好地控制血糖，并能按时进行产前检查，在孕期未发生其他内科或产科的并发症时，请尽量等到足月再生产，以免胎儿发生肺成熟不足。如果准妈妈被诊断为妊娠期糖尿病，请先不要过于担心，因为目前关于妊娠期糖尿病的治疗方案和疗效都是很成熟的，只要和医生良好配合，适当控制饮食，是可以安全地生下宝宝的。而且大部分女性在顺利产下宝宝后血糖都会自动恢复正常。不过在饮食上还是要多加小心，产后最好每年检查血糖。

43 贪吃的孕妇易得妊娠糖尿病

受孕以后，孕妇体内分泌的某些激素有抵抗胰岛素的作用。如果这时准妈妈过度饮食，就非常容易引发糖尿病。

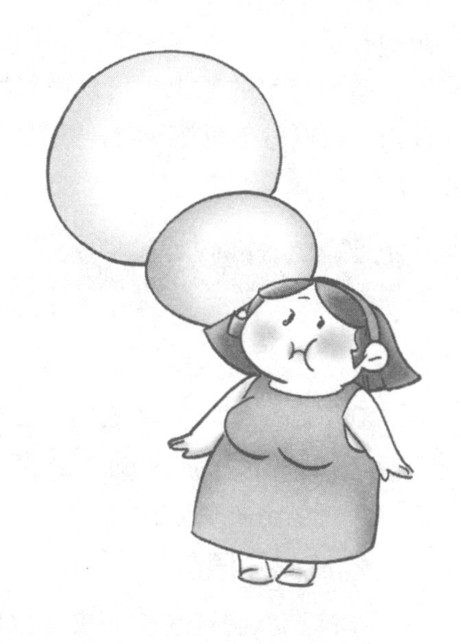

人吃进去的糖分，主要靠胰腺中胰岛分泌的胰岛素分解，倘若胰岛功能受损，分泌胰岛素不足，无法将摄入体内的糖分分解掉，多余的糖积蓄体内，久而久之就会患糖尿病。妊娠期糖尿病是指妊娠期发生的或首次发现的糖尿病，其中80%～90%的孕妇在孕前无糖尿病史，约有10%的在怀孕前就已经存在隐性糖尿病，只是没有发现而已。产妇分娩后，妊娠终止，糖尿病就会痊愈，这是与一般糖尿病的不同之处。

许多孕妇一怀孕就拼命补充营养，有的孕妇不仅高营养的饭菜吃得多，而且一天要吃许多苹果和提子这种含糖量高的水果，有的孕妇一次就吃掉一个大西瓜。

这么吃的后果是，胰岛分泌的胰岛素来不及分解消化摄入体内的糖分，造成胰岛素相对不足，胰岛便拼命工作，长期超负荷运转，胰岛功能受损，导致妊娠期糖尿病。妊娠期糖尿病对母婴都有危害，易发生妊娠高血压综合征、羊水过多、巨大儿发生率和难产危险性增加等情况。

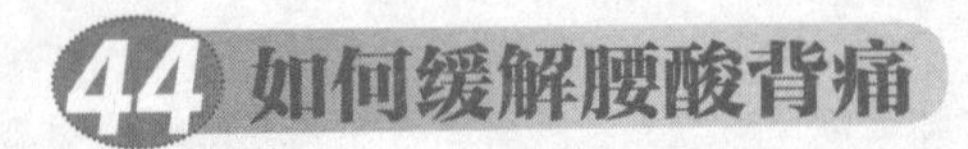

44 如何缓解腰酸背痛

随着孕期的进展，准妈妈腹部日渐膨隆，站立时身体的重心一定要往后移才能保持平衡。这种长期背部往后仰的姿势会使平常很难用得到的背部和腰部肌肉，因为突然加重的负担而疲累酸疼。除此之外，黄体素使骨盆、关节、韧带软化松弛，易于伸展，也会造成腰背关节的负担。

接近预产期时，联结骨盆的耻骨联合渐渐松弛，这也是腰痛的原因之一。但是背部引起的腰痛只有背侧感觉痛，这种耻骨联合松弛的腰痛，连前方都会感觉疼痛。

要缓解孕期的腰酸背痛，准妈妈应维持良好的姿势——腹部内收、背脊平直。而且不宜久坐或久站，应注意多休息。避免穿高跟鞋，多穿平底鞋或低跟的鞋子。

孕妇专用的托腹带可以减轻腹部的负担；而侧睡枕则可在睡觉或坐姿时使用，可以避免腰部悬空，并且减轻腰部的压力。

45 胃部灼烧感

到了孕晚期，很多准妈妈在进食后，会觉得胃部有灼烧感，有时灼烧感会逐渐加重而成为烧灼痛，尤其在晚上，这种胃灼热甚至会影响准妈妈的睡眠。这是怎么回事呢?

灼烧感的原因

孕晚期感到胃灼烧的主要原因是内分泌发生变化，胃酸反流，刺激食管下段的痛觉感受器，从而引起灼烧感。

孕晚期巨大的子宫和胎儿都会对胃部产生较大的压力，使胃排空速度减慢，胃液在胃内滞留时间较长，也容易使胃酸反流到食管下段，从而引起灼烧感。

解决方案

1. 避免食用容易引起胃肠不适的饮料和食物，如碳酸饮料、咖啡因饮料、巧克力、酸性食物、肉类熟食、薄荷类食物，以及味重、辛辣、油炸或脂肪含量高的食物。

2. 在轻松的环境中慢慢进食，避免每餐吃得过饱。不要在吃饭时大量喝水或饮料，以免胃胀。吃东西后嚼1块口香糖，可刺激唾液分泌，有助于中和胃酸。

3. 临睡前喝一杯热牛奶，也会有较好的效果。

4. 白天尽量少食多餐，不要使胃部过度膨胀，以减少胃酸反流。睡前两小时不宜进食，入睡时适当多用几个枕头垫高头部，可避免胃液反流到食道。

5. 吃完饭后，慢慢地做直立的姿势将会缓解胃灼热。饭后半小时内避免卧床，可适当散步。

6. 多吃富含β-胡萝卜素的蔬菜，以及富含维生素C的水果。像胡萝卜、甘蓝、红椒、青椒、猕猴桃以及一些谷类食物和水产品都是不错的选择。

这种胃灼热通常在妊娠后期出现，分娩后消失。未经医生同意，准妈妈不要服用治疗消化不良的药物。

46 妊娠水肿

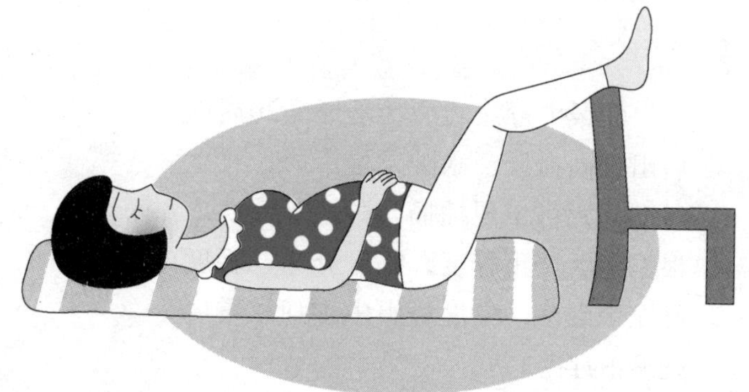

不断增大的子宫压迫下腔静脉，使盆腔及下肢血管内的血液淤积，血流不畅，压力增加，水分在压力作用下渗透到细胞间液形成水肿。

怀孕后，激素分泌量增加，使准妈妈体内积累更多的钠盐，吸收更多的水分滞留在身体里，导致水肿。

缓解水肿的方法为：

1. 平躺，把脚抬高。

2. 坐着的时候把脚稍稍垫高。

3. 坚持散步，借助小腿肌肉的收缩力可以使静脉血顺利地返回心脏。

4. 游泳可使静脉血更容易回到心脏。

5. 少吃盐，过多摄取盐分会引起水肿。

6. 扶住东西上下运动腿部，有助于预防静脉瘤。

7. 按摩，促进血液循环。做按摩时，从脚向小腹方向逐渐向上，有助于血液返回心脏。睡前按摩可以解除腿部酸痛，有助于睡眠。

如果通过休息和控制盐分的摄入后，水肿仍不消退，而且还有加重的迹象，就应该尽快到医院就诊。另外，出现以下一些症状时也应尽快到医院检查：

1. 水肿出现在早晨，手指肿胀，戒指难以脱下。

2. 体重在1周内增加500克以上。

3. 感觉大腿外侧发麻，指尖刺痛或者没有感觉。

47 警惕妊娠中毒症

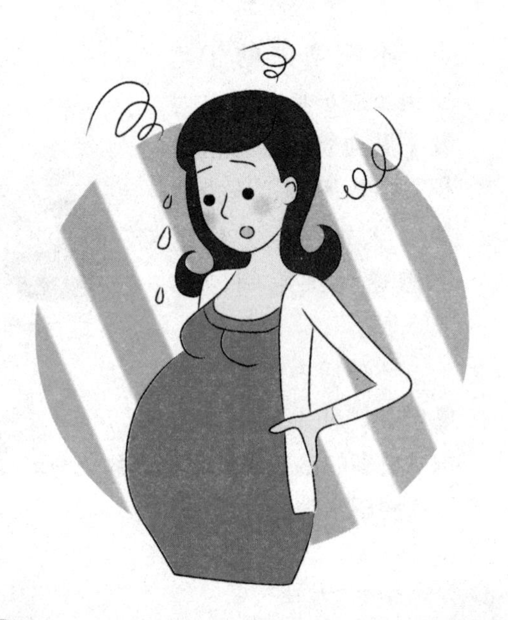

妊娠中毒症的症状是妊娠20周以后出现高血压、水肿及蛋白尿，严重时准妈妈可出现抽搐与昏迷等症状。根据症状严重程度，临床分为：轻度妊娠中毒症、中度妊娠中毒症和重度妊娠中毒症。

妊娠中毒症的症状有：高血压、水肿、蛋白尿，伴有头痛、眼花、胸闷、恶心、上腹不适或呕吐等先兆子痫症状，病情进一步恶化还会出现子痫，患者表现为在先兆子痫基础上有抽筋及昏迷症状。此时可有肺水肿、急性心力衰竭、急性肾功能不全、脑血管意外、吸入性肺炎、窒息、胎死宫内等严重并发症。

妊娠中毒症的预防及护理：准妈妈平时应注意休息，居家环境宜清静，饮食以低盐、低热量、高蛋白为宜，卧床休息以左侧卧位较好。对重度妊娠中毒症者要住院治疗，严密观察，适时终止妊娠。准妈妈要调整情绪，克服恐惧心理，同时，应做好产前检查，及时治疗轻度妊娠中毒症。

48 警惕胎儿宫内发育迟缓

胎儿宫内发育迟缓也叫胎儿营养不良综合征，可导致围生儿发病率和死亡率增高，以及胎儿出生后易发生远期后遗症，如生长发育迟缓、智力低下等。导致胎儿宫内发育迟缓的主要原因为营养不良、母亲患病毒或弓形虫感染、中毒、辐射、妊娠高血压综合征、肾病、肝病、双胞胎，以及先天性或染色体病变等。

胎儿宫内发育迟缓的原因

引起胎儿宫内发育迟缓的原因有母体的原因，也有胎儿自身的原因，主要表现在以下几方面：

母体因素。母体因素最常见，占50%～60%。主要包括遗传因素，如胎儿体重的遗传差异，胎儿遗传疾病等；营养因素，如准妈妈偏食、妊娠剧吐、摄入蛋白质和维生素不足等；妊娠病理，如过期妊娠、胎盘感染、胎盘早剥和严重前置胎盘等；妊娠并发症，如慢性高血压、严重贫血、多胎妊娠等；其他，如环境、准妈妈年龄、胎产次数等；胎盘及脐带因素，如胎盘囊肿，水泡样变性，脐带过长、过细、扭曲、打结等。

胎儿因素。胎儿本身发育缺陷；胎儿代谢紊乱或宫内感染，如风疹病毒、单纯疱疹病毒、巨细胞病毒、弓形虫等；孕期放射线照射，胎儿生长因此受限制等。

如何预防胎儿发育迟缓

寻找其生长迟缓的原因，在排除胎儿畸形后，积极治疗妊娠高血压综合征、肾炎、原发性高血压等引起生长迟缓的产科并发症，避免影响子宫胎盘供血。另外，加强准妈妈的饮食营养，保证热量的摄入，必要时进行高营养治疗，给准妈妈静脉输注葡萄糖、维生素C、能量合剂、复方氨基酸及扩张血管的药物，疏通微循环，以改善胎儿的营养状态，纠正其营养障碍。

宫内发育迟缓的胎宝宝出生后，生长和发育通常较同龄婴儿差，但经过科学精心的喂养，基本上能赶上同龄婴儿。

胎儿宫内发育迟缓的确诊，主要通过B超测定胎儿的双顶径，或通过抽取羊水检查胎儿成熟度来判断。所以准妈妈应坚持做产检。一旦发现胎儿宫内发育迟缓，准妈妈应及时住院治疗，以保证母婴平安。

专家指导

凡是妊娠年龄大于30岁或小于17岁，妊娠前体重小于45千克，本次妊娠前半年内有人工流产史或自然流产史，孕20周前有阴道出血史，妊娠合并慢性高血压、系统性红斑狼疮、慢性肝肾疾病、心脏病及结核病等，有不良分娩史等的准妈妈，若连续两次产前检查，发现宫高无增长或低于相应孕周正常值第10百分位数，以及有体重、腹围不增加反而减少的情况，均应予以高度警惕。

49 胎儿畸形

轻微的畸形如多趾、轻微兔唇、缺耳郭等，都不影响新生儿的存活，而且可以通过后天的手术很好地纠正。严重的畸形如缺失大脑、心脏、食道闭锁、无腹壁、内脏外露等，即使生下来，也很少能存活。而导致胎儿畸形的原因，国外专家认为：有10%纯粹是环境因素造成的，20%是遗传造成的，70%是环境、遗传互相影响造成的。

药物致畸：目前已知有2%～3%的先天性畸形是由药物所引起的，容易引起畸形的药物包括雄激素、酒精、某些抗生素（如四环霉素）、抗凝血剂、抗癌药物、镇静剂等。

化学污染致畸：如铅、汞等，均是常见的畸胎原，易导致胎儿生长迟滞、神经系统及智力上的障碍。这种污染常见于工业废水污染河川，要远离这些污染。

放射性物质致畸：一般的胸部X线照射，并不足以导致胎儿畸形，但累积的剂量越多，或照射的部位越靠近子宫，导致畸形的危险性越高。

在整个怀孕过程中，胎儿都可能会受到畸胎原的影响，怀孕的前三个月，畸胎原此时最容易造成胎儿异常。因此，准妈妈在整个孕期都要注意远离致畸因素，保护胎儿健康。

咖啡或茶所含的咖啡因及电脑显示器的辐射，是否会造成畸形，目前均尚未被证实。

50 溶血症

溶血症是指由于母儿血型不合，母亲血液中的抗体通过胎盘进入胎儿体内，溶解胎儿红细胞所引起的。病情严重可致贫血，同时可有水肿等症状。新生儿溶血症的原因主要分为两种：ABO血型系统不合和Rh血型系统不合。

孕前要做体检：溶血症往往发生在怀孕初期发生过先兆流产，或者怀第二胎的妈妈身上。准妈妈如果以前有不明原因的死胎、流产、新生儿重度黄疸史的话，打算再要宝宝的时候，应该和准爸爸提前去大型的医院进行血型检查，检测体内抗A抗B抗体的情况。属于高危情况的女性怀孕后，应定期检测，一般一个月就要进行一次复查。

孕期坚持产检：要避免溶血症，准妈妈应按照产前检查要求，做好孕期体检。产检时医生会检查准妈妈的血型，排查溶血症的可能，并做好相应的防治工作。

在我国，最常见的是ABO血型系统不合，ABO溶血病患儿的母亲多为O型血，宝宝多为A型或者B型。

51 脐带缠绕

脐带缠绕是指脐带环绕胎儿身体，通常以绕颈最为常见，躯干及肢体的缠绕也有可能发生。脐带缠绕是一种常见的脐带异常。在分娩中，其发生率

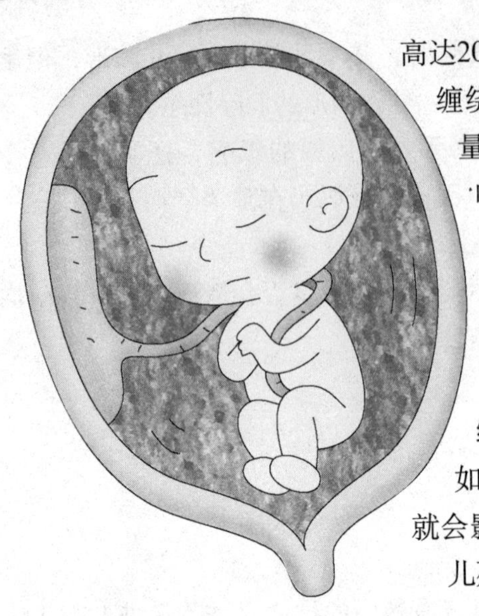

高达20%～25%。脐带缠绕对胎儿的影响，与缠绕的周数及松紧度、脐带的长短、羊水量多少有关。同时还与是否临产有关。临产后，胎头往下分娩，会造成原先缠绕较松的脐带逐渐拉紧。

一般来说，被脐带缠绕一周或脐带搭颈的胎儿，因脐带缠绕及压迫程度较轻，对母儿危险不大，只要胎儿继续在活动，准妈妈就不需要太担心。如果缠绕周数多及压迫程度重的胎儿，就会影响脐带血流，出现胎儿缺氧，甚至胎儿死亡。

脐带缠绕在胎儿娩出前完全有可能诊断，因此，准妈妈一定要坚持做产前检查。

临产期脐带绕颈属高危妊娠，随时可引起胎儿宫内窘迫，孕妇应提前住院待产，让医生通过胎心监护仪和超声检查等间接方法判断脐带情况，确保母子平安。

52 脐带绕颈是否需要剖宫产

由于B超的普及应用，使脐带绕颈可以在产前做出判断。因此，经常有孕妇拿着B超检查结果要求剖宫产，担心孩子出现危险。

其实，B超诊断脐带绕颈准确率并不高，据统计只有50%～60%的符合率。因此，如果单纯以脐带绕颈就做剖宫产，未免太草率了。

怀疑有脐带绕颈的孕妇，在妊娠期应仔细计数胎动，一旦出现胎动减少或消失，应立即就诊，由医生检查后处理。在分娩期，可提醒医护人员多注意胎心的情况，因为胎儿有危险时，胎心会变快或变慢，勤听胎心或用胎心电子仪监护等。一旦出现胎心异常，应立即剖宫产。如果胎心正常，产程进展顺利，则完全可以和正常产妇一样经阴道分娩。

那么，胎儿出现心律不齐是怎么回事呢？

有些孕妇在产前检查时，听胎心会出现心律不齐，心跳有间歇，类似成人的早搏现象，有的多有的少，这是怎么回事呢？

胎心出现心律不齐多与胎儿宫内缺氧有关，也有的查不出什么原因，但有心脏病的可能性较小。当发现这种情况时，可让孕妇休息，每天吸氧2次，每次30分钟，一般症状可消失，即使不处理，胎儿出生后也大多能自行消失，不必太过担心。

53 妊娠期肾盂肾炎

妊娠期间，输尿管由于受雌激素和孕激素的影响而扩张，致使组织松弛、管腔扩大，蠕动缓慢，尿的排出滞留，常使尿滞留于输尿管和肾盂内，从而为细菌在输尿管和肾盂内的生长繁殖创造了条件。此外，性交不洁、子宫压迫肠道也易导致细菌侵入输尿管、膀胱、尿道及肾盂，从而引起肾盂肾炎。准妈妈要预防肾盂肾炎，应做到：

讲究卫生：准妈妈应保持外生殖器的清洁，勤洗内裤、勤洗澡，擦大便时要由前向后，以免污染尿道。

进行适度的体育锻炼：增强机体抗病能力，以预防此病的发生。

补充水分：准妈妈应多喝白开水，多吃新鲜蔬菜、水果，以增加尿量，冲洗尿道，避免细菌的生长繁殖。

性交后准妈妈最好能解一次小便，以便将可能进入尿道的细菌冲出来，避免细菌侵入输尿管、膀胱、尿道及肾盂。

准妈妈一旦得了肾盂肾炎，应及时去医院就诊。

54 妊娠期肥胖

肥胖一般是由于过多摄取脂肪、蛋白质，这就会使准妈妈体内维生素和矿物质相对不足，出现牙龈出血、骨质软化、贫血等症状。此外，孕妇肥胖还会合并妊娠高血压综合征、生产巨大儿、难产等。

孕晚期是准妈妈发生肥胖的高发时期。这一阶段，胎儿渐趋发育成熟，准妈妈不应该像孕中期时无所顾忌地大吃大喝。在孕晚期，准妈妈体重增加的速度应该较中期稍慢，一般每月约增加1千克。如果准妈妈体重猛增，每周体重增加超过500克，出现肥胖的现象，就应该注意适当控制饮食。

孕期体重增长的衡量指标：BMI=体重（千克）/身高的平方（米）

孕前BMI<19.8，孕期总增重12.5千克～18千克为宜。

孕前BMI在19.8～26之间，孕期总增重11.5千克～16千克为宜。

孕前BMI在26.1～29.9之间，孕期总增重7千克～11.5千克为宜。

孕前BMI>30，孕期总增重大于6千克就正常。

已经明显发胖的准妈妈，只要保持正常的一日三餐即可，不必额外加餐，避免吃甜食。但切勿节食，否则会影响胎儿的生长发育。

55 控制体重，避免生出巨大儿

在医学上，把体重过大的足月新生儿称为“巨大儿”。根据我国产科学的定义，新生儿的出生体重等于或大于4千克，就可以称为巨大儿。巨大儿会给母婴带来多种不良影响：

分娩过程延长：巨大儿的头部和身体过大，很难进入产道，导致整个分娩过程延长，最后不得不采用产钳或胎儿吸引器助产。由于巨大儿肩部脂肪较厚，分娩时还容易因肩部被卡住导致难产。严重的话还可能导致新生儿臂丛神经瘫痪、肩丛神经瘫痪，可能导致终身残疾、新生儿死亡。

4000克

造成产道撕裂伤、产后出血：由于胎儿太大出生时会很困难，容易导致产程长、难产及产道撕裂伤，重者甚至发生子宫和膀胱破裂。同时，由于胎儿过大，胎儿娩出后子宫常常收缩不良，造成产后出血甚至死亡。

要避免巨大儿，准妈妈应科学摄入营养，并坚持孕期锻炼，消耗多余热能，避免营养过剩引起生产巨大儿。

新生儿平均出生时的理想体重约为3100克。准妈妈还应坚持做产检，并遵从医生对营养摄取的指导，避免胎儿增长过快，度过一个安全的孕期。

56 早产的预防

凡在妊娠28～37周之间终止妊娠者，称作早产。分娩出的新生儿称作早产儿，出生时体重在1000克～2499克。由于早产儿各器官系统尚未发育成熟，容易导致肺部疾病、颅内出血、感染、硬肿症等疾病，会留有智力障碍或神经系统的后遗症。早产儿中约15%在新生儿期死亡，早产是围产儿死亡的重要原因。因此，要尽量避免早产。

预防早产，关键是要及早诊断，及时治疗。出现以下几种情况之一时，必须去医院检查。

下腹部变硬：妊娠晚期，随着子宫的胀大，会出现不规则的子宫收缩，几乎不伴有疼痛，特点是常在夜间频繁出现，次日早晨消失，成为生理性宫缩，不会引起早产。如果下腹部反复变软、变硬，肌肉也有变硬、发胀的感觉，每10分钟就有1次宫缩，持续30秒以上，伴有宫颈管缩短，即为先兆早产，要尽早到医院检查。

阴道出血：少量出血是临产的先兆之一，但宫颈炎症、前置胎盘和胎盘早剥时也会出现阴道出血。如果出血量较多，应当立即去医院检查。

为了避免发生早产，准妈妈应积极预防早产的发生：

1. 注意孕期卫生，充分认识各种可能引起早产的因素，并加以避免。预防便秘和腹泻，避免因此引起子宫收缩，导致早产。坚持定期做产前检查，一旦发现胎位异常，应及时在医生指导下积极纠正。

2. 注意生活中不要过度劳累，每天按时起居，注意休息。不长时间做压迫腹部的家务活，避免撞击腹部，避免剧烈活动。节制性生活，特别是曾有流产或早产史的孕妇，在孕晚期应禁止性生活。

3. 注意控制饮食中的盐分摄入，以免体内水分过多而引发妊高征，从而引发早产。

准妈妈一旦出现早产症状就应尽快去医院就诊，不可延误时机。

孕晚期准妈妈在走路和起坐时要小心，避免摔倒。孕后期避免开车，也不要乘机出行或搭乘震动较大的交通工具出行。

胎位异常的准妈妈应在医生指导下进行调整，无法调整的应密切与医生配合，选择适合自己的生产方式，确保母婴安全。

专家指导

"七活八不活"说法不科学

许多人有此传统认识，认为7个月出生的新生儿能存活，而8个月的新生儿不能活。这是没有科学道理的。医学上认为，胎儿在宫内多维持1天，出生后存活的可能性就大一些。对正常孕妇来讲，胎儿肺成熟可能发生在孕35周时，因此35周以后的胎儿出生后存活的可能性就较大；但有些情况，如孕妇有妊娠高血压综合征、胎儿宫内发育迟缓等，胎儿肺可能有早熟现象，在孕32周～33周时即可能成熟，胎儿出生后就可能存活；现在医疗条件提高了，如应用一些能促进胎肺成熟的药物，也可提高早产儿存活的可能性。

57 仰卧位综合征

仰卧位综合征主要表现为头晕、恶心、呕吐、血压下降。

到了孕晚期，准妈妈腹腔几乎完全被子宫占据。如果还坚持仰卧姿势睡觉，增大的子宫很容易向后压在大动脉上，使流向子宫的血液减少，对胎儿供血不足，从而影响胎儿的生长发育。而且，仰卧时增大的子宫还会压在下腔静脉上，使下肢血液回流受到阻碍，引起或加重下肢水肿。同时，因回心血量减少造成全身各个器官缺血而引起"仰卧位综合征"。因此，怀孕晚期应该避免仰卧姿势睡眠，适宜的体位是左侧卧位。如果觉得一直侧卧比较劳累的话，可以在身侧垫上舒适的靠枕，这样就能简单地保持侧卧睡眠的姿势了。

58 胎位异常及早纠正

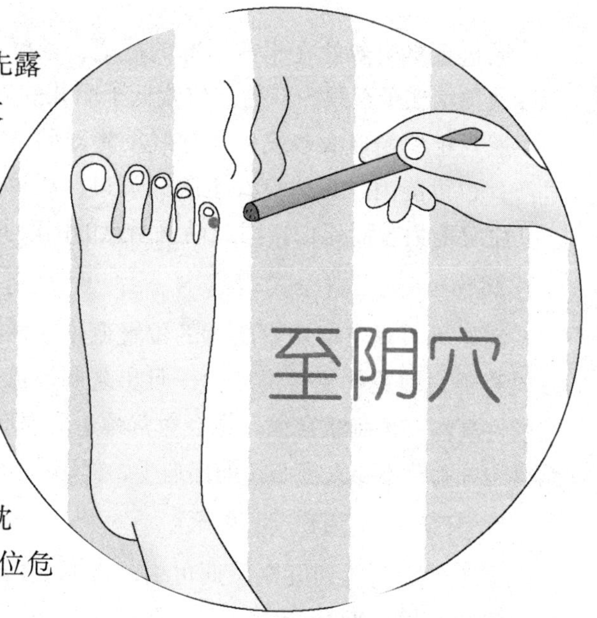

胎位指的是分娩时宝宝先露的部位。临近分娩时，胎儿大多固定为头朝下的姿势。约有96%的胎宝宝是头部先生出来的，因而被称为正常胎位——头位。

胎位异常一般指妊娠30周后，胎儿在子宫体内的位置不正，较长见于腹壁松弛的孕妇和经产妇。胎位异常包括臀位、横位、枕后位等，以臀位多见，而横位危害最严重。

艾灸至阴穴：这是一种中医纠正胎位的方法。孕妇平卧或采取正坐的姿势，松解裤带。同时由医生灸双侧至阴穴（足小趾端外侧），每日1～2次，每次15分钟，5天为一疗程，一周后复查。这一方法操作简便，无痛苦，较为经济。

胎位不正最合适的纠正时间为孕30～32周之间。孕28周以前，由于羊水相对较多，胎儿又比较小，在子宫内活动范围较大，所以位置不容易固定。孕32周以后，羊水相对减少，此时胎儿的姿势和位置相对固定，一般来说就没有办法纠正了。当然也不排除个例。

胎位不正准妈妈的注意事项：

1. 不宜久坐久卧，要增加散步、揉腹、转腰等轻柔的活动。
2. 忌食寒凉性及胀气性食品，如西瓜、山芋、豆类、奶类等。
3. 大便要通畅，最好每日大便。

上述疗法如果能够帮助你将异常胎位转正固然很好，如果转不了也不必紧张，但需要在预产期前1周～2周住院待产，由医生根据你的情况决定分娩方式。

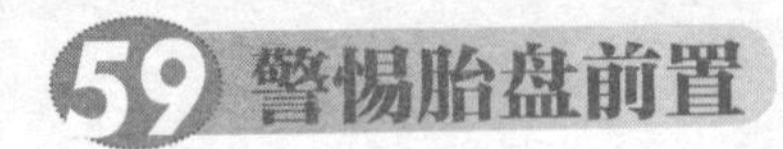

59 警惕胎盘前置

胎盘正常附着处在子宫体部的后壁、前壁或侧壁。如果胎盘附着于子宫下段或覆盖在子宫颈内口处，位置低于胎儿的先露部，称为前置胎盘。

胎盘前置出血大多发生于孕晚期，对胎儿也会有影响，主要是容易引起早产，也可能因产妇休克发生胎儿窘迫、严重缺氧甚至胎死宫内。或可因早产儿生存能力差而死亡，因此前置胎盘的围产儿死亡率较高。

警惕胎盘前置

准妈妈可以定期观察胎盘的位置变化，注意不要剧烈活动。如果孕28周后检查仍为前置就要警惕了，一旦出现阴道流血，要立即送医院。此外，性交或性高潮均可刺激宫缩，也会对宫颈造成损伤，所以必须禁止。此外，如果胎盘边缘前置不要太担心，如出血少，而胎宝宝尚未足月，可以卧床休息。

胎盘前置应首选剖宫产

因为胎盘前置到妊娠后期可引起准妈妈阴道出血，为保证准妈妈生命安全，终止妊娠以剖宫产为首选。但如果是边缘性胎盘前置或低置胎盘，则可经阴道分娩，因为胎头下降可压迫胎盘，有效止血。

胎盘前置种类及原因

胎盘前置一般可以分为三类，即完全性胎盘前置，此时宫颈内口全部为胎盘组织所覆盖；部分性胎盘前置，宫颈内口部分为胎盘组织所覆盖；边缘性胎盘前置，胎盘边缘附着于子宫下段，不超越宫颈内口。造成胎盘前置的原因很多，主要是是由于多次人工流产等因素造成的，当受精卵植入受损的子宫内膜后血液供应不足，胚胎为了摄取足够的营养，会逐渐下移，形成前置胎盘。

54 预防难产

所谓难产是泛指在分娩过程中出现某些情况，导致宝宝本身产生问题，或因母亲骨盆腔狭窄、子宫或阴道结构异常、子宫收缩无力或异常所导致。

临床上的表现是分娩过程缓慢，甚至停止。

孕妇难产的原因和胎儿、产道和子宫收缩三者的互动息息相关。胎儿过大是最常见的难产原因，最常见的情形是宝宝的头部太大，通过超声波测量胎儿间顶距（BPD）可知头部大小。若BPD超过10厘米，生产是比较困难的；超过10.5厘米，阴道生产就几乎不可能。

其他如胎位不正、胎儿脑积水、胎儿长肿瘤、连体婴等也会导致难产，但比较少见。现代发达的医疗技术已经可以及时发现这些难产原因，避免发生难产。

一切指标健康、正常的准妈妈，都应该在孕期注意控制体重增幅，并结合合理的运动，达到控制体重、避免胎儿过大的目的。

60 羊水栓塞

正常情况下，羊水在完整的羊膜腔中，与母血循环不相通。而羊水栓塞则是指羊水中有形成分进入母血循环形成栓子，填塞肺血管而引起心肺功能衰竭、出血、休克、DIC、肾衰竭或骤然死亡的一种严重并发症。由于羊水栓塞十分凶险，因此预防其发生十分重要。临床上，下列孕妇较易发生羊水栓塞症。

高龄孕妇：也就是年龄超过35岁的新妈妈，发生的概率比较高，年龄愈大，发生的可能性愈大。

经产妇：生产的胎数愈多，发生羊水栓塞症的比率愈高。

胎盘早期剥离的病人：在生产的过程中，如果发生胎盘早期剥离，羊水里的胎儿细胞、胎脂或胎便经由胎盘静脉进入母体血液的可能性会增加。

胎死宫内的孕妇：胎儿死在子宫内的时间愈久，发生羊水栓塞症的概率愈高。

有胎儿窘迫的现象：这种情况下发生羊水栓塞的概率也比较高。因为胎儿发生窘迫时，羊水内常有胎便，此时产痛通常都很强烈，较易发生羊水栓塞症。

使用催生素催生而造成产痛非常强烈的新妈妈，也较易发生羊水栓塞症。

羊水栓塞症是一个非常可怕的并发症，一旦发生，准妈妈的生命能挽救回来的可能性是微乎其微的。

61 羊水过多是怎么回事

羊水

羊膜腔内的羊水不是“死水一潭”，它是不断进行交换的。在妊娠早期，羊水主要来源于母体血浆的渗透，到妊娠中、晚期，羊水主要来源于胎儿的尿液；而胎膜的吸收和胎儿的吞咽是羊水的去路。二者的平衡维持一定的羊水量。正常足月妊娠羊水量为300毫升～1000毫升，当超过2000毫升时，称为羊水过多。

有30%～40%的羊水过多的原因不明，但有25%的羊水过多为胎儿畸形，多见于神经管畸形，如脑阙如、脊柱裂、脑脊膜膨出等，还有上消化道畸形，如食管闭锁、幽门梗阻等。另外，双胎、糖尿病、母儿血型不合时也易发生羊水过多。

因此，如孕妇的腹围、宫底高度超过正常，应想到羊水过多的可能，出现羊水过多时，应想到有胎儿畸形的可能，应去医院进行产前诊断，如B超、羊水穿刺等，明确诊断后，由医生做适当处理。

62 羊水过少是怎么回事

羊水量太多不好，过少也不行。当羊水量少于300毫升时，称为羊水过少。

羊水过少多见于过期妊娠、妊娠高血压综合征，胎儿有泌尿系统畸形，如肾阙如、肾发育不全、泌尿道闭锁等。

羊水对胎儿具有良好的保护作用，可缓解子宫收缩时对胎儿的压力。羊水过少如果发生在妊娠早、中期，由于胎儿活动受限，可造成胎体弯曲，肢体粘连，四肢短缺等畸形；到中晚期发生羊水过少，可引起斜颈、足外翻或内翻等畸形，胸廓受压可影响肺的膨胀，导致肺发育不全；到分娩期，羊水过少分娩，俗称“干产”，子宫收缩时子宫紧紧地包裹着胎儿，易造成胎儿缺氧、窒息而致死胎、死产。羊水过少对孕妇的影响，主要是为防止胎儿的这些不良后果而使手术产的概率明显增加。

专家指导

多喝水会出现羊水过多吗?

不会。羊水过多是指羊膜腔内羊水超过2000毫升。孕早期羊水主要是母体血管内液体透过羊膜渗透到羊膜腔内，中晚期羊水主要来源于胎儿尿液。羊水循环与母体血循环是两个独立的体系，孕妇多喝水并不会造成羊水过多。

现在有人在应用饮水疗法治疗羊水过少，即让孕妇多喝水来增加羊水量，结果发现，孕妇多饮水（每次喝2000毫升）可在短时间内增加羊水量，但持续时间也较短。这也证明，孕妇多喝水，即使能增加羊水量，但很快会消失。

63 什么是过期妊娠

一般孕前月经周期正常的孕妇，如果预产期超过2周以上而未能临产，就称为过期妊娠。过期妊娠者，如果胎盘正常，则可能导致胎儿长得过大，致使胎头太硬，分娩时通过产道有困难，造成难产。反之，如果胎盘功能减退，胎儿会因缺乏营养造成智力低下或神经系统后遗症。

要避免过期妊娠的发生，准妈妈应做到以下几点：

1. 从孕28周开始自己数胎动，一旦胎动明显减少，如12小时胎动少于20次，立即去医院就诊。

2. 预产期前后，通过做B超检查，了解胎盘的钙化程度及羊水多少，胎盘钙化3级以上为胎儿过熟，提示胎儿过期，要引起注意。

如果胎儿胎盘情况尚好，胎儿已经成熟，可于41周后进行引产，特别是对于高龄孕妇、患有妊娠高血压综合征、胎儿过大的新妈妈。

过期妊娠的准妈妈及家人，应该密切与医生配合，该引产就引产，千万不要等到“瓜熟蒂落”。

64 孕期疼痛，巧妙应对

到了孕中后期，准妈妈身体会出现更多不适，准妈妈应提前了解这些不适发生的原因以及缓解方法，以便从容应对。

症状	原因	缓解招数
乳房胀痛	很多准妈妈在孕早期就出现了乳房胀痛。这是由于怀孕时体内大量分泌雌性激素，乳房发胀、乳头变得敏感	选择型号合适、肩带较宽、柔软舒适的棉质胸罩。沐浴后双手涂些护肤油按摩乳房
头痛	怀孕时血压发生改变，体内分泌激素量也和原来不同，有时准妈妈会感到眩晕和疼痛	孕早期保证充足睡眠和适当休息。如果怀孕5个月以后，头痛日益加重，同时伴有眼花、耳鸣、心悸、水肿或高血压，应警惕妊娠高血压疾病的发生
外阴肿痛	有的准妈妈外阴部肿胀，同时局部皮肤发红，在行走时外阴出现疼痛	选择宽松的纯棉内裤，外裤也要宽松一点。不要长时间站立。孕晚期不要连续站立超过30分钟

手腕麻木与刺痛	准妈妈的手指和手腕会有一种针刺及灼热的感觉，有时从手腕到整个肩膀都会感觉疼痛，这种情况也被称作“腕管综合征”这是由于怀孕时体内聚集了大量的额外体液也储存在手腕的韧带内，从而造成手腕肿胀	减少白天手的活动量。运用手腕工作时多注意姿势，比如打字时让手腕自然放平，稍稍向下弯曲一些，或者在手腕下面垫一个鼠标垫。晚上睡觉时，手自然地举在头顶，放在枕头上
后腰与腿部疼痛	这种症状也叫坐骨神经痛，这是因为扩大的子宫压迫到准妈妈的经骨盆从脊椎骨到小腿的神经，从而感觉到后腰、臀部、大腿外侧和小腿有刺激或麻木的感觉。	经常改变姿势，注意休息，以转移对骨盆和神经的压力。也可尝试热敷或冷敷的方法
腿痛	常见的原因是腿部肌肉痉挛造成的，往往是孕妇缺钙或B族缺维生素所致	多吃富含钙或B族维生素的食物可有助于改善症状。如果症状严重，可在医生的指导下补充有关微量元素及B族维生素

65 警惕胎膜早破

胎膜在临产前破裂称为胎膜早破，由于破膜后羊膜腔与阴道相通，如果短期内不分娩，则容易发生阴道内及外界的细菌上行感染，造成产妇及胎儿或新生儿感染，故一般要求在破膜后24小时内结束分娩。

引起胎膜早破的原因

宫腔内压力异常、创伤或机械性刺激、预产期内进行性生活、多次的羊膜腔穿刺、胎膜发育不良、准妈妈营养不良、偏食、吸烟等均可造成，胎膜发育不良、准妈妈生殖道感染、宫颈功能不全也会引起胎膜早破。

如何判断胎膜早破

症状1：准妈妈自觉突然从阴道流出无色无味的水样液体，持续时间不长，开始量多，随后逐渐减少。

症状2：测定阴道液体酸碱度，胎膜未破时，阴道液pH值为4.5～5.5，破膜后pH值为7～7.5。

症状3：破膜后在阴道排出液的涂片中，可找到胎儿皮肤脱落的上皮细胞及羊水中的结晶。

胎膜早破的防治

发生胎膜早破时，准妈妈应保持冷静，立即平卧，用消毒会阴垫护住下身，然后由家人送医院治疗。医生会根据不同的孕周来确定治疗原则。

孕28周以内的胎膜早破：因胎龄小，胎儿存活率低，易发生并发症，一般不宜保胎，而应终止妊娠。约1/3的准妈妈在胎膜早破的24小时内会临产，未临产者予以引产，并应用抗生素预防感染。

孕28周～35周的胎膜早破：住院治疗，绝对卧床休息，禁止灌肠，避免阴道检查和肛查。保持外阴清洁，使用消毒会阴垫，每天清洗外阴，早晚各1次。严密观察准妈妈体温，心率及胎儿的发育情况，若有异常，则应终止妊娠。

孕36周以上的胎膜早破：胎儿基本上发育成熟，通常12小时内会自然临产，若破膜后12～24小时仍未临产，应予以引产。

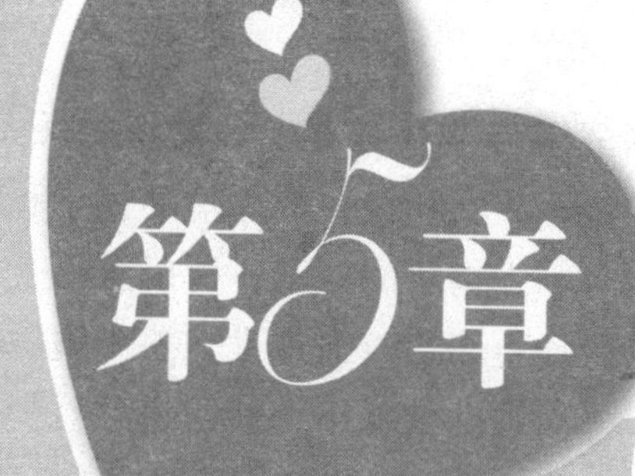

第5章

调整心态：准妈妈的心理调适方案

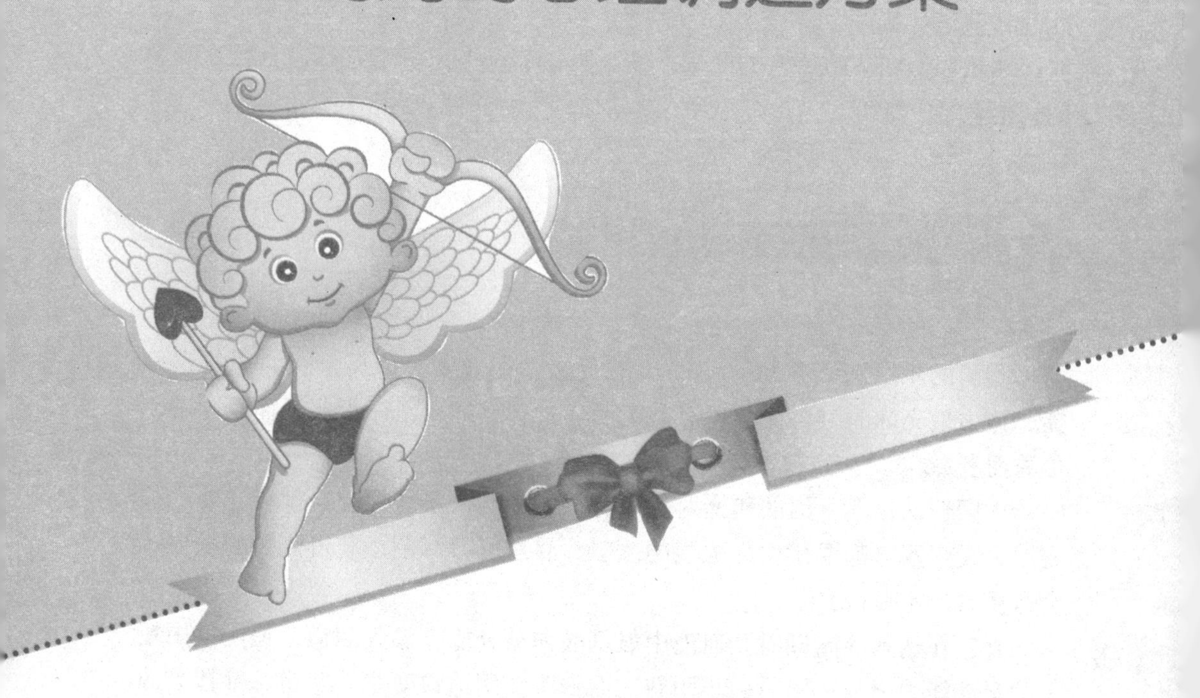

1 不良情绪可导致不孕

人的情绪与孕育有着十分密切的关系。中医学特别强调两性交合时的情绪。因为，男女和悦、彼此情动属于和谐的性生活，女方阴道内碱性分泌物增多，有利于精子的活动，所以容易受孕。反之，不良情绪会导致心理紧张，日久冲任不和，气血逆乱，瘀阳胞脉胞络，而致不孕。同时，女性还可因情绪不好而致性欲低下，使阴道酸性较高，不利于精子的存活而不孕。不良情绪也会使男子出现阳痿、早泄或无性欲，以致无法交合，最终不孕。

所以，健康的心理状态与受孕是彼此相依、不可分割的。保持情绪稳定，摄养心身，是防止不孕症发生的重要前提。

因情绪不好而不孕的夫妇，应互相体贴、谅解，经常保持乐观情绪，切勿陷入火药味甚浓的“家庭内战”之中。做到这些，相信你们会很快迎接胎儿的到来。

如果你们在孕前体检的时候一切正常，那么考虑一下是不是自己在受孕的情绪上过于急切，因此而导致情绪不佳，为孕而性，致使难以受孕。

2 好情绪助你怀上健康宝宝

我国的中医特别注意入房时机的宜忌，在夫妻心情最愉快，思维最敏捷，体力最充沛的时机受孕，有利于后代发育良好，不但少疾，而且聪明、俊秀而多寿。

中医还认为性生活的和谐对优生有很大影响，主张性交之前首先要“神交”，夫妻双方都要激发起强烈的欲望，然后配合协调，获得充盈的精血，交合受胎，才有利于优生。

女性在达到性高潮时，血液中氨基酸和糖分能够渗入阴道，使阴道中精子的运动能力增强；同时，小阴唇充血膨胀，阴道口变紧，阴道深部褶皱伸展变宽，便于储存精液；平时坚硬闭锁的子宫颈口也松弛张开，使精子容易进入；而性快感与性高潮又促进子宫收缩及输卵管蠕动，有助于精子上行，从而达到受精的目的。数千万个精子经过激烈竞争，强壮而优秀的精子与卵子结合，孕育出高素质的后代。

所以，在和谐的性生活中受孕对孕育一个健康、聪明的优生宝宝非常重要。

专家指导

不要在情绪压抑时受孕，因为人一旦处于焦虑抑郁和有沉重思想负担的精神状态，不仅会影响精子或卵子的质量，即使受孕后也会因情绪的刺激而影响母体的激素分泌，使胎儿不安、躁动，影响生长发育，甚至流产。

3 准妈妈情绪变化的原因

原因一：孕期的到来给准妈妈的生活带来了巨大的变化，准妈妈的注意力会慢慢从工作或别的地方转移到腹中的宝宝身上，出于对宝宝健康的关注，准妈妈可能会变得比以前敏感、紧张。

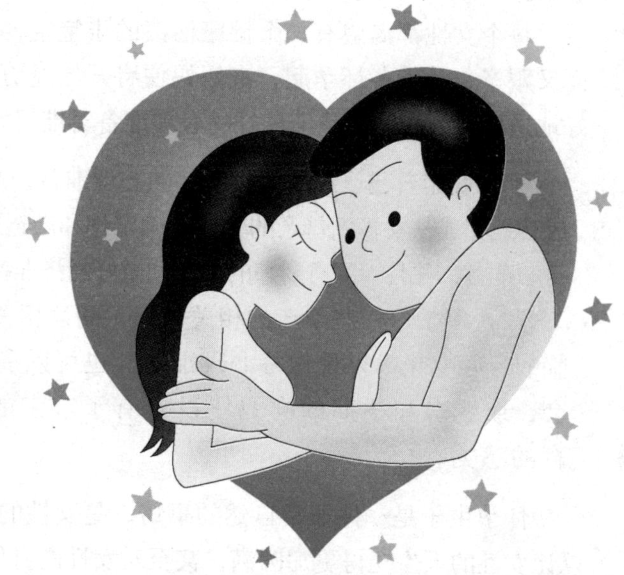

原因二：由于怀孕期间体内激素失调，准妈妈的情绪也会变得糟糕起来，经常会莫名其妙地发脾气，喜怒无常。

原因三：除了受激素的影响，准妈妈还会被各种问题困扰。如丈夫会不会变心，自己会不会变丑，分娩会不会顺利，宝宝将来给谁带等。尤其是在孕早期，在妊娠反应的刺激下，准妈妈的情绪变化会更加明显。

准妈妈可能已经觉察到自己的情绪变化，已经因此而给准爸爸及周边的朋友、亲人带来了麻烦，但最严重的是恶劣的情绪会对胎儿的健康发育造成无法挽回的负面影响。尤其是在胎儿的成形期，若长期处于恶劣情绪下，很可能会导致胎儿畸形。

对准妈妈来说，如果学会调节自己的情绪，将是一门非常重要的课程。为了胎儿的健康成长，也为了自己的健康和家庭的和睦，准妈妈一定要战胜孕期的情绪困扰。

4 做好孕育的心理准备

怀孕和分娩，无疑是女性一生中的一件大事。从女孩到准妈妈，从结婚到怀孕，从分娩到做母亲，所有的这些变化都是人生必须经历的自然过程与阶段。

每个女性都渴望有一个健康活泼的小宝宝，然而孕育小生命的过程漫长而又艰辛。从准备怀孕起，准妈妈便将开始经历生命中最大的变化。为了更好地适应这一变化，孕前良好的心理准备对准妈妈来说至关重要。

1. 确定自己已经做好了足够的心理准备，迎接孕期的到来，并且能够成功地完成从女孩到母亲的转变。确定你和准爸爸都已经做好了生育子女的身心准备，并且为即将到来的孕育期做好经济准备和工作上的协调。

2. 多学习一些孕产的相关知识，阅读相关的图书，了解孕期将会面临的身心变化，以便做好心理准备。也可以多参加一些社区准妈妈的聚会，或者多和孕期的准妈妈以及有了宝宝的新妈妈聊聊天，找到孕育的感觉。

怀孕生子是一件非常自然的事情，是女性的本能。而正常的孕育生子可以让女性的人生变得更加圆满，甚至对女性的身体健康都是有好处的。

5 进入母亲的角色

女性从怀孕起，体内激素水平的显著变化，可以影响大脑中调节情绪的神经传递素的变化。特别在怀孕早期的3个月里，情绪更容易低落。之后，当开始为分娩做准备时，准妈妈会再次体验到这些变化，因此比以往更容易感觉抑郁。

如果这时那些调节能力差的女性没有得到适当照顾，心理压力过大，难以从“少女角色”转换到“妈妈角色”，就可能出现躁狂、抑郁、精神分裂，甚至出现意识障碍和幻觉，以致发生难以预料的意外事件。

为了适应自己即将扮演的妈妈角色，准妈妈应以一种成熟的态度来面对这个角色，并在先前就学习如何做个妈妈。不要有排斥、恐惧的心态，面对这个全新角色，要以愉悦的心情来面对，并深信自己是能够胜任的。

此外，建议准妈妈事先学习一些分娩的知识，减轻对生产的陌生感与恐惧感，充满信心地迎接生产。

你可以和其他的准妈妈做些心得交流，也可以阅读一些怀孕、生产方面的书籍，或者是了解一些能帮助心情放松的与生产的相关事宜，让自己心情放松、情绪状况稳定。

6 准妈妈乐观，胎儿更健康

临床资料调查证实，孕妇的心理状态对胎儿的生长发育，尤其是胎儿中枢神经系统的发育影响较大，并直接影响到胎儿出生后的性格、智力等。

医学研究表明，孕妇在情绪良好的状态下，体内会分泌一些有益的激素、酶和乙酰胆碱，这对胎儿的发育是非常有益的，受精卵会“安然舒适”地在它的摇篮——子宫内发育成长，所怀胎儿发育正常，分娩时也比较顺利，生下的孩子就更健康、聪慧。

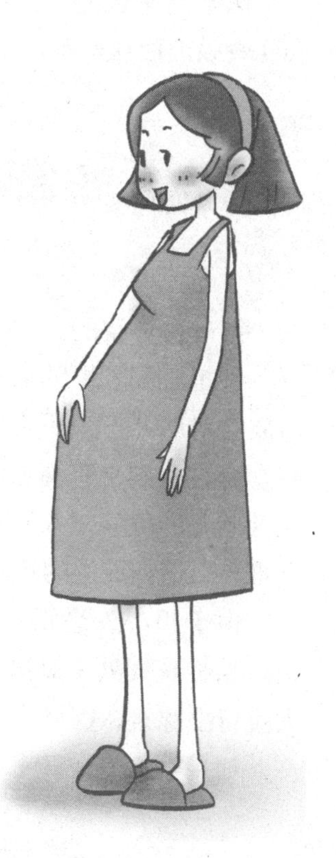

因为胎儿生长发育所需的营养成分，是由母亲血液循环提供的，母亲不良的情况变化会影响营养的摄取、激素的分泌和血液的化学成分，使胎儿产生与母亲一样的情绪，并通过胎盘影响胎儿发育，从而导致胎动异常、胎儿畸形、早产、

智力低下、生产出未成熟儿等。

肾上腺素对胚胎发育有明显的破坏作用，阻碍胚胎中某些组织的联合，特别是在怀孕的早期，如果母亲受到强烈的精神刺激，可影响胎宝宝大脑的正常发育。

准妈妈如果能在怀孕期间拥有良好的环境和心态，并且能坚持对腹中的宝宝进行适当的胎教，那么宝宝出生后，无论生理还是心理上都将更加健康。

研究表明，女性对生活乐观与否，会直接影响到她怀孕的状况。不乐观的孕妇，较容易产出体重过轻的婴儿。这些女性同时也比生性乐观的女性所感受到的压力更大。相反的，乐观的孕妇总是看事情的光明面，或是总是预期最好的状况。而且在怀孕期间注重养成健康的饮食和运动习惯，这样在无形中就降低了早产的风险。

所以，为了腹中的宝宝着想，准妈妈应该时时刻刻注意自己的情绪，即便是遭遇人生的低谷，也要懂得随时调整自己的心态，尽量排除不良情绪，保持一个乐观的心态。

医学专家认为，乐观的人通常的生活方式也更加健康，他们的免疫能力会比较强，而这些都对生育健康的宝宝大有帮助。

7 孕妇要避免恐惧心理

第一次怀孕的人对孕后会发生的一切都是陌生的，于是对将要发生的事有一种担心和恐惧的心理。孕妇担心孩子有缺陷，担心自己过去接触过有毒物质会对胎儿产生不良影响，患过病的孕妇担心自己服过的药会影响到胎儿的发育，特别是有高血压、心脏病的孕妇担心怀孕会加重自身的病情同时影响到胎儿的健康成长，高龄的孕妇则担心会生个畸形儿，同时又担心分娩时会难产。诸如此类的担心，常使孕妇处于不良的心理状态当中。

由于担心、恐惧、忧虑都会使肾上腺素的分泌增加，如果长期担惊受怕，精神持续处于高度紧张之中，通过神经内分泌机制的调节，肾脏会分泌大量肾上腺素，因体内肾上腺素堆积过多，会直接影响到胎儿的生长发育。

如果孕妇有了担心的心理，要及时消除。这主要得依靠科学手段，分析症结，及时解决。有遗传病史的高龄孕妇要随时查看胎儿的发育情况，便于发现问题尽快处理。如果孕妇患有高血压、心脏病等疾病，则应按时到医院就诊，随时听取医生的建议，以保证孕妇和胎儿的健康。对于一些不必要的担心，孕妇通过咨询，就可达到放心的心态。

丈夫在妻子妊娠中始终扮演着不可缺少的重要角色。如果妻子在妊娠中遇到了棘手的问题，丈夫要和妻子同甘共苦，共同面对困难，战胜困难。鼓励妻子，给她以力量，帮助她树立坚强的信念，这同时也会鼓励胎儿一起来战胜困难，培养胎儿的坚强性格。孕妇的心理调理过程，同时也是胎教的过程。

8 孕妇要避免烦躁心理

怀孕初期，多数孕妇会有程度不同的妊娠反应，如恶心、呕吐、厌食等，同时还会有气闷和腹胀、腰痛等不适感觉。妊娠反应大多会持续一段时间，这往往会弄得孕妇心情恶劣，烦闷不安。而对于那些没有思想准备就怀孕的女性，心情会更加恶劣，甚至会对怀孕产生不良心理。如果是刚刚建立的小家庭，经济还不宽裕就怀孕了，会让妻子倍感恼火，以致对丈夫产生埋怨心理，向丈夫发一些无名之火，弄得丈夫莫名其妙。

妻子应正确认识妊娠反应，保持心情舒畅，情绪稳定，保持心理平衡。平日多想一些愉快的事，多看一些轻松、幽默的书籍，多看一些喜剧片和动画片，这样会缓解一些心理上的烦乱情绪。妊娠的呕吐多是由神经系统紊乱、精神过度紧张造成的。每天到环境幽雅的地方散散步，和朋友聊聊天，精神上的放松，使孕妇体内循环畅通，从而减轻妊娠的不良反应，减轻孕妇的烦躁心理。

妻子妊娠反应时，丈夫要多方面对妻子体贴和照料，既要在精神上多多安抚和宽慰，又要在物质上多下工夫。丈夫要多为妻子准备一些适口、清淡、易于消化的食物，还要尽量说些风趣的话，讲些幽默的故事和笑话，使妻子心情开朗。丈夫在这个时候可不能计较妻子的“无名之火”，千万不能和妻子争吵。要多陪妻子散步，让她多呼吸新鲜空气，这样对胎儿大有益处。丈夫的一片爱心，是妻子消除烦躁心理的一剂良药。爱，能战胜一切困难。

9 孕妇不要有依赖心理

有的人怀孕后，感情会变得脆弱，在精神上和心理上都离不开丈夫，对丈夫有一种依赖感，妻子希望丈夫能时时在身边，与自己一同分享快乐和忧患。怀孕是女性生理上和心理上一个巨大演变时期，这种演变时常造成妻子心理上的不平衡，丈夫在身边，有一种稳定作用，丈夫的爱是妻子精神上的一种镇静剂。妻子在孕期希望丈夫能以自己为中心，时时关心自己、处处照料自己，这种依赖心理既有生理上的需要，也有感情上的需要，还有一份额外的担心，担心自己形体的变化，会改变自己在丈夫心目中的形象。这时，丈夫可别吝惜那几句温暖的话，丈夫的贴心话不仅仅是说给妻子听，也是把父爱倾注于胎儿，使胎儿也受到爱的鼓励。在妻子妊娠期间，丈夫多为妻子考虑，多关心妻子，多表白自己的爱心，是不可少的。

作为妻子自身，则别变得太娇气，这种娇气可不会给胎儿留下什么好的痕迹。有了身孕，并不等于什么都不能做了，丈夫对自己必要的关注是应该的，但丈夫有自己的事业和工作，有自己的生活内容。妻子要体谅丈夫，不要对丈夫有过分的依赖，相反，在很多事情上妻子要学会自强自立，学会在心理上进行自我调理和自我平衡。孕妇的这种坚强与毅力会直接影响到胎儿的生长发育，在胎儿的心理上埋下自尊自强的种子，为胎儿出生后的良好品质打下坚实的基础。

10 孕妇要避免忧郁心理

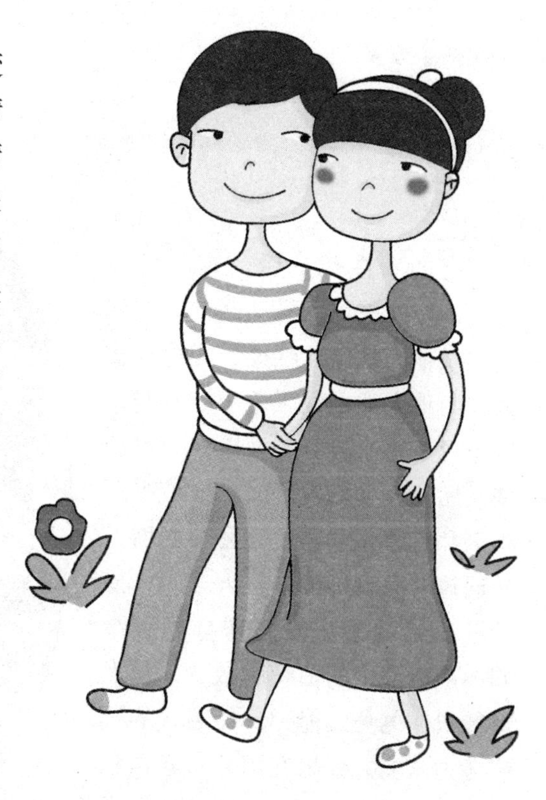

有的孕妇怀孕后，情绪会变得异常低落，总感到烦闷，神情沮丧，打不起精神。如果忧郁情绪持续一段时间，会造成孕妇失眠、厌食、性功能减退和自主神经紊乱。有忧郁心境的人往往缺乏活力，神情处于懒散状态。忧郁心理又会使孕妇心情压抑，体内血液中调节情绪和大脑各种功能的物质含量偏低，直接影响到胎儿的正常发育。受准妈妈的影响，这样的孩子出生后好委屈，长时间啼哭，长大后又会表现为缺乏自信心，感情脆弱，郁郁寡欢。由此可见，忧郁不利于胎教，不利于胎儿的发育。为此，有了忧郁心理的人，一定要积极调理自己的心态。积极的人生观是克服忧郁心理的基础，同时孕妇要努力跳出个人小圈子，多到户外呼吸新鲜空气，多参加社会活动，出外游玩。随着精神的放松，心情也会随之变得开朗起来，平日里多在生活中寻找乐趣，多做一些适当的文体活动，如下棋、唱歌、欣赏优美轻松的音乐，这些活动都十分有助于调节人的情绪。多与乐观开朗的人接触，多与人交流思想，敞开胸怀，开阔视野，有助于消除内心忧郁的情结。

做丈夫的此时可别被妻子的情绪所感染，相反要多体谅和理解妻子。

妻子情绪上的变化，很大程度是由心理上的变化引起的，妻子委屈地哭，绝不是你们之间的感情出了什么问题。面对情绪低落的妻子，丈夫要尽量表现出宽容和理解，引导妻子控制自己的情绪，多为孩子着想。应启发妻子对孩子要有爱心，转移妻子对烦恼事情的注意力。尽量多陪妻子做一些开心的事，和妻子一起读有关书籍，欣赏音乐，和妻子到户外重温一下恋爱时的情景，这样既可以增进夫妻之间的感情，也会使妻子心里充满爱意和甜蜜，这种情感会随时传递给腹内的胎儿，使胎儿在爱心中茁壮成长。

11 孕妇不要经常发脾气

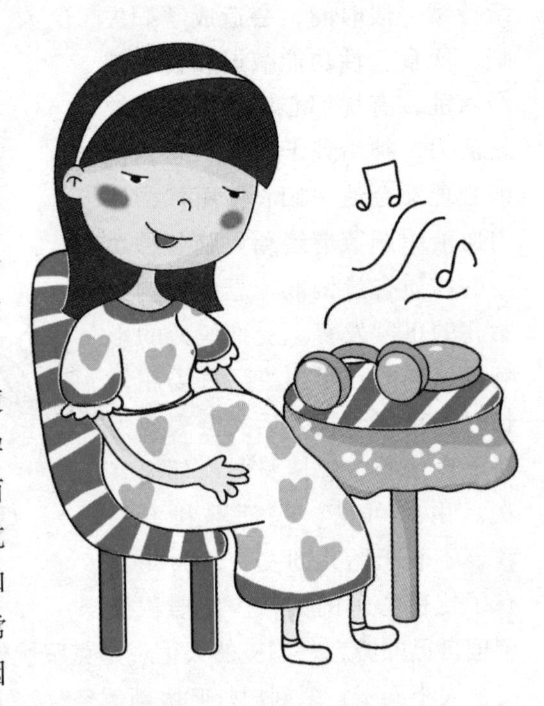

有的女性怀孕后，有时性格很坏，好发脾气，易动怒，喜欢和丈夫或他人找碴儿吵架，弄得与丈夫、与他人关系紧张。孕妇发怒，这不仅有害于自身的健康，而且会殃及胎儿。孕妇发怒时，血液中的激素和有害化学物质浓度会剧增，并通过“胎盘屏障”进入羊膜，使胎儿直接受害。发怒还会导致孕妇体内血液中的白细胞减少，从而降低机体的免疫能力，使后代的抗病能力减弱。如果在胎儿口腔顶和上颌骨形成的第7周～10周时经常发怒，会造成胎儿腭裂和兔唇。因此，孕妇发怒，贻害无穷。

为了孩子，孕妇一定要息怒。10月怀胎，是一段漫长的岁月，其间难免遇到让自已气恼的事。当遇到令人气愤的事情，先不必急躁，一则发火解决不了问题，再则发火伤害自身，危及胎儿。为此，发火之前，还是先克制一下，转移话题或做点别的事情，分散分散注意力，这都会使气闷的心理得到缓解。看看电影、听听音乐、散散步、做做操，都会使精神放松，头脑冷静。

能否保证遇事不怒，这与一个人的思想觉悟、品德修养密切相关，在孕期的女性尤其要加强自身的修养，以自身的优秀品质来影响腹中的胎儿，进而增强胎儿日后的心理素质。

对丈夫来说，如果你的妻子怀孕后爱发脾气，则不能拉开架势与妻子吵。为了后代，丈夫理当先克制自己，然后劝妻子克制。丈夫要多给妻子摆事实，讲道理，疏通妻子心中的郁闷。对于发怒的害处，尤其对胎儿的害处，丈夫要多加提醒，相信每一位妻子都会因爱护腹中胎儿而熄火的。

12 孕妇不要有羞怯心理

孕妇到了4个月～5个月时，妊娠反应已消失，孕期的身体处于最佳状态，而且还会更显得容光焕发。这个时候孕妇的腹部在逐渐隆起，别人已经能明显看出你怀孕了。

此时，个别的孕妇有一种羞怯感，不愿见熟人，特别是遇到要好的朋友，会感到很难为情。有的孕妇不喜欢自己的腰宽体胖，为脸上出现的“蝴蝶斑”而恼火。其实，这很不必要。

孕妇也自有一种孕体美，这种美绝不是任何人可以随时就能具有的。至于孕斑，多数人在分娩后自然消失，不必治疗，也用不着难为情。

怀孕不是丑事，不必害羞。参加集体活动，参加好友聚会，可以告诉同伴自己的情况，这样同伴会在多方面给予你关心和照料，对于不适于孕妇参加的活动项目，大家自会给你开绿灯，谁也不会让你为难。总之，你会发现，怀孕使你变得比任何人都重要，大家都会给予你一份额外的关怀和爱，你的胎儿也处于这种浓浓的友爱之中。

对丈夫而言，如果你的妻子恰恰是那种羞于到公共场所，不愿拜访别人的人，那么，你可以时常邀请几位朋友到家中小聚。热烈的气氛，开心的畅谈，有利于孕妇情绪的调节，也十分有利于胎儿的发育。

13 孕妇忌备物心理

到了妊娠中期，孕妇的身体、情绪都很好，除了做正常的工作和家务外，孕妇开始积极准备孩子的东西，为孩子编织毛衣毛裤、购买鞋帽衣衫、缝制童被等，杂乱的事很多。孕妇总是希望尽可能多地为孩子准备得齐全一些，有的孕妇甚至连孩子2周岁用的东西都准备出来，弄得整日忙个不停，得不到良好休息。况且，给孩子编织毛织品而长时间坐着，会压迫胎儿，使血液流动不畅，影响到胎儿供氧。为孩子买东西要经常到商场，而那里人多拥挤，空气不好，病原多，容易被感染。其实很多事情，丈夫完全做得来，如买童床、童车、奶瓶之类的事情，丈夫也会做得很好。对于丈夫做不好的，丈夫可以陪妻子同往，以免发生意外。

14 胎教不要期望值过高

有的孕妇实施胎教，期望过高，心太切，结果物极必反，收不到好的效果。比如有的孕妇在进行语言胎教时，长时间将耳机放在腹部，造成胎儿烦躁。胎儿生下来以后，变得十分神经质，以致对语言有一种反感和敌视态度。听音乐时，也不能用心地听，连孕妇本人都感到疲惫不堪，那胎儿的感觉也绝对不会好。正如某些父母望子成龙的心情一样，想把胎儿培育得更出色一些，这种心情是可以理解的，但任何事情都有个度，一旦过度就会适得其反，不仅达不到预定的目的，而且会导致不良结果。因此，孕妇对胎儿进行胎教，不能热情过度，心也不能太急切。

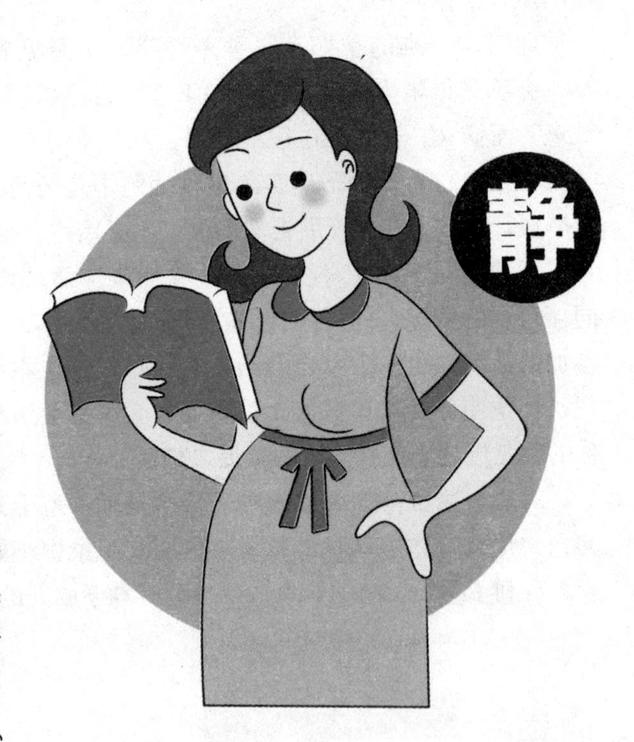

生育一个健康聪明的孩子，是每一位父母的心愿，胎教正是帮助孕妇实现这一心愿。为了正确实施胎教，使胎儿真正受益，孕妇必须认真学习胎教内容，掌握胎教的正确方法，在实施胎教过程中，严格按胎教的方法去做，不要认为什么方法比规定的多做一些就会更有效。孕妇生活要有规律，这既是胎教的一项内容，也是对每位孕妇起码的要求。每项胎教内容，需按一定规律去做方能成功。如抚摸胎教，一两天不足以与胎儿建立起联系，需坚持长久地有规律地去做，才能使胎儿领会到其中的含义，并积极地去响应。孕妇与胎儿相互配合，相互协作，乐趣无穷。

在这种乐趣中，胎儿的发育得到激励，胎儿的心智发展也能得到激励。孕妇的信心和持之以恒，是胎教的成功保证。

丈夫对胎教的参与，不仅仅限于辅助妻子，还可以直接对胎儿进行胎教，丈夫贴在妻子的腹部对胎儿讲话，胎儿是完全能听得到的。所以，丈夫除了通过对妻子的爱心来影响胎儿外，还可以直接与胎儿建立联系。孩子在胎儿期就感受到父爱，会促进日后与父亲建立起亲密关系。

15 胎动会受准妈妈情绪影响

从孕5月开始，准妈妈就可明显感觉到胎动了。所谓胎动，就是胎儿在子宫内伸手、踢腿、冲击子宫壁。最早的胎动感觉起来像鱼在游泳或翅膀在舞动一般，常被误以为是消化不良、胀气或饥饿所致。胎动是一种反映胎儿安危的信号，它能灵敏地反映胎儿的情况。一般情况下，胎动计数每12小时在30次以上，则表示胎儿情况良好。研究表明，准妈妈的情绪过分紧张，会使胎儿躁动不安，产生强烈的活动。

这是因为准妈妈的情绪刺激能引起自主神经系统的活动，释放出乙酰胆碱等化学物质，还可引起分泌的变化，分泌出不同种类、不同数量的激素。所有这些物质都通过血液经胎盘和脐带进入胎儿体内。另外，神经过度紧张使准妈妈大脑皮层的兴奋性增强，致使大脑皮层失去与内脏的平衡，这些都会影响胎儿的发育。

这种胎动可不是好的征兆，它不但易引起流产、早产，而且易导致胎儿畸形或给出生后婴儿的行为带来不良影响。

孕妇长期情绪压抑或激动，不仅使胎儿发育受到影响，而且娩出后的婴儿往往表现出躁动不安、好哭闹的现象，有的睡眠不好，消化功能紊乱，适应能力也差。

16 不良情绪会导致流产

人的情绪变化与大脑边缘系统特别是下丘脑有关，情绪变化将会间接影响内分泌的相对稳定状态。愤怒、恐惧、惊慌等过于激动的情绪可引起大脑皮层与皮下中枢调节失调，使机体处于一种应激状态，破坏了原来的稳定状态，使体内神经免疫及内分泌发生紊乱，特别是孕激素的改变使正常妊娠发生改变。

当准妈妈的情绪处于长期紧张状态时，体内孕激素水平降低，导致胎盘发育不良，这都不利于胚胎发育。同时，自主神经系统的交感神经对孕妇有促进子宫收缩作用，此时子宫正处于高敏感状态，很轻的刺激就会促使子宫收缩，诱发流产。

情绪的困扰还是导致习惯性流产的原因之一。第一次流产后，患者从得知自己再怀孕之日起，心中就有一种恐惧心理。越接近前次流产时间，心理负担越重，使内分泌紊乱达到高峰，于是出现第二次流产。

美国科学家对危地马拉的61名怀孕女性进行了为期一年的跟踪研究，最后得出结论：孕妇如果在妊娠早期过度紧张，流产的概率可能增加大约3倍。

17 妈妈压力大，宝宝有感应

准妈妈在孕期会面临更多的压力，如担心体形的变化、丈夫变心、工作问题，等等，这些压力都会让准妈妈产生一系列的身心变化，出现全身不适、疲倦、焦虑、紧张、依赖、期求关注等症状，并且波及胎宝宝的健康，导致以下负面影响：

流产：怀孕时如果压力过大，体内皮质醇含量会明显升高，可能会导致自发性流产。

先天性缺陷儿：特别是在孕期经历了重大精神打击的女性，产下的婴儿患有腭裂、兔唇、听力缺陷和先天性心脏病的概率远远大于其他婴儿。

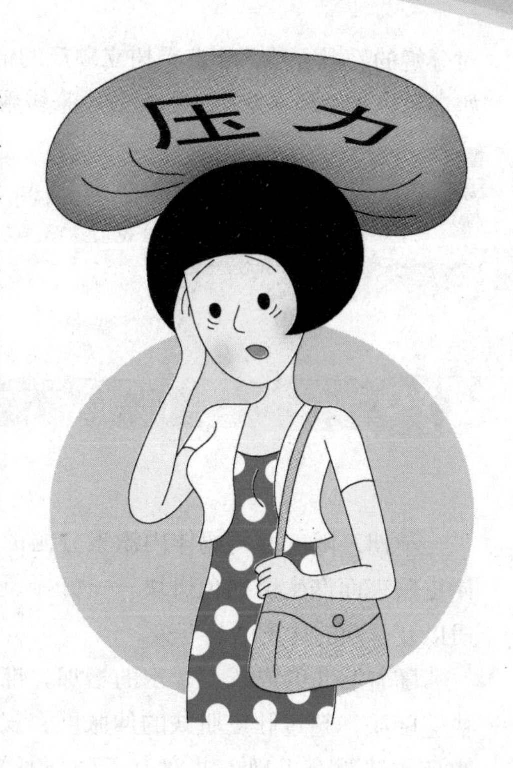

易患糖尿病、心脏病：瑞典研究人员发现，孕期若经历过精神上的重大打击，生下的孩子相对更容易患胰岛素依赖型糖尿病。而孕妇内心经常感到压力会对胎儿的神经系统造成不良影响，并使胎儿未来罹患心脏病的危险增加。

压力是孕妇的大敌，建议准爸爸对准妈妈提供贴心的照顾，减轻她的情绪压力，以免影响婴儿未来的成长，准妈妈也要学习以轻松的心情面对压力和挑战。

18 分娩之痛不要怕

在医学疼痛指数上，产痛仅次于烧伤灼痛，排在第二位。但实际上，由于个体的差异，每个人对疼痛的承受力和感受是不同的。据统计，对于分娩疼痛，约有44%的初产妇感觉疼痛难忍，甚至达到“痛不欲生”的程度，这可能与心理因素有关。

分娩时的疼痛主要来源于以下两个方面：

身体的疼痛：包括子宫阵发性收缩引起的剧烈疼痛，和胎儿通过产道时压迫产道导致的疼痛。

心理的疼痛：产妇紧张、焦虑、恐惧的心理会引起体内一系列神经内分泌反应，而使疼痛加剧。

因此，要战胜分娩的疼痛，首先，要对分娩疼痛有一个正确的认知，克服对分娩的恐惧心理，让自己树立顺产的信心，做好分娩心理准备。其次，准妈妈还可以借助现在发达的医疗技术来缓解疼痛，如无痛分娩、导乐分娩等。

专家指导

在医生和导乐的帮助下，准妈妈可以采用呼吸放松、音乐放松、想象放松、按摩放松等方法，来减轻分娩的疼痛。

19 妊娠斑、妊娠纹不宜过分担心

孕期，随着准妈妈体内激素分泌的增多，会导致皮肤表面色素沉着，致使皮肤表面产生黑褐色斑块——妊娠斑。而妊娠纹的产生则与准妈妈自身体质以及孕期的体重增长有关。

随着胎儿的成长、羊水的增加，准妈妈的子宫也会逐渐地膨大。当腹部快速膨胀，超过肚皮肌肤的伸张度，皮肤变薄变细，会经不起扩张而断裂，腹壁皮肤就会出现一些宽窄不同、长短不一的粉红色或紫红色的波浪状花纹，即妊娠纹。

一般情况下，妊娠纹和妊娠斑都会在分娩之后逐渐淡化、褪去。因为胎儿出生以后，体内的内分泌水平会逐渐恢复正常，肌肤亦会逐渐恢复原来的模样。

如果你本身体质易长妊娠纹的话，孕期应控制好体重增长速度。孕期每个月的体重增加不宜超过2千克，整个怀孕过程中应控制在11千克～14千克，防止增重过快导致妊娠纹产生。

准妈妈可以从孕早期开始涂抹预防妊娠纹的护体霜，孕婴专卖店一般都有售，也有一定的预防妊娠纹的功效。

20 工作、生育如何取舍

许多职场准妈妈都会出于工作的考虑而不得不把生育计划一再延迟。然而妇产科专家指出，在生育大事上，女性不应错过最佳生育年龄。女性的最佳生育年龄为24岁～30岁。超过这一时间，女性在孕期健康、分娩、产后恢复等方面将面临更多的压力和问题。

其实，不管你什么时候生孩子，事业都会有所停顿。如果只是因为怕耽误事业而晚育的话，还不如在最佳的生育年龄孕育一个最棒的宝贝。同时，如果准妈妈的工作环境相对比较安静干净，危险性比较小，同时准妈妈的身体状况良好，可以选择边工作边怀孕，无须早早地待在家里等待宝宝的出生。

但是如果准妈妈的工作要长期使用电脑，或经常工作在工厂的操作间中，或是暗室等阴暗嘈杂的环境中，我们建议准妈妈应在怀孕期间调动工作或选择暂时离职待在家中。

建议有妊娠反应的准妈妈在自己的办公室里准备好毛巾和呕吐袋，同时尽量让自己的位子离洗手间近一些以方便呕吐时尽快到达。

21 准妈妈不要患上“恐药症”

怀胎十月，准妈妈不可能都不患头疼脑热、腹痛拉稀以及各种不可预测的疾病。那么，准妈妈生病了能不能吃药呢?

现在有许多人将“孕期不能乱用药”误解为“孕期不能用药”，使一些原本可以及早正确用药而治愈的普通感冒、腹泻、外伤、咳嗽、便秘等疾病丧失治疗时机，拖成大病、重病，这才真正有损腹中胎儿的健康。药理研究证实，青霉素、氨苄青霉素、先锋霉素等药对胎儿没有致畸作用。相反，对于普通的细菌感染不尽早使用抗生素抗感染，将引起孕妇高烧不退，甚至可能发生毒血症、缺氧、休克，不但会造成胎儿先天异常，更可能因此而流产、早产或胎死腹中。

所以，除了患上那些确认为有损胎儿、不利优生的疾病，如严重病毒感染、严重脏器疾病、严重营养不良及消耗性疾病，应该进行人流、引产中止怀孕外，对于一般性疾病，还是应该及早诊治，及时对症用药，以防病情加重而有碍优生。

孕期不能乱服药，生病时也不能完全禁止服药，这才是有利优生的科学观点。

22 调整情绪，避免“致畸幻想”

一些孕妇对胎儿致畸特别敏感，经常对照书里所写的情况，觉得自己犯了怀孕的禁忌，疑虑重重，有的患过一次感冒就要做人工流产。越是清闲的孕妇，这种“致畸幻想”就越是频繁和强烈。一些抑郁或敏感气质的准妈妈，越临近生产的时候越可能产生“致畸幻想”。

其实造成胎儿畸形的原因主要有两种：

遗传基因缺陷导致的胎儿畸形和非遗传性基因缺陷导致胎儿畸形。有资料表明，在致畸因素中，药物约占1.5%，物理化学物质占1%，病毒及妊期疾病占1%~3%，原因迄今未查明者占65%。值得注意的是，约20%的致畸因素来源于父母的遗传性疾病而不是外环境的致畸因素。

所以只要没有致畸因素的威胁，准妈妈完全没有必要担心孩子的健康问题。良好的心态，是孕妇达到优孕、优生的重要因素。而过度的忧虑只会损害胎宝宝的健康。

如果准妈妈非常担心胎儿的健康，那么应把担心告诉医生，并让医生依靠科学的手段来确定，而不要盲目担心，自己吓自己。

23 准爸爸，给妻子更多的爱

创造良好的家庭气氛

孕妇的整个妊娠过程，绝大多数的时间是在家庭中度过的，家庭气氛和谐与否对胎儿的生长发育影响很大。和谐的家庭气氛是造就身心健康后代的基础。在和睦相处的氛围中，孕妇得到的是温馨的心理感受，胎儿也能在如此良好的环境中获得最佳熏染，从而促进身心的健康发育。要创造好的家庭氛围，夫妻双方的修养都有必要加强，夫妻之间要互敬、互爱、互勉、互慰、互谅、互让，经常交流感情，彼此相敬如宾。尤其是丈夫更要积极热忱地为妻子及腹内的胎儿提供良好的服务，不断地给孕妇的精神与饮食上输入营养，给正在孕育着的这株“秧苗”以阳光雨露，扮演好未来父亲的荣耀角色，使妻子觉得称心，胎儿也感到惬意。在如此和谐的家庭氛围中生活，对母子的身心健康均大有裨益。

主动承担家务事

买菜、做饭、洗衣服、收拾屋子等家务劳动都需要投入一定的时间、精力和体力。对大多数家庭而言，大部分家务劳动都是准妈妈来承担的，准爸爸只做一些辅助性的工作，但如果准妈妈怀孕了，这种模式就需要改变，准爸爸要承担主要家务，准妈妈做些辅助性的工作。

在主动承担家务劳动的过程中，可以使准妈妈得到充分的休息，减少她的疲劳，给她增加温馨的感觉，安心养胎；另外，准爸爸也可亲自体验平素准妈妈从事家务劳动的不易和辛苦，使夫妻之间的感情更加亲密。

激发准妈妈的母性

怀孕是件好事，但不少准妈妈在高兴之余，又恐惧起来，陷入一种矛盾心理，一方面想要孩子，一方面又害怕妊娠所带来的不适反应，甚而一些脆弱的准妈妈，把一些痛苦都归罪于未出世的孩子，在爱的同时又出现恨意。恨的念头哪怕是一刹那，对胎儿的生长发育都有不可估量的危害。在准妈妈怀孕期间，准爸爸应对准妈妈积极开导，加倍关心，减少怀孕带来的恐惧感。

24 温馨家居让心情更好

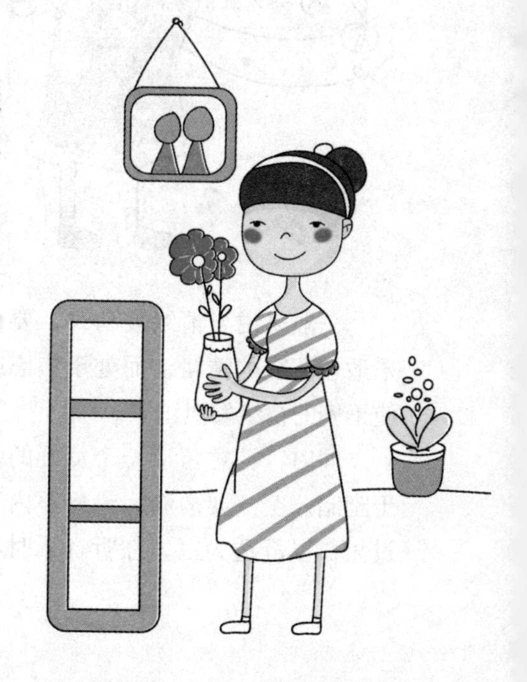

让家居更温馨：应该将居室中的物品摆放整齐，消除不安全的因素。房间照明度要好，不能黑暗，以免夜晚黑暗影响准妈妈视力，容易磕伤碰伤等。尤其是卧室，一定要隔音好，为准妈妈营造舒适的睡眠环境。

让家居色彩更悦目：色彩能够影响人的精神和情绪，它作为一种外在的刺激，通过人的视觉产生不同感受的结果，不舒服的色彩如同噪声一样，使人感到烦躁不安，而协调悦目的色彩则是一种美的享受。因此，准妈妈房间内的色彩布置要协调，这样更可以给准妈妈带来好情绪。可以选择准妈妈喜欢的颜色，重新进行环境布置，但要注意小面积的使用，使整个空间形成一个色系，避免大面积使用，给人以压迫感。

卧室里最好不要养花草，避免部分花草中的有害物质影响准妈妈的健康；也不要摆放过多的电器，以免电磁辐射过于集中。

25 音乐可以帮助稳定情绪

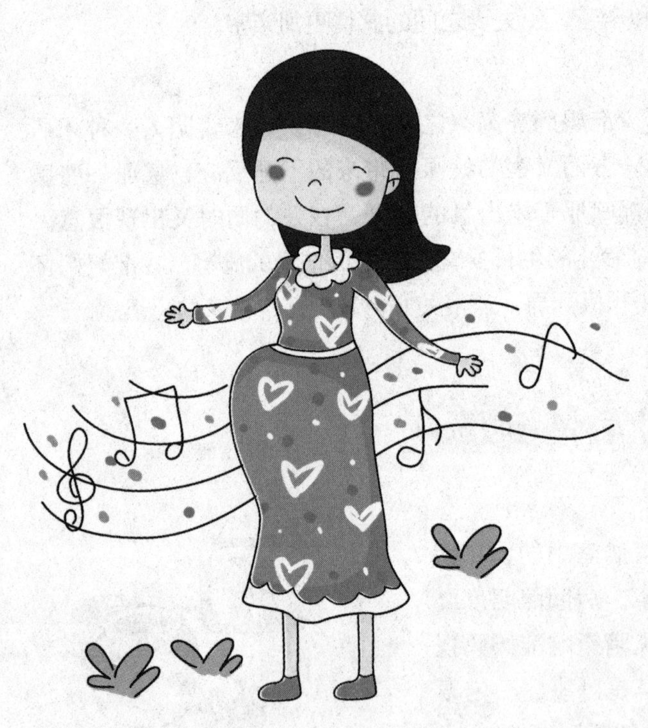

音乐疗法治疗的重要依据之一，就是音乐能对人的情绪产生影响。音乐之所以能令人愉快，缓解不良情绪，就在于它能够改善与调整人的大脑皮层与边缘系统的生理功能，从而调整了人体内部器官的生理功能，促进血液循环和机体的新陈代谢，从而改变人的情绪体验和身体功能状态，具有镇静、镇痛、降压、安定、调整情绪等不同效能。

一般来说当情绪波动时，要根据当时的情绪状态选择音乐，如哀伤的音乐适合悲痛的情绪，而处于焦虑或愤怒情绪状态下的人应选择激愤的音乐，使不安的情绪发泄出来。

同时，注意营造一个良好的音乐环境，室内的光线要明亮柔和，不要过于幽暗。空气要清新，最好室内有些花草植物，使环境富有生气。音量不要过大，以舒适为主。在听音乐时尽量全身投入，从音乐中寻求感受，还可以随着乐曲自我哼唱，或做几次深呼吸运动。

听完音乐后，准妈妈可以进行散步活动，和朋友、家人交谈一些趣事，避免谈及工作、学习及生活中烦恼的问题。

26 运动可以帮助找回自信

运动能够使人感觉变好。由于运动可使注意力集中到活动中去，不再专注于自身的不良感觉，所以能够适当减弱抑郁的感觉。作为一种转移注意力的方法，运动还可以起到充实生活的作用。

运动可以促进血液循环，加速消化系统的新陈代谢，使大脑得到充分的氧气和营养物质，能使大脑皮质的兴奋和抑制恢复平静，从而改变准妈妈的不良情绪。生理学研究表明，体育锻炼可驱散抑郁状态下释放的激素、葡萄糖和油脂，提高肾上腺髓质分泌儿茶酚胺的能力，而这种儿茶酚胺增多能缓解抑郁症状。

运动有助于找回自信。通过活动，可以发现自己的能力没有丧失，甚至发现自己其他的潜能，恢复自信。运动还能改善人的思考能力。通过运动，才会考虑做什么，怎么做，帮助恢复对生活的控制能力。

准妈妈做孕期运动要以自己的身体条件为基准。如果因为个人身体原因医生建议你不要做运动，则最好选择用别的方法来调节情绪。

27 孕期抑郁症的表现

准妈妈因为孕期激素分泌的改变，以及孕期诸多问题的困扰，会更容易面临抑郁症的困扰。如果在两周的时间内，准妈妈有以下的4种或以上症状，则说明准妈妈可能已患有孕期抑郁症。

1. 注意力无法集中，记忆力减退。
2. 总是感到焦虑、迷茫。
3. 脾气变得很暴躁，非常容易生气。

4. 睡眠质量很差，爱做梦，醒来后仍感到疲倦。
5. 非常容易疲劳，或有持续的疲劳感。
6. 不停地想吃东西或者毫无食欲。
7. 对什么都不感兴趣，懒洋洋的，总是提不起精神。
8. 持续的情绪低落，莫名其妙地想哭；情绪起伏很大，喜怒无常。

如果其中的一或两种情况在近期特别严重，则必须引起你的高度重视，极端者则会选择逃避，如自杀的方式解决，有的还会在产后对婴儿产生逆反心理，自动放弃抚育孩子的责任。

专家指导

当人们开心的时候，肌肤自然地释放出一种名为内啡呔（Endorphin）的因子，它能刺激肌肤细胞，直接影响肌肤的品质。因此，快乐的人经常容光焕发，肌肤显得更有活力。

28 孕期抑郁症的危害

准妈妈的情绪是会传染给胎儿的，准妈妈心情舒畅，胎儿则安宁；准妈妈情绪烦躁不快，胎儿也随之躁动不安。如果准妈妈在孕期长期抑郁，可造成胎盘血液循环不良，影响胎儿发育。而准妈妈的恐惧、紧张情绪又常使血管痉挛，影响血流，产生高血压，诱发妊高征的发生，还可引起胎儿畸形。严重的孕期抑郁症状还会引发自杀等可怕后果。

分娩期准妈妈情绪过度紧张，会引起子宫不协调的收缩，导致难产。这样出生的婴儿体重轻、智力发育迟缓，并且容易烦躁，爱哭闹，不好好吃东西，睡眠差。而且长大后还可能发生学习困难以及出现各种心理问题。建议准妈妈在孕期做好心理调适，一旦发现抑郁症状应及时寻求家人或医生的帮助。因为孕期的抑郁情绪若得不到及时调整，就很容易增加产后忧郁症的概率。还会使孕妇照料自己和胎儿的能力受到影响，并给妇婴带来不良后果。

29 孕期抑郁症的调整

据统计，有将近10%的女性在孕期会感觉到程度不同的抑郁。抑郁不等于抑郁症，但抑郁不及时调整和治疗，是可以发展成为抑郁症的。轻度抑郁症若得不到及时治疗，可能发展为中度和重度抑郁症，导致严重的后果。所以，有抑郁倾向的准妈妈应该及时进行适当的自我调整和心理治疗。

1. 尽量使自己放松、善待自己，多做一些会使你感觉愉快的事情，如听音乐、看画册、郊游等。暂时离开令你郁闷的环境。

2. 情绪郁闷时应该及时与准爸爸及亲密的朋友倾诉，或者是咨询医生。只有当他们明了你的一切感受时，才能给予你真正需要的安慰和帮助。

3. 要对自己有信心，相信自己能够生育一个聪明健康的宝宝，不要时时被挫败感所折磨。

抑郁情况严重、通过以上方法无法改善的准妈妈，应该寻求医生的帮助，以免病情延误，给自己和胎儿带来不良后果。

高龄产妇、有疾患不适宜怀孕或怀孕有危险的准妈妈、怀孕经历比较曲折的准妈妈、有过流产经历的孕妇尤其要注意防止孕期抑郁症的发生。

30 孕期焦虑危害多

焦虑是妊娠期精神障碍的主要表现。往往由怕胎儿畸形、怕生女孩、怕分娩时疼痛、怕难产以及家庭矛盾、生活琐事等引起。焦虑情绪主要表现为怀疑自己的能力，放大自己的失败，整个人变得忧虑、紧张、不安，依赖性很强、独立性很差。

身体应激方面表现为行动刻板，睡眠不宁，注意力难以集中等，严重者可发展为病态——妊娠焦虑症。

如果焦虑持续相当长的时间，孕妇不仅会坐立不安，还会影响消化和睡

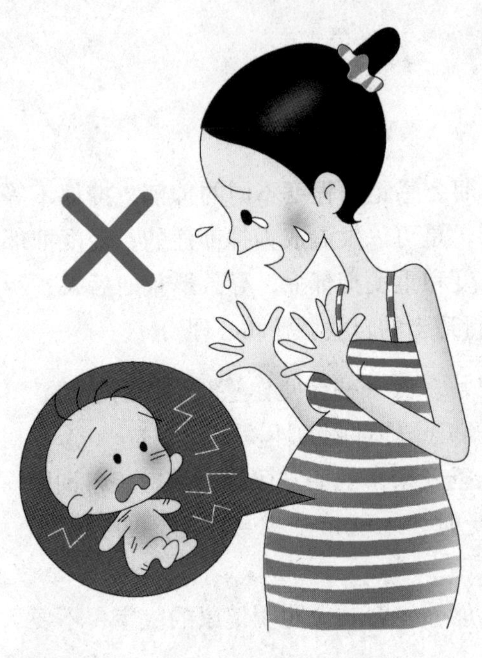

眠，甚至使胃酸分泌过多，发生溃疡病。焦虑情绪不但危害孕妇自己的健康，对胎儿也是极为不利的。准妈妈持续的焦虑情绪可影响胎宝宝的健康发育，甚至影响婴儿出生后的智力发展和身体健康，如宝宝出生后会有瘦小虚弱、躁动不安、喜欢哭闹、不爱睡觉等表现。

准妈妈要善于调节自己的情绪，尽量远离孕期焦虑情绪。

孕期体内激素状况改变也会导致焦虑，这是难以避免的，但这种生理导致焦虑只要适时调整就会缓解。

31 孕期多梦的原因

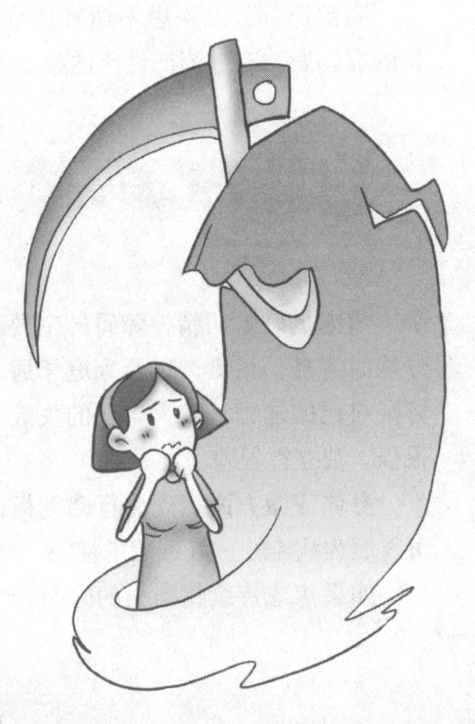

心理压力过大：很多女性在孕期都有这样或那样的心理压力或思想负担。如担心怀孕会影响工作和升迁；顾忌胎儿的性别；顾虑胎儿能否健全，会不会发育异常或畸形，等等。

对妊娠的担忧：有些准妈妈在怀孕以后身体不适、体力欠佳，常常担心自己能否承受得了妊娠的负担，担心分娩时不顺利，会发生难产或意外等。

总之，各种各样的精神压抑或心理障碍，久思不得其解，就会造成失眠、多梦甚至做惊险的噩梦。多梦的后果就是降低睡眠质量，进而影响准妈妈和胎儿的健康。而有效减少多梦症状的办法，就是加强孕期的心理卫生。有什么思想疑虑和心理负担应找医生咨询或治疗，使身心处于健康状态，愉快地度过孕期。

有多梦症状的准妈妈需要放松心情，不可对做梦过分关注，睡前半小时到1小时之间不宜思考问题或看书等，应做适当的体力活动（如散步），避免紧张的脑力活动。

32 冥想有助于放松

改善与调节心理状态最省力、有效的方法莫过于情景想象法了。科学实验证明，当人进入冥想状态时，可以使全身肌肉、细胞和血液循环等都缓慢下来，让人体验到宁静和放松，还可以增加想象力、创造力与灵感。有规律的冥想，可以调节大脑神经，让处于重压下的大脑得到放松。因此，比起一般人，经常冥想的人更容易达到平静而快乐的状态。

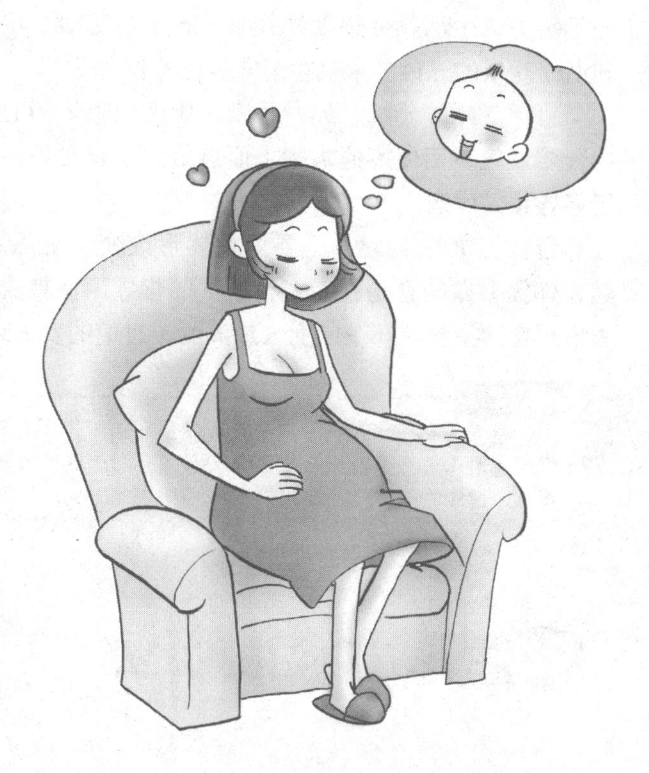

冥想是一件非常简单的事情。公园的草地上、宽敞的室内场馆中，或是舒适的房间里，都是适合冥想的场所。冥想所需要的时间也可以根据个人的习惯从几分钟到1小时不等。

刚开始练习冥想的时候，可以闭上眼睛，将注意力集中于自己的呼吸，深吸一口气，呼气时先发出“O”的声音，然后合上嘴唇，发出“M”的声音，直到这口气彻底呼出，然后再吸气重复，反复进行。注意发出的声音要足以让自己的耳朵听到，注意力集中在语音上，体会它在大脑中的回音。

因为冥想是完全的放松，所以服装也有一定的讲究，应该穿着松软的衣裤，任何有束紧感的服饰都可能令你在冥想过程中觉得不适。

33 自信是战胜恶劣情绪的法宝

自信更快乐：准妈妈要对自己充满信心，要知道自己在身体上是正常的，完全能够生育，而且能够生育一个聪明健康的宝宝。只要自己和准爸爸一起努力，生活就会逐渐好起来。孩子会健康、快乐成长，一个充满幸福、和谐与欢乐的三口之家就在前方等待着你。

自信能减轻分娩疼痛：紧张、焦虑、恐惧的心理会引起体内一系列神经内分泌反应，而使疼痛加剧。而自信、了解且不惧怕分娩则会减轻这种心理因素导致的疼痛。

自信让你更美丽：不要惧怕体形改变、妊娠斑、妊娠纹等不必要的问题，你需要做的就是在专家、医生的指导下保持身体健康、心情愉快。大胆秀出孕期的身材，怀孕的女人最美丽，自信的女人最美丽！

专家指导

准妈妈也可试着在孕期坚持写怀孕日记，将产生负面情绪的原因、过程以及自己怎么用正面思考来回应等记录下来，有助于理清各种负面情绪的来源，将自己带离负面情绪。

34 准爸爸的亲情减压法

无微不至的照顾：要善待准妈妈，不仅在身体上照顾好她，为她分担家务，陪她上医院检查，还应该关心她心理的变化，在她担心时安慰她，陪伴她。针对准妈妈思想上存在的一些顾虑，应给予耐心解释，积极鼓励和安慰。

包容准妈妈：了解准妈妈的情绪波动是怀孕的女人的“专利”，并不是准妈妈真的变得不可理喻。

多些陪伴：不管工作多忙，都要经常抽出时间，陪准妈妈散步，既可以锻炼身体，又能够帮助她放松心情。还可以带准妈妈出去吃饭，调剂一下一成不变的生活。此外，准爸爸要与准妈妈一起学习孕娩知识，对各种异常情况的预防和处理也要有所了解。这样有助于消除准妈妈的紧张。

准爸爸有责任让准妈妈快乐：准爸爸要避免让准妈妈独自承受怀孕带来的情绪负担，要积极调动自己、家人以及亲朋好友共同分担准妈妈的压力。

35 在矛盾爆发时做好沟通

怀孕也许让原来温柔、善解人意的准妈妈像变了一个人，可能一句话没说好就大发脾气，或者稍不如意就泪如泉涌。作为准爸爸应该了解她的情绪变化是因为孕期体内激素改变造成的，这是她在为孕育宝宝做出牺牲，所以，应该对她特殊照顾，而不是与准妈妈针尖对麦芒，那样只会让她的情绪更加恶劣，进而对她和胎儿的健康造成不利影响。在准妈妈情绪恶劣、爆发的时候，准爸爸可以：

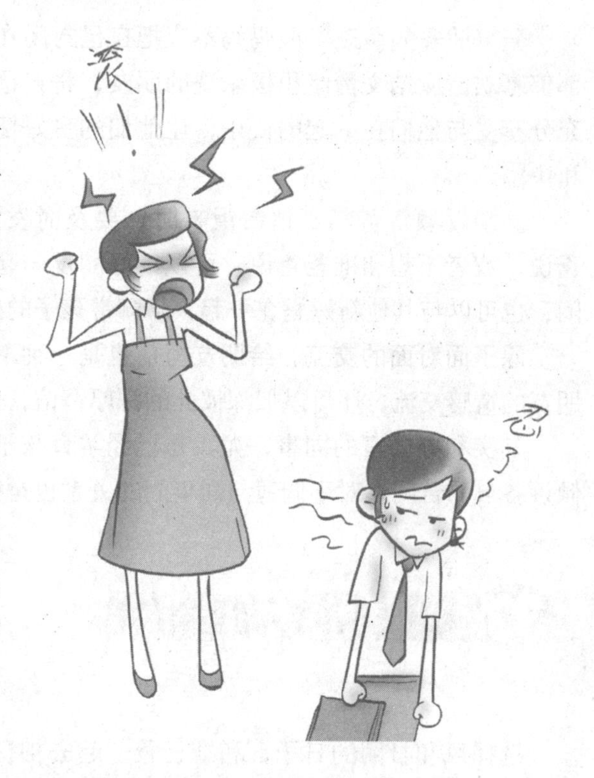

1. 开个玩笑把话题转移一下，等准妈妈情绪平静后再与她沟通解决刚才的问题。

2. 先把错误承认下来，等准妈妈情绪平复后再理性交谈，让她认识到自己的不对。

3. 在她莫名其妙大发脾气的时候离开，让她自己安静一会儿，并意识到自己乱发脾气是不对的。然后与她做好沟通。

准妈妈不要把自己封闭在屋子里，自己生闷气。可以向亲人、朋友倾诉，特别是那些有过生育经验的人会给你很好的建议。

36 寻求朋友的帮助

分享朋友的快乐：准妈妈不应把自己封闭在家里，闭门锁居只会使自己郁郁寡欢。应结交情绪积极乐观的朋友，将自己置身于乐观向上的人群中，充分享受与他们在一起的快乐，让他们的良好情绪感染自己，从中得到满足和快慰。

向朋友倾诉苦闷：情绪沮丧时，要及时发泄，如果事情不方便和准爸爸说，或者不想和准爸爸说，可以约好朋友一起吃饭、聊天，倾诉自己的苦闷；也可以与其他新妈妈在一起，聊聊带孩子的感受。

除了面对面的交流，给朋友写信也是一种不错的情绪宣泄方式。通过与朋友的情感交流，还可以加深彼此的深厚情谊，一举两得。

其实和办公室的同事，尤其是已经孕育孩子的同事多交流孕期的感受，倾诉各自的苦闷，对于调适与同事间的关系也是很有益的。

37 照快乐的大肚照片

选择风和日丽的日子，和准爸爸一起去拍摄一套孕妇纪念照，一定会让你的心情也好起来。和你的婚纱照一样，这将成为最美丽的纪念。将来还可以拿给宝宝，告诉他，妈妈当年怀他的时候是多么辛苦、多么幸福！建议准妈妈最好在孕25周～30周间拍照，太早了肚子还不太明显，太晚了肚形就不美观了。

留心细节

拍照最好提前预约，并且跟影楼协商好，在自己拍摄的阶段没有其他的顾客，不然要等很久，体力上支撑不住。注意拍摄时间不宜太长，也不宜设计“高难动作”，最主要的就是要突出准妈妈幸福的感觉。最好照几张与准爸爸一起的温馨照片。

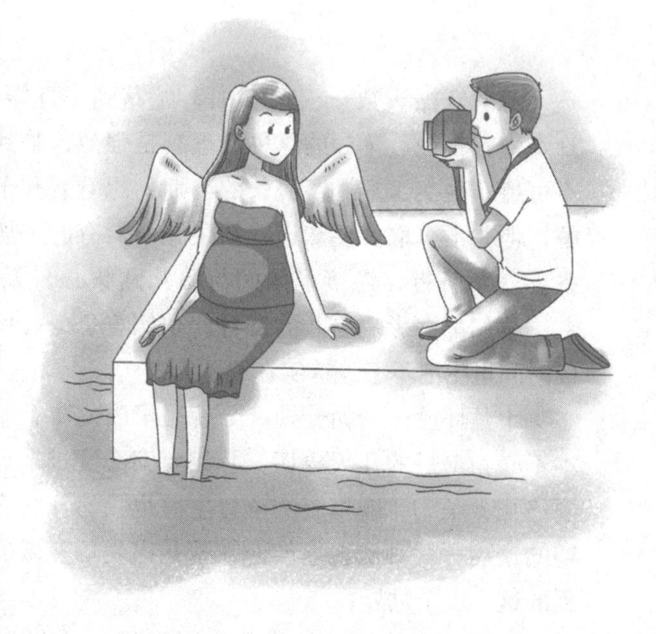

影楼的选择

最好选择专门给孕妇拍摄的影楼，这种影楼专业化较强，工作人员都比较有与孕妇沟通、合作的工作经验，而且还会提供很多孕妇服装供你选择。

拍摄环境可以选择在自己家里或附近行人较少、拍摄环境条件很好的公园，避免出远门。外出拍摄时最好带上自己的安全化妆用品，避免使用影楼的化妆用品。

有些影楼还会在准妈妈肚子上画一些可爱的图案，一定要注意使用的颜料是否含铅，拍完后要立即洗掉。

拍摄时的注意事项

与化妆师沟通，尽量少用化妆品，更不要化浓妆，最好拍出自己的真实容貌，以免将来宝宝不认识照片中的自己。

既然是拍孕妇照，一定要有一组露出肚子的照片，不要害羞、遮遮掩掩的，大方地把骄傲的腹部露出来，还可以涂些橄榄油，这样照出来的效果非常好。露腹部的时间不要太长，要注意腹部的保暖。

拍照的过程中要注意休息，喝点水，休息的时候最好把腿部垫高，缓解下肢的压力。

38 临产前不要过于焦急

随着妊娠天数一天天增加，尤其到了妊娠后期，孕妇开始盼望孩子早日降生。越往后孕妇的这种心理越是强烈，临到预产期，有的孕妇会变得急不可待。确实，熬过了漫长的孕期，想看看孩子是什么样，这种心理可以理解，但并不可取。要知道，新生儿所具有的一切功能，产前的胎儿已完全具备。一条脐带，连接了孕妇与胎儿两颗心，无论是在情感上，还是在品性上，孕妇都会影响胎儿的发育。孕妇着急，心境不好，也会使胎儿在最后一段时间里生活不宁，这实在要不得。

十月怀胎，一朝分娩。分娩是早晚的事，胎儿到时候自会降临，所以根本不必为最后的几天急切。孕妇要安心度过最后几日，要知道，孕期马上就要终止，孕妇所能享受的孕育生涯也只有几日之遥，要好好珍惜才对。在孕期的最后一段日子里，教一教胎儿出生后该做的事，给胎儿讲一讲他即将看到的这个大千世界。

临产前，孕妇不仅焦急，还很紧张。有人说分娩乃女性过生死大关，这种说法在过去是很有道理的，因为过去卫生条件差，医疗设备落后，造成分娩的死亡率很高。现在不同了，如今产妇分娩发生意外事故的极少，先进的医疗水平，完善的医疗设备，完全可以保证母子平安。所以，孕妇不必紧张，更不必担心，不要相信一些不科学的偏方，更不可迷信。对于那些有妊娠后期并发症的人，最好提前入院，医生会针对孕妇情况，采取必要的医疗措施，以保证分娩的安全。

第6章

合理运动：孕全程健身方案

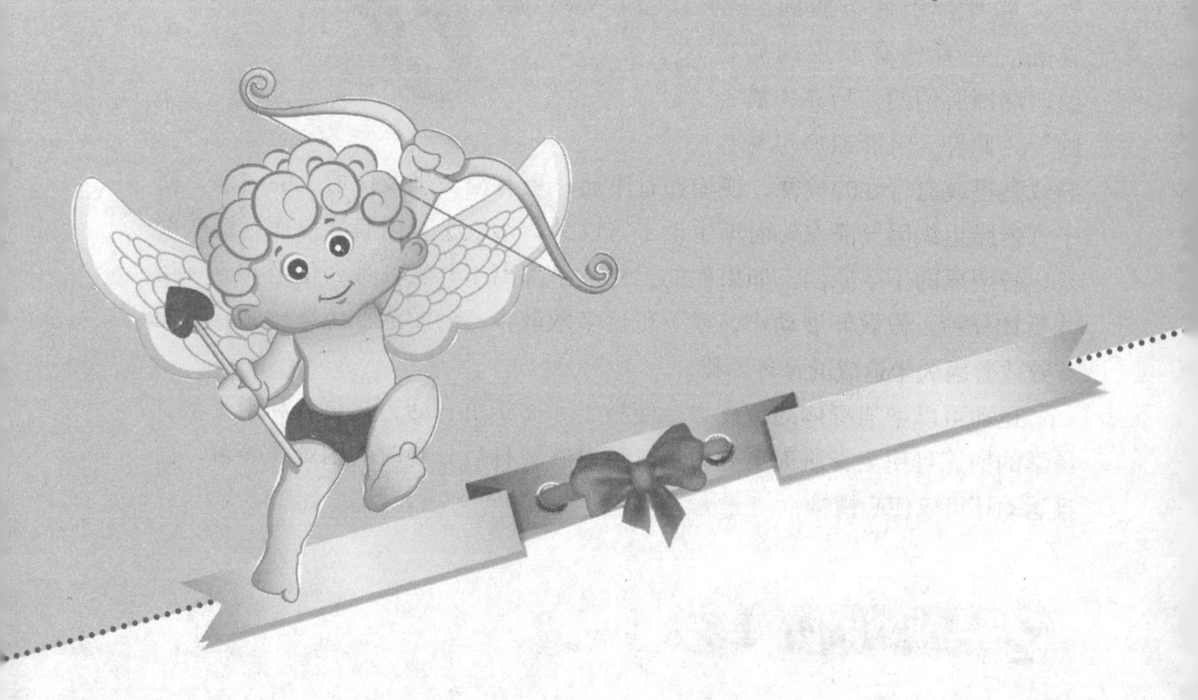

1 孕前适度运动有利于受孕

在孕前半年开始实施一个适宜的运动计划，不但有助于受孕，还可以减少和避免妊娠高血压及糖尿病的发病概率，甚至可以减少生产时的痛楚，帮你顺利分娩。

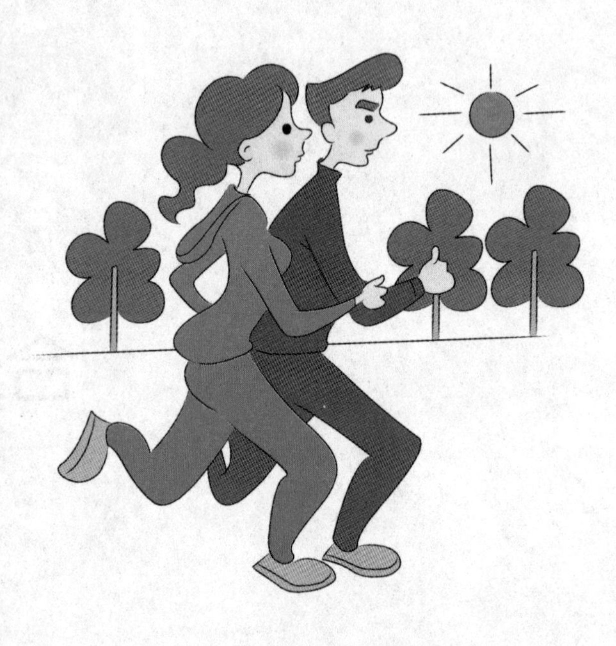

女性长期久坐容易造成血液循环不顺畅，导致月经前及月经期腹痛；有的则因久坐导致经血逆流入输卵管、卵巢，引起下腹痛、腰痛，甚者伴有严重的痛经，此即所谓的“巧克力囊肿”。此外，气滞血瘀也易导致淋巴或血行性的栓塞，使输卵管不通；更有因久坐及体质上的关系，使子宫内膜组织因气滞血瘀而增生至子宫以外，形成子宫内膜异位症，这些都是比较明显的不孕原因。如果你的工作几乎都离不开坐，那么每坐40分钟后休息10分钟，做做伸展动作，或下班后多散散步、游游泳、练练瑜伽，都能有效改善因久坐造成的循环障碍。

运动可以增加身体的免疫力，使精子和卵子更有活力，更有利于受孕。科学的锻炼可使全身肌肉更有力量，可以减轻日后分娩时的困难和痛苦，而且运动还可以使心情愉悦。

2 孕期运动好处多

适当的运动能促进准妈妈全身及腰背部、盆底部肌肉协调均匀地发展，维持子宫的正常位置，有益于缓解孕期的肌肉酸痛和保持身体健康。

运动可以增强心脏功能，提高血液输送氧气和养分的能力，可以促进母体及胎儿的新陈代谢，保证了准妈妈和胎儿的营养吸收，并刺激胎儿的大脑、感觉器官、平衡器官以及呼吸系统的发育。

适当的运动可以强健女性骨盆部的肌肉，有助于以后的分娩，可以缩短产程，产后恢复也会比不运动的准妈妈快。

准妈妈可以参加体力活动和运动，但并非所有的准妈妈都能运动。有流产或早产史者，双胞胎妊娠者，患有心脏病、肾病、高血压、妊娠中毒等病的准妈妈，则需禁止运动。

3 适合准妈妈的健身项目

散步：散步温和、舒缓，是孕期的最佳运动之一。散步场所宜选择空气新鲜、人少的地方，在阳光充足、气候适宜的时候出行。注意，天气太热时，不宜在上午10点至下午3点之间去散步。散步要注意速度，最好控制在4千米/小时，每天1次，每次20分钟～30分钟即可。

游泳：适宜在准妈妈身心比较稳定的时期进行。为了安全起见，我们建议你在咨询自己的妇产科医生后，再确定是否去游泳。游泳池一定要干净合格，每周可游泳1次～2次，每次500米左右即可。

练瑜伽：除非你在孕前就已经一直在坚持练习瑜伽，否则孕期的瑜伽运动最好在专业教练的指导下进行。一些高难度的瑜伽动作和高温瑜伽，都不适宜准妈妈练习。

一定要避免强烈的腹部运动，也要避免做和别人有身体接触的运动。不能进行跳跃性的或者需要冲刺的运动，避免做快速爆发的运动，如打羽毛球、网球，骑马或者潜水等运动。尤其是潜水很容易使孕妇处于缺氧状态，导致胎儿畸形。

4 制订一个锻炼计划

对于准妈妈来说，运动前一定要和医生沟通，请医生帮助制订科学的孕期锻炼计划，看自己是否适合做运动，适合做什么运动以及运动时间。

首先，要进行有规律的运动，然后循序渐进，逐渐增加运动量。在运动前准备工作即热身活动一定要做足，运动前孕妇最好做些低强度的有氧运动，如散步或者轻柔的舒展运动，充分热身。

其次，把握好运动的量。在运动期间不宜太疲惫，千万不能过度疲劳，也不要运动到身体过热，也就是说不宜做出汗的运动。对于准妈妈来说，运动的限度是以不累、轻松舒适为宜。

最后，根据自己的时间安排，把自己喜欢的体育运动项目，适量地、定期地加入到自己的日常生活中去，这样才不至于让自己对生活的安排感到太沮丧，而是以更轻松的心态去进行健身，并保证健身计划的实施!

运动时间每次不宜超过半小时。运动量以活动时心跳每分钟不超过130次，运动后10分钟内能恢复到锻炼前的心率为限。

5 准妈妈健身安全守则

运动方式要温和，千万不要激烈运动。研究显示，准妈妈每天做30分钟或更长时间的温和运动是十分安全的。

运动不过量，在感到疲惫时就可以停止运动了。做运动时以可以继续谈话的强度为标准来进行，如果不行的话，要放慢速度。

避免有可能使你失去平衡的练习或运动，如骑马、骑山地自行车等。因为孕时的激素分泌会使得盆骨的链接处和韧带松弛，使得准妈妈更容易扭伤和跌倒。

避免体温过高。尤其是在怀孕的前3个月，胎儿的各项器官正处于发育成长的关键期，容易受到高温的负面影响。

注意心跳频率。一般来说，运动时应该维持在每分钟130次左右即可。为了避免过热，准妈妈在运动时可以穿得尽量宽松，并注意不断补充水分。应该在比较通风的室内进行运动，而且要尽量避免高温和潮湿的天气。

6 不同时期做不同运动

孕早期：多做有氧运动，比如游泳、快步走、爬楼梯等。但是，像跳跃、扭曲或快速旋转的运动都不能进行，骑车更应当避免。而日常的家务如擦桌子、扫地、洗衣服、买菜、做饭都可以，但如果反应严重，呕吐频繁，就要适当减少家务劳动。

孕中期：这时胎盘已经形成，不太容易造成流产，胎儿还不是很大，准妈妈也不是很笨拙，是适合增加运动量的时期。所谓加大运动量，并不是增加运动强度，而是提高运动频率、延长运动时间。

孕后期：这一时期准妈妈体重增加，身体负担很重，运动时一定要注意安全，不能过于疲劳。每次运动时间最好别超过15分钟。运动以稍慢的散步为主，过快或时间过长都不好，在速度上，以3公里/小时为宜，时间上以孕妇是否感觉疲劳为度。还可以做一些静态的骨盆底肌肉和腹肌的锻炼，不光是为分娩做准备，还能让渐渐成形的宝宝发育更健全，更健康，增强宝宝的活力。

专家指导

准妈妈一定要根据自己的情况来做运动，不要勉强运动。如果以前一直没有运动，那么可以做一些轻微的活动；如果以前一直坚持运动则可以继续坚持。切记不要做爬山、登高、蹦跳之类的剧烈运动，以免发生意外。

7 锻炼时间巧安排

即使在孕期，许多准妈妈的工作仍然比较繁忙，以至于大多数工作的准妈妈都觉得自己没有时间去运动，并为此而烦恼不已。其实运动也不必专门去健身房才可以做，家里也是不错的运动场所，比如，早晨醒来后，不要急于起床，可以在床上伸伸懒腰，做些床上运动，比如可高举双腿做“骑车”运动，或是弯腰抱膝在床上做翻滚运动等。

如果工作单位不是很远，可以步行去上班，即使乘车，也可以提前一站下车，步行一站。而上楼的时候，如果距离不是很高，最好不乘电梯，可爬楼梯。

回到家中，不要急于吃饭，先干些家务，然后再做饭、吃饭，晚饭后进行适当的户外散步，这对健身都有很好的作用。

准妈妈散步的地点要有所选择，如到空气清新的公园、郊外、林荫绿地、干净的水塘湖泊边等，尽可能不要在污染较大的马路、街上，人群嘈杂的商场和闹市中散步，以确保自己及宝宝的健康。

8 运动前的热身准备

运动前先做几分钟的热身运动对身体和注意力都是很好的准备。热身可以给大脑以刺激，让准妈妈的身体为更强的运动做好准备。热身还可以避免运动中突然用力而拉伤肌肉。许多其他的损伤也可以通过正确的热身运动来防止。

热身运动最好从系统的拉伸活动开始。拉伸时要缓慢，避免突然用力，被拉伸的那部分肌肉一定不要用力。拉伸之后，应该做一些一般性的准备活动，如轻微的原地跑跳等，既调动了内脏器官，又让全身的关节得到了预热。

运动前准妈妈最好做些低强度的有氧运动，如散步或者轻柔的舒展运动，充分热身。

9 运动期间注意补充水分

运动会出汗，这必将导致人体的矿物质流失。所以准妈妈在运动期间一定要多喝水，但不要只喝白开水，最好补充一些鲜榨的果汁等。可乐以及运动饮料都不适合孕妇。

运动的前后喝水比较有讲究。

不要等口渴了才去喝水，因为这时候你的身体已经处于干渴的状态了。因此，为了保证体内的水分充足，建议准妈妈在运动之前就喝适量的水。饮水量不要太大，以免腹部饱胀，影响运动。运动期间如果想喝水，也可以少量饮用。

运动以后也要喝水，因为这时准妈妈的身体丢失了汗液，同时还丢失了一些电解质。所以运动完后，一定要少量多次地饮用，不要一下饮用很多水。因为在运动以后体温是增加的，又要出汗，又要排水，这样反复地大量饮水，易导致水中毒。

运动之后不能只喝白开水，里面要加一点盐，如果运动过后，马上喝很多白水，里面又没有电解质，水分就会进入脑细胞内，引起脑细胞的水肿，轻者可能头晕、呕吐，重者还有精神症状。

10 健身衣物的选择

挑选原则：运动服装和运动鞋应符合各运动项目的要求。合适的运动服装和运动鞋是防止运动损伤的前提，不应当轻视。

运动服：要选择宽松、柔软、弹性好、吸水性好的服装。冬、夏装应区别开来，冬季天气寒冷，要穿质地厚的运动衣，以利于运动和保暖；夏季炎热，可穿轻而薄或半袖的运动衣，以便于散发热量，如直射日光强时还应戴帽子，并注意尽量减少皮肤的暴露。

运动鞋：鞋子直接影响足部及下肢关节的健康，因此一定要根据运动项目来选择，如慢跑的一定要合脚、舒适、透气等。鞋底要有一定的厚度，有较好的弹性，无弹性的运动鞋容易造成下肢关节的疼痛。另外，鞋还要轻，结实耐用，鞋底落地时稳定性要好。

有脚气、脚癣的人还要注意穿棉线袜，鞋垫要保持干净，经常翻晒。

11 运动之后不宜马上休息

运动结束后不应立即休息，应该先进行有效的放松运动。因为，人在剧烈运动时，心跳加快，肌肉、毛细血管扩张，血液流动加快，此时如果立即停下来休息，容易造成血压降低，出现脑部暂时缺血，引发心慌气短、头晕眼花、面色苍白甚至休克昏倒等症状。所以，剧烈运动后要继续做一些小运动量的动作，呼吸和心跳基本正常后再停下来休息。

运动之后也不要马上进行淋浴，因为刚运动完时，皮肤上的毛孔是张开的，此时淋浴会刺激皮肤内血液的流量，给身体带来很大不适。

运动后不要大量吃甜食，否则会使体内的维生素B_1大量消耗，人就会感到倦怠、食欲缺乏等，影响体力的恢复。也不要大量饮水，以免增加心脏负担，导致胸闷心衰。

剧烈运动后，准妈妈最好多吃一些含维生素B_1的食品，如蔬菜、肝、蛋等。

12 散步是最佳孕期运动

有节律而平静的步行，可使腿肌、腹壁肌、心肌加强活动，并提高神经系统和心肺的功能，促进新陈代谢。散步还能刺激肝和脾所储存的血液进入血管，动脉血的大量增加和血液循环的加快，对准妈妈身体细胞的营养，特别是心肌的营养有良好的作用。

同时，散步舒缓、惬意，运动量适宜。所以说，散步是增强孕妇和胎儿

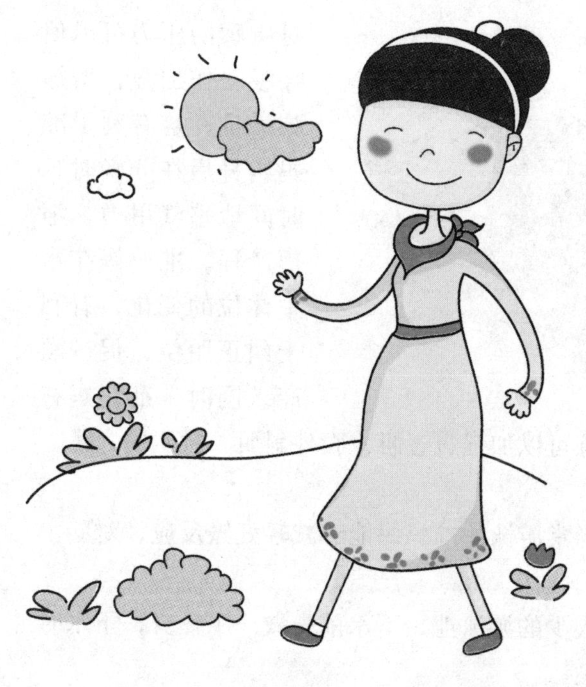

健康的最佳运动。

孕妇散步时应注意以下问题：

散步的地点：花草茂盛、绿树成荫的公园是最理想的场所。这些地方空气清新、氧气浓度高，尘土和噪声少。一定要避开空气污浊的地方，如闹市区、集市以及交通要道，因为在这种地方散步，不仅起不到应有的作用，反而对准妈妈和胎儿的健康有害。

散步的时间：最好选在清晨和傍晚。准妈妈可以根据自己的工作和生活情况安排适当的时间。

散步时，要穿宽松舒适的衣服和鞋。准爸爸可以经常主动陪准妈妈去散步，这样不仅可以增进你们之间的感情，还可以培养准爸爸对胎儿的爱心，让他尽快进入父亲的角色。

13 有氧运动可选择游泳

游泳对孕妇来说是相当好的有氧运动，是否可以游泳应根据身体而定，如果是怀孕前就一直坚持的人，而且怀孕期间身体状况良好，那么从孕早期到后期都可以继续进行。最好在咨询医生后再决定是否游泳。

准妈妈孕期游泳有以下益处：

减少或消除妊娠反应：水的浮力能够减轻支撑妊娠子宫的腰肌和背肌的负担，从而缓解或消除准妈妈在孕期常有的腰背痛症状。同时，准妈妈在水中健身，可以减轻胎儿对直肠的压迫，促进骨盆内血液回流，消除瘀血现象，有利于减少便秘、直肢水肿和静脉曲张等问题的发生。

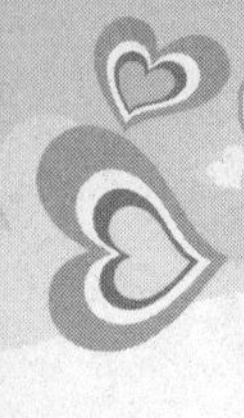

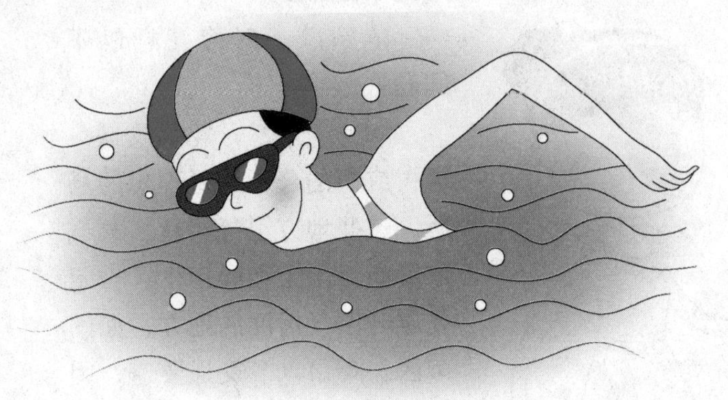

促进顺产：水对胸廓的压力可以使呼吸动作加强，增加肺活量，这有利于准妈妈日后在分娩时长时间地憋气用力，缩短产程。准妈妈在水中体位的变化，有利于纠正胎位，促进顺产。同时，准妈妈在水中进行腰、髋部针对性的训练可以加强腹直肌、腹外斜肌、腰肌的力量，可增加准妈妈在分娩时的力量。

改善准妈妈的情绪：孕期经常游泳的准妈妈能够减轻妊娠反应，对胎宝宝的神经系统有很好的影响。

游泳要选择卫生条件好、人少的游泳池，下水前先做一下热身，下水时戴上泳镜，还要防止别人踢到宝宝。

适合准妈妈的水中运动还有在水中行走、划水、抬腿等小负荷的运动。动作要比较轻柔，这样通过水流的按摩，准妈妈的身体可以充分放松。而不宜做压迫腹部的动作或大负荷的运动。

专家指导

孕早期是胎儿发育的关键期，所以水中健身最好是在怀孕3个月过后。同时，准妈妈必须要征得医生的同意，在胎儿状况、自身的身体健康状况良好，无先兆流产的情况下开始节奏舒缓的水中健身。

14 爬楼梯须适度

调查显示，爬楼梯可能是准妈妈最常被建议的运动之一。那么，准妈妈爬楼梯究竟有什么好处呢？

爬楼梯可以产生运动的效果，加强准妈妈的心脏功能，而且也可以活动骨盆。

但不可忽视的是，爬楼梯会增加脊椎的压力，会增加膝关节的摩擦，所以过度地爬楼梯，反而造成腰酸以及膝盖受伤。尤其是下楼梯，对膝盖的伤害更大。依据人体力学的研究，每下一个阶梯，就会造成膝关节的一次冲击，所以膝盖受伤会更严重。

所以，准妈妈爬楼梯要讲究方法。首先要看自己的身体状况是否能爬楼梯。如果以前就一直在爬楼梯，那么孕期可以继续；如果以前没有爬过楼梯，一爬就气喘吁吁，那么建议你不要强行爬楼梯。其次，爬楼梯必须适度，一天爬楼梯不超过4层，而且只能上楼梯，不要下楼梯。

要让骨盆活动，增加弹性，最有效的还是“蹲下来”。不能爬楼梯的准妈妈不妨在自己家里做一些轻松的下蹲动作，同样会收到不错的锻炼效果。

15 矫正孕期的驼背姿势

1. 背靠墙壁站立，将小腿、臀、后背和后脑部贴近墙壁，尽量减少腰部和墙壁之间的空隙。如果困难的话，可以将双脚前移至距离墙壁20厘米左右的地方。

2. 后背贴住墙壁，张开双脚与肩同宽。膝盖与脚尖保持平行，收紧下颚，上体贴住墙壁，下蹲至膝盖半曲。然后慢慢恢复成原来的站姿。如此反复练习。

3. 离开墙壁，一边做膝盖的弯曲伸直，一边按摩脊椎、肾脏和臀部。重点是要一边呼气，一边弯曲。

4. 双腿前后张开，前腿弯曲，后腿伸直，来练

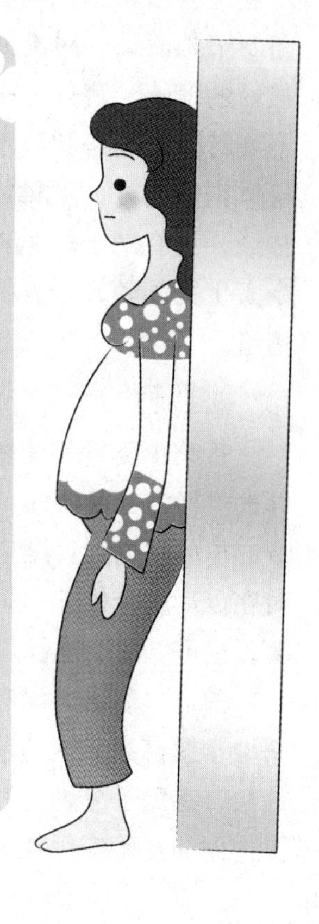

习小腿的伸展。注意后腿脚跟要着地，后腿脚尖要冲前，身体不要弯曲，臀部不要翘起。这可以有效地缓解腿部的沉重感。

矫正孕期的驼背姿势，可以缓解腹部负荷增大后带来的腰酸背痛，对以后的分娩也很有好处。

16 轻松舞蹈适合孕期锻炼

散步、游泳、瑜伽都是适宜孕期的运动，但是，你想过没有，跳舞其实也是一项非常适合准妈妈的运动。无论是在家里还是在公园，无论是交谊舞还是自由舞蹈，只要让身体随着节拍而动，对准妈妈都是很好的锻炼。跳舞并不复杂，不要特殊的装备和环境，除了身体训练之外，跳舞能够放松神经，更有助于增强自信心，令人生机勃勃，让人拥有愉快的情绪。

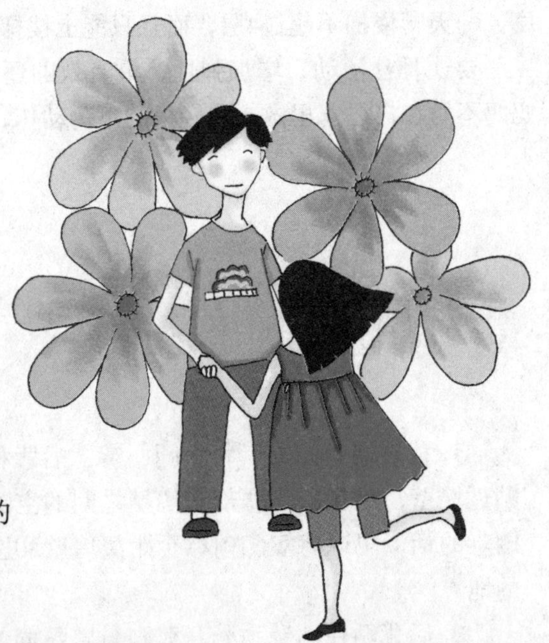

跳舞有助于分娩

舞蹈中不同平常的步伐和动作增强了身体的灵活性；跳舞时，精神都集中在身体的一举一动上，能够使人忘记身体或心里的烦恼。舞蹈中的动作和音乐还能帮助准妈妈增强对节奏的感觉，这对在以后的分娩中掌握自己身体和婴儿的节奏很有用处。准妈妈可以自己跳舞，也可以和准爸爸共舞，这样有助于增进彼此的情感和默契。

前进、后退、深呼吸、旋转……这些舞蹈动作的练习还能帮助准妈妈尽快地掌握自身阵痛的节奏，接受不太习惯的分娩姿势；舞蹈还能使骨盆得到放松，有助于分娩。在孕期练习过跳舞的准妈妈可以把从舞蹈中获得的对身体控制的经验应用在分娩的过程中，在助产士和医生的协助下，让身体和精神都可以更专注，使分娩更顺利。

跳舞时应注意的事项

每个人的身体状况和爱好都不尽相同，选择哪种舞蹈？多长时间跳一次舞最合适？这些问题需要每个准妈妈自己去发现。重要的是，尽可能地采用腹式呼吸，以便减轻胸腔的负担。不要做跳跃、大幅度跺脚或者节奏激烈的臀部活动。如果准妈妈患有高血压或先兆流产，最好不要跳舞。

17 孕期练习瑜伽益处多

练习瑜伽可以增强准妈妈的体力和肌肉张力，增强身体的平衡感，提高整个肌肉组织的柔韧度和灵活度；可以刺激控制激素分泌的腺体，加速血液循环，还能够很好地控制呼吸；可以起到按摩内部器官的作用。可以改善睡眠，消除失眠；针对腹部练习的瑜伽可以帮助产后重塑身材。瑜伽还帮助人们进行自我调控，使身心合而为一，形成积极健康的生活态度。

但是要注意的是，瑜伽并不是使怀孕和分娩更为安全顺利的唯一方式。瑜伽只是在整个妊娠过程当中帮助孕妇进行适当锻炼。“分娩”要消耗大量的体力，因此大多数孕妇在分娩来临前会感到恐惧和不安，这是很正常的现象。练习瑜伽可以让这个过程变得轻松简单并有助于孕妇在产前保持平和的心态。

不管以前是否练习过瑜伽，准妈妈都必须得到医生或者助产士的允许，并且在有教授孕妇练习方面经验丰富的合格瑜伽教练的指导下才能练习瑜伽。对于从未练习过瑜伽或者不常做锻炼以及有过流产史的准妈妈，练习瑜伽要更为谨慎，建议从孕中期开始练习。

准妈妈练习瑜伽必须以个人的需要和舒适度为准，瑜伽的练习因人而异，必须与人的身体状况协调。练习时如有不适感，可以改用更适合自己的练习姿势。

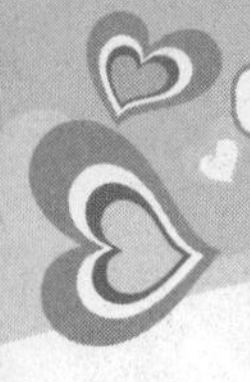

18 孕期瑜伽动作推荐

随着腹部的日益隆起，身体的重心改变，身体会不自觉地向前倾。瑜伽能帮助孕妇稳定身体的重心，保持身体平衡，纠正不良的姿态。

准妈妈在身体允许的情况下可以练习一下简易的瑜伽，可调节体内血液循环、放松身心、解除疲劳。

准妈妈要先暗示自己全身放松，一个部位一个部位地放松，然后柔和地开始深吸气，再慢慢地、细细地、自然地呼气。在练习瑜伽时要避免过度弯腰、扭腰、转体、举胳膊等动作，动作要柔和，还要以准妈妈没有任何不适感为好。

准妈妈由于体内的负担，容易出现腰酸等不适，可将注意力放在腰部，暗示自己放松腰部，再进行上述的吸气、呼气，对减轻腰酸背痛效果很不错。

· 束角式

能够伸展准妈妈盆骨，缓解腰痛，减少分娩的痛苦；还能调节卵巢的正常机能，预防泌尿系统疾病，增加下背部、腹部和骨盆的血液流通，防止静脉曲张。以下动作准妈妈可根据自己的身体状况进行练习，体能达不到时，不要勉强。

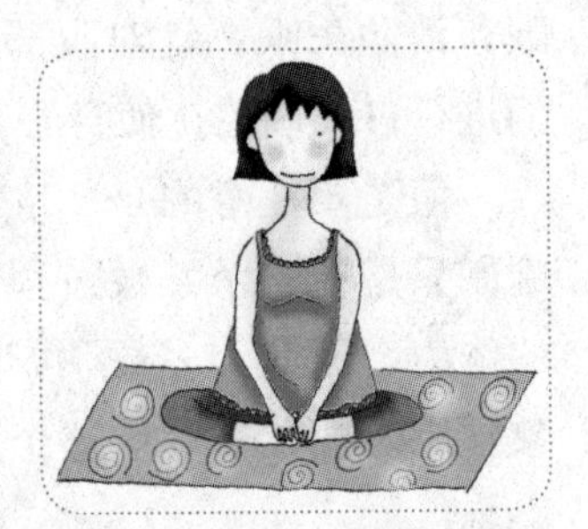

1. 坐姿，屈膝，两脚脚心相对。双手抓脚并尽量往内收，背挺直。
2. 轻轻地上下弹压膝盖。
3. 呼气，双肘按落在大腿上，向前屈上身，直到头触地，下巴或鼻尖触脚趾。

坐角式

促进骨盆区域的血液循环，可放松髋部，有助于减轻坐骨神经痛；可以刺激、旺盛卵巢的功能，使人精力旺盛。

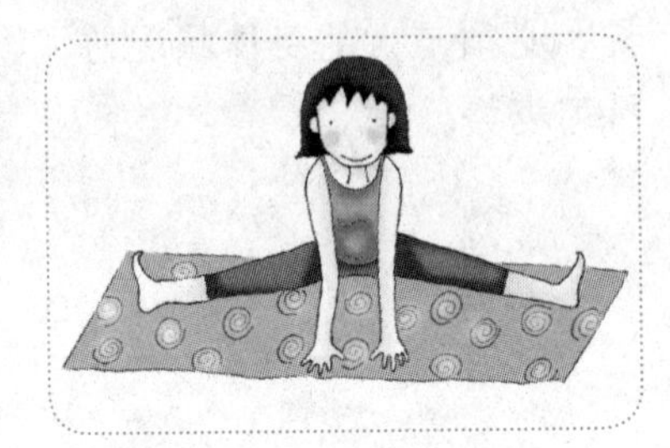

1. 坐姿，两腿向两侧伸展，整个腿的后部要紧贴地面，尽量伸直脊柱。

2. 双手放在身体前，深吸一口气，然后一边呼气，一边将上身慢慢向前伸展。

3. 呼气，身体继续向前伸展，使整个身体接触地面。先是腹部，然后是胸部，最后是下巴贴在地上，双手抓住脚踝。此动作难度比较大，没有瑜伽练习基础的人不易达到，慎做。

猫伸展式

猫伸展式可缓解背部疼痛和疲劳感，按摩腹部器官，增进消化作用，解决便秘烦恼，还能消除腹部多余脂肪，帮助子宫恢复正常位置，适合在孕期和产后练习。

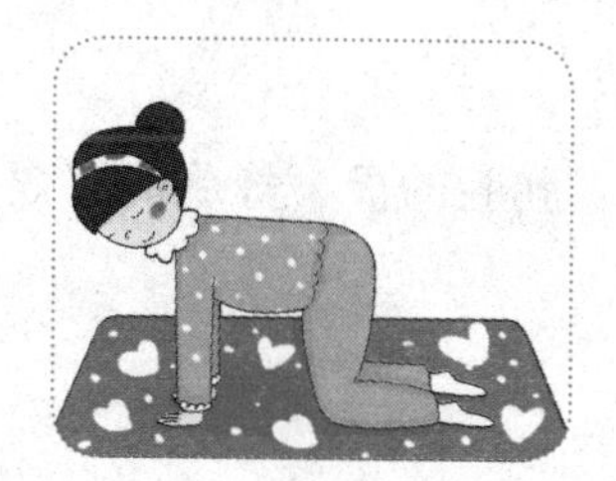
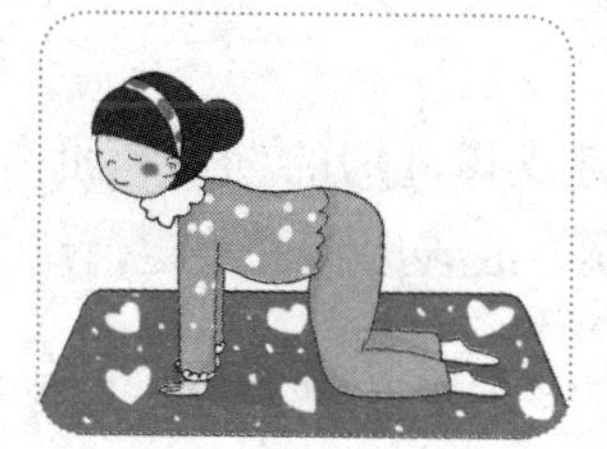
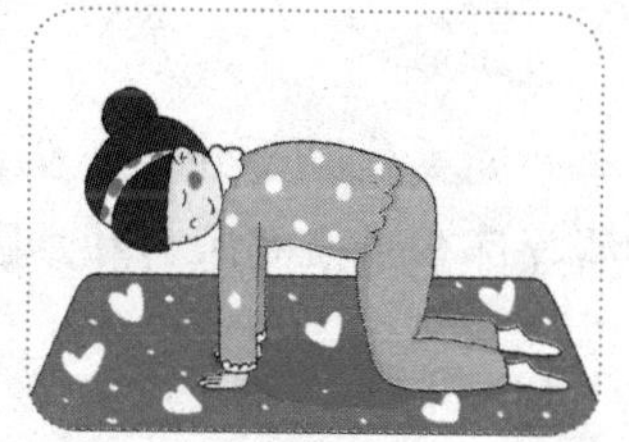

1. 跪坐，双腿并拢，脚底朝上，俯身向前，双手撑地，伸直脊柱。

2. 吸气，头向上抬起，慢慢地将盆骨向上翘，腰向下微曲，肩胛向背部挤压，形成一条弧线。

3. 呼气，慢慢把背部上拱，带动头下垂，视线望向大腿位置，直至感到脊柱有伸展的感觉。

骨盆扭转运动

骨盆扭转运动可加强骨盆关节和腰部肌肉的柔软性，疏通全身经络，缓解颈部疼痛，强化骨盆柔韧性，为顺产作准备。

1. 仰卧，双腿并拢，屈膝，脚掌贴地，双臂放在身体两侧，掌心向下紧贴于地面。

2. 双膝缓缓倒向左侧，膝盖尽量贴近地板，头部及上半身保持原姿势不动。

3. 双腿恢复到第一步的动作，再缓缓地向右侧倒下，膝盖尽量贴近地板，头部及上身姿势不变。如此左右交替练习，每晚临睡时各练习3～5分钟。

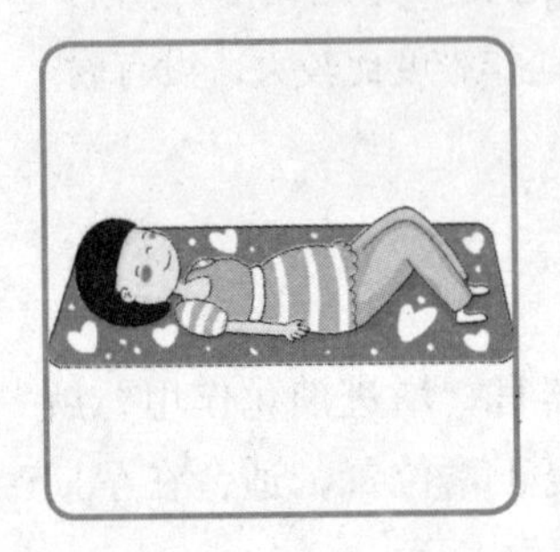
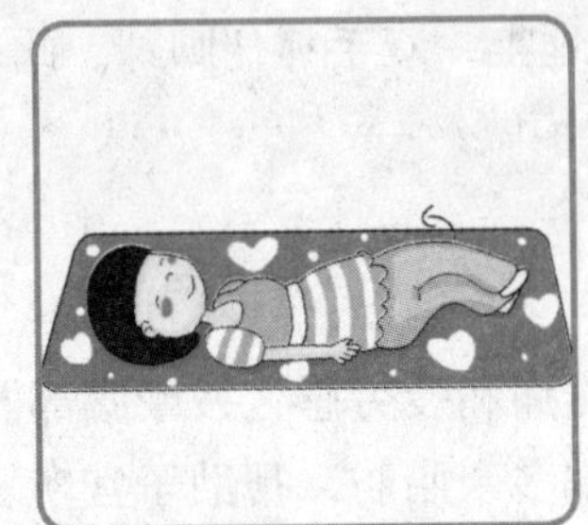
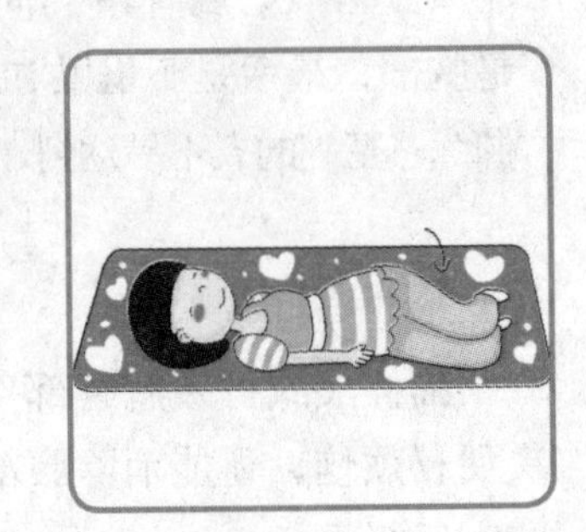

鱼式

能美化胸部线条，强健支撑乳房的韧带和肌肉；胸腔的极大舒展能有效消除怀孕带来的压力和烦躁，改善心情并稳定情绪。

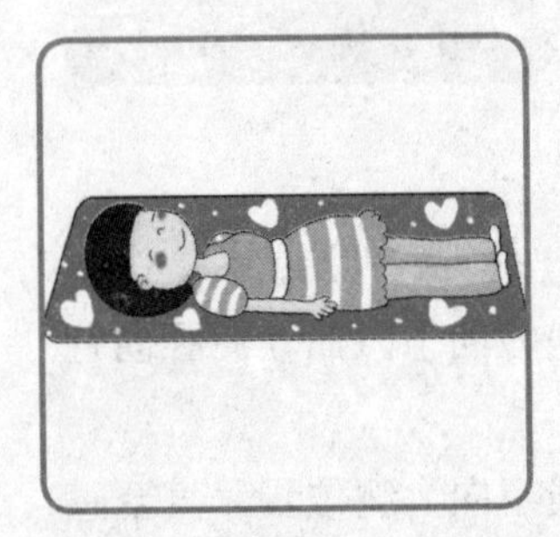
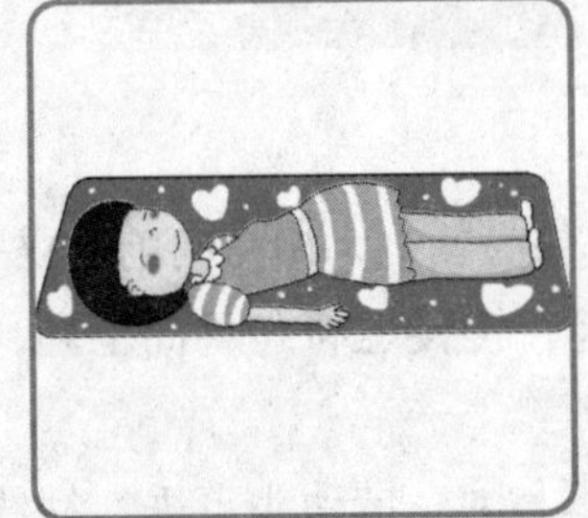
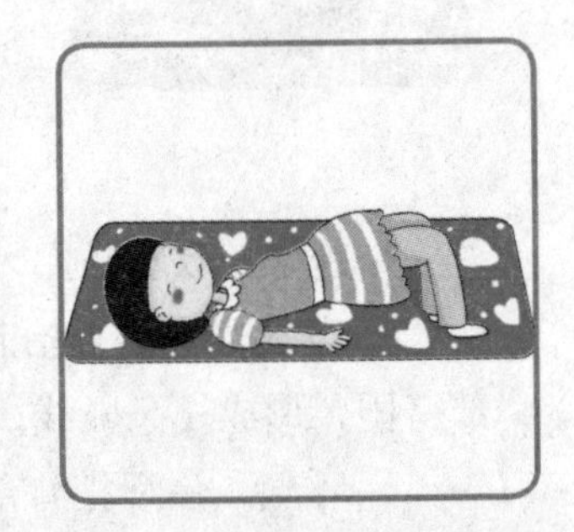

1. 仰卧，双腿并拢伸直。双臂伸直，掌心贴地，轻压在臀部下面，保持头颈放松，正常呼吸。

2. 手肘弯曲，向地面施力并让上半身离地。全身重心放在手肘上，臀部及脚不离地，腿保持伸直，膝盖不要拱起。

3. 吸气，头向后仰，用头顶着地，尽量扩胸，身体重心放在手肘上。尽量深呼吸，让胸腔及腹腔得以扩展。结束时，先将头轻轻抬起，背慢慢放到地面上并回到完全休息的开始放松，再抖肩解除紧绷感。

蹲式

这个姿势对孕妇是个很好的练习，能加强腰背、双踝、双膝、两大腿内侧和子宫肌肉力量，延缓衰老，增强性功能。此式可在整个孕期练习，对妊娠大有裨益。

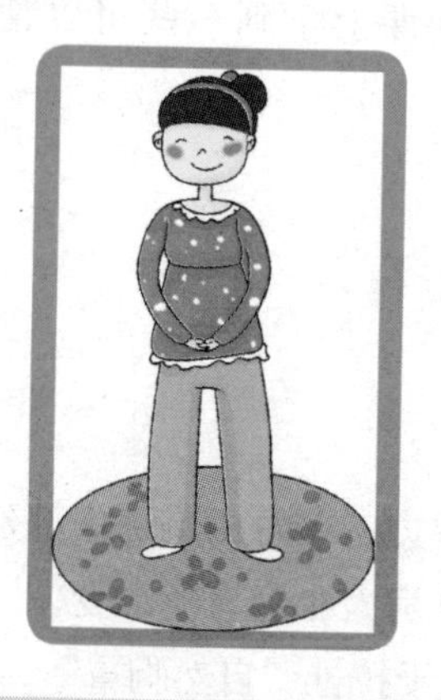
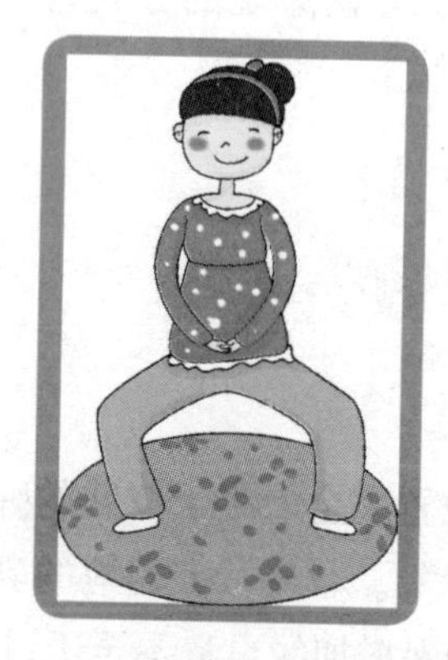
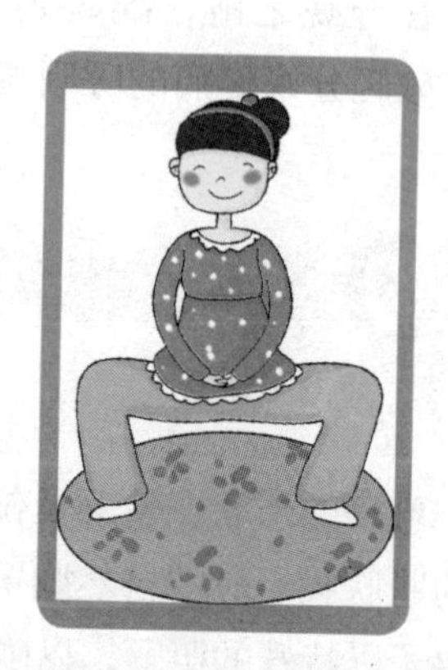

1. 挺身直立，双脚分开，双手腹前交叉，双臂自然下垂。
2. 弯曲双膝，一边呼气一边慢慢下蹲，直到大腿与地面平行。
3. 继续下蹲，直到双手略微高于地面，但不要完全蹲下，保持大小腿肌肉的收紧状态；然后伸直双腿，吸气回复挺身直立的姿势，放松休息。可反复练习。

19 呼吸也可以锻炼身体

所谓呼吸运动，就是胸廓有节律地扩大和缩小，从而完成吸气与呼气。准妈妈可以多做呼吸运动，因为这可以帮助准妈妈放松和保持平静，也有助于在分娩过程中配合宫缩。

此外，呼吸运动还是改善呼吸功能、促进血液循环、减轻心脏负担的一种运动。

准妈妈可以练习的呼吸运动可分为浅呼吸和深呼吸两种。

浅呼吸：孕妇最好坐在地板上，双腿在身前交叉，腰背挺直，用口呼气吸气。

深呼吸：双腿在身前交叉，以舒适的姿势坐在地板上，腰背挺直，用鼻孔深吸气，口腔保持闭合，将吸入的气体先吸到胸，经横隔膜到腹腔，使腹部充盈而凸起，再将吸入的气慢慢由鼻腔呼出。重复练习。

这两种呼吸方法都可以帮助准妈妈平复情绪，让准妈妈拥有更好的心情。

在分娩之前，准妈妈还会在医院的分娩培训课上学到一些可以帮助分娩、减轻分娩疼痛的呼吸方式。

20 让胸部挺拔的小动作

乳房的形状、轮廓及位置完全取决于皮肤的弹力，这片由胸部底部延至下巴的肌肤我们称“自然胸罩”。孕期，准妈妈的乳房大小会有所改变，这时就需要予以特殊的照顾，以确保增加的重量不至于过于拉扯“自然胸罩”。

要想加强自然胸罩肌肤的弹性和韧度，可以采用以下快速而简便的运动方法：

1. 背挺直，抬头挺胸，身体站立，双肘紧贴两侧，腋下各夹一本书，手臂先弯曲平伸，掌心向上，接着将前臂往外水平伸展，上臂紧贴身体，保持此姿势10秒钟，动作重复1次。

2. 将嘴唇拉开，呈微笑状，这个动作可收缩颈部的大肌肉，强健胸部组织，提高弹性，以提供更好的支撑效果。重复15次，你会很快注意到乳头会随着每次的肌肉收缩而显得高挺。

3. 维持胸部的紧实，你可将双手抬高，于鼻前合拢，十指夹紧，手和肘部保持水平状，接着用力击掌（手持平、指夹紧）。此动作重复10次，这时你会感到胸部也随之运动。此练习可同第二步骤同时做。

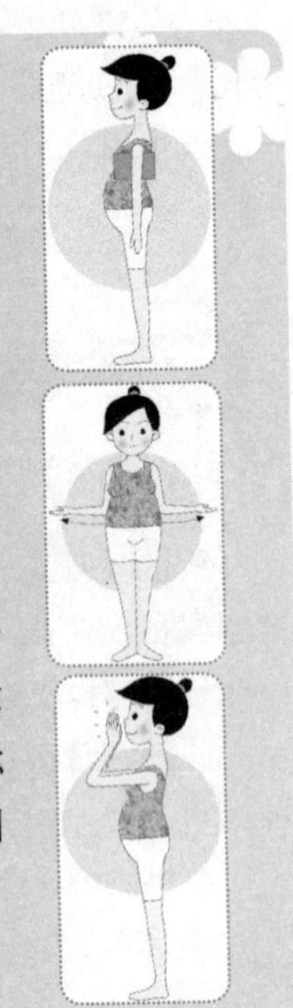

保护好了自然胸罩的同时，别忘了给自己选择合适、舒适、有承托力的胸罩来进一步保护好乳房的形状与健康。同时还要注意经常清洗乳房，保持清洁。

21 给爱逛街的准妈妈的忠告

不要选择人流高峰期逛街。准妈妈对拥挤环境的适应性差，外出时要尽可能避开人流高峰，免受拥挤之苦。尤其不要在节假日时跑去凑热闹。

上街购物要有计划，减少在一些拥挤场所的逗留时间。购物时间不宜过久，最好不要超过2个小时。尤其是在一些密闭的商场或娱乐场所不要久留，要注意呼吸新鲜空气，及时补充身体所需的氧气。也可在逛街途中选择一些街心花园或环境幽静处休息一会儿。

逛完商场后回到家里应当及时洗手、洗脸，换下外衣，坐定后闭目养神或听听优雅音乐，以消除躯体疲劳，缓解紧张情绪。

不要去刚装修完的商场、商店游逛或长时间停留，以免装修材料中的污染物刺激到准妈妈的眼、鼻、咽喉及皮肤，引起流泪、咳嗽、喷嚏等反应。

22 孕期旅行安全第一

怀孕4～6个月是外出旅行的最佳时期。在制订旅行计划前最好去进行产检的医院咨询一下医生，看看自己的旅行计划是否可行，征得医生同意后方可继续旅行计划。

尽量避开旅游热线，选一些较冷的线路出行，感受大自然的恩赐。对将去的地方进行了解，避免前往传染病流行地区。不要去医疗水平落后的地区，以免发生意外情况无法及时就医。

要选择真正轻松休闲的旅游，逗留期为2～3天的旅行比较理想。一定要选卫生条件好的宾馆住宿，可勤洗、勤换衣物，以保证身体清洁。同时要注意饮食卫生。

短途旅行最好乘坐动车或高铁，尽量减少长时间的颠簸，有条件的可以自驾车出游，避免拥挤碰撞准妈妈的腹部。不论在火车、汽车上，还是在飞机上，准妈妈方便每15分钟站起来走动走动，以促进血液循环。

旅行的途中一定要有人陪伴，最好准爸爸能陪同。

23 孕期可骑自行车

准妈妈可选择骑自行车出行

骑自行车在某些发达国家已成为人们的一项健身活动。女性在怀孕以后，骑自行车上下班比挤公共汽车好处更多，这不但是孕妇的一种适量的体育活动，而且还能避免因乘公共汽车遭受碰、撞、挤而发生意外。但是，孕妇在妊娠后期，由于体形、体重有很大变化，为防止羊水早破出现意外，最好步行上班，以保母子安全。怀孕期间，一旦出现小腹阵痛、阴道出血等情况，应立即就近就医和采取保护性措施，切不可麻痹大意。

骑自行车注意事项

适当调节车座的坡度，使车座后边略高一些，坐垫也要柔软一点儿，最好在车座上套一个海绵座，以缓冲车座对会阴部的反压力。

孕妈咪要骑女式车，因为骑男式车遇到紧张情况时，容易造成骑跨伤。骑车速度不要太快，防止因下肢劳累、盆腔过度充血而引起不良后果。孕妇因体态的关系，上下车子不太方便，所以车后座不要驮带重物。

一般情况下，孕妇不适于骑车长途行驶，因过于疲劳及气候环境的变化，对孕妇和腹中的胎儿都是不良的刺激。骑车遇到上下陡坡或道路不太平坦时，不要勉强骑过，因剧烈震动和过度用力易引起会阴损伤，也容易影响胎儿。

24 夫妻体操

颈部运动

怀孕后由于身体的不适，准妈妈可能会有紧张焦虑的情绪，这会对身心造成负面影响。要做一个快乐的准妈妈，首先要学会放松，而夫妻间的按摩、体操就是比较好的放松方法，不仅能促进夫妻间的交流，腹中的宝宝也会感受到来自爸爸的关怀，不失为一种胎教方式。

运动功效：舒张颈部肌肉，减轻颈部压力。

1. 准妈妈和准爸爸相对而坐，准爸爸十指交叉抱住准妈妈的头颈后部。

2. 准妈妈头颈尽量向后仰，准爸爸要轻轻施力向前拉，每次持续10秒左右。

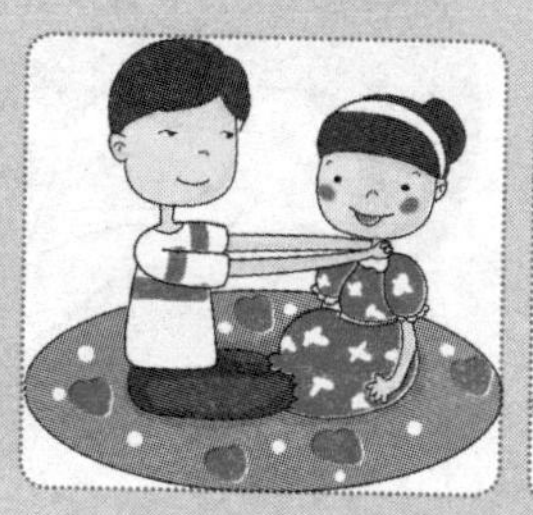

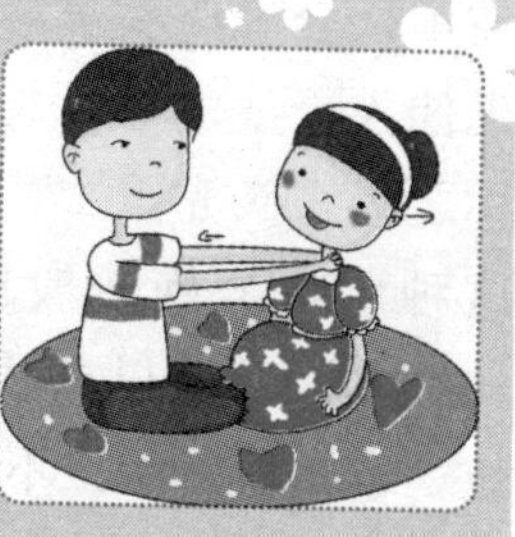

注意事项：准妈妈自己一个人的时候最好不要做这个运动，一定要在准爸爸的帮助下进行。

坐姿运动

运动功效：增加氧气的吸收量，为胎儿提供充足的氧气。

1. 准爸爸和准妈妈相对而坐，互相抓住对方的手腕，两腿打开，两脚相对，如果准爸爸和准妈妈的腿足够长，可以交叉放在一起。
2. 两人保持同步呼吸，呼气时两人同时向前压。
3. 两人同时吸气，并向后仰，然后再呼气恢复到步骤1。

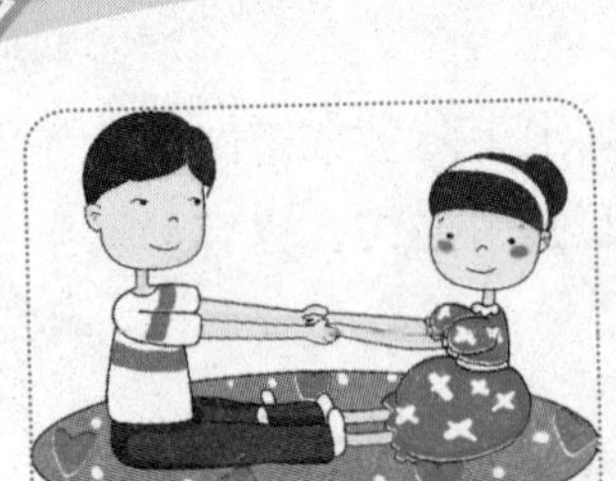
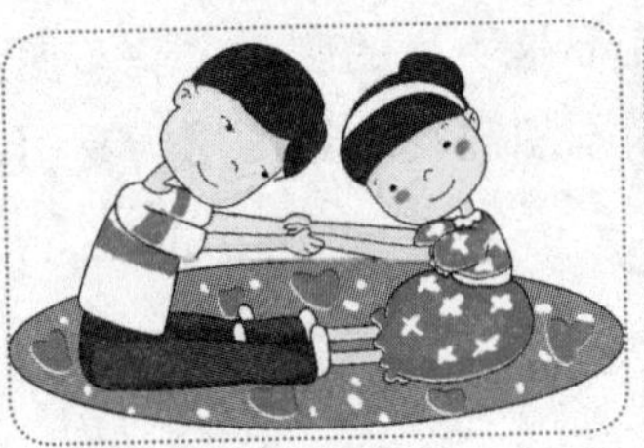
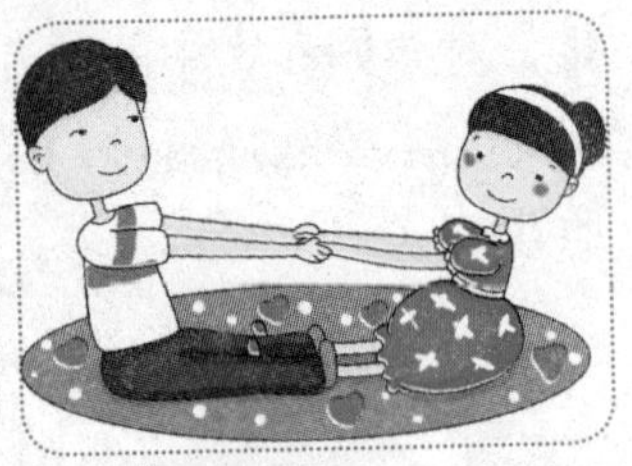

注意事项：如果担心运动中有意外的话，可以在准妈妈周围放一些靠垫和其他软的东西，防止准妈妈发生磕碰。

25 纠正胎位的膝胸卧位操

胎位是指胎儿在子宫内的位置与骨盆的关系。正常的胎位应该是胎头俯曲，枕骨在前，分娩时头部最先伸入骨盆，医学上称之为“头先露”，这种胎位分娩一般比较顺利。除此以外的其他胎位，就是属于胎位不正了，包括臀位、横位及复合先露等。

通常，在孕7个月前发现胎位不正，只要加强观察即可。因为在妊娠30周前，胎儿相对子宫来说还小，而且母亲宫内羊水较多，胎儿有活动的余地，会自行纠正胎位。若在妊娠30～34周还是胎位不正，就需要矫正了。

建议准妈妈在医生的指导下，用“膝胸卧位操”来矫正胎位。

准妈妈先排空膀胱，松解腰带，在硬板床上俯撑，膝着床，臀部高举，大腿和床垂直，胸部要尽量接近床面。这种姿势可使胎臀退出盆腔，借助胎儿重心改变，使胎头与胎背所形成的弧形顺着宫底弧面滑动而完成胎位矫正。

每天早晚各1次，每次做15分钟，连续做1周。1周以后去医院复查。

如果胎位仍然无法纠正，请准妈妈遵照医生的嘱咐，采取适合自己身体状况的分娩方式。

26 缩肛运动保顺畅

缩肛运动是收缩肛门周围肌肉的运动。收缩肛门的动作可以锻炼肛门附近的肛肌提、肛门括约肌，增强其功能，并且可以促进肛门周围血液循环，防止静脉瘀积，从而预防和治疗肛门周围的疾病。

准妈妈比较容易便秘，到孕后期还容易得痔疮，练习缩肛运动则有助于帮准妈妈预防、缓解便秘、痔疮。此外，练习缩肛运动还有助于锻炼会阴部的肌肉，帮助准妈妈缩短产程，让分娩更顺利。

缩肛运动的方法比较简单，不受时间、环境的限制，站立、蹲位、躺卧均可进行，坐车、行走、劳动时也可以做。每日可进行数回，每回进行2～3分钟即可，大便后进行效果更好。

产后的新妈妈也可以练习缩肛运动来防止便秘、痔疮，同时还有助于阴道恢复，让你的性生活更加美好。

27 锻炼骨盆的体操

骨盆底肌肉有支撑并保护子宫内胎儿的作用。怀孕后这些肌肉会变得柔软且有弹性，由于胎儿的重量，一般会感到沉重并且不舒服。到了怀孕后期，甚至可能会有漏尿症状。

为了避免发生以上问题，也为了分娩更加顺利，准妈妈应该经常锻炼骨盆底肌肉。

具体的锻炼方法是：

1. 仰卧，头部垫高，双手平放在身体两侧，双膝弯曲，脚底平放于床面，像要控制排尿一样用力收紧骨盆底肌肉，停顿片刻再重复收紧。每次重复做10遍，每日至少3～5次。

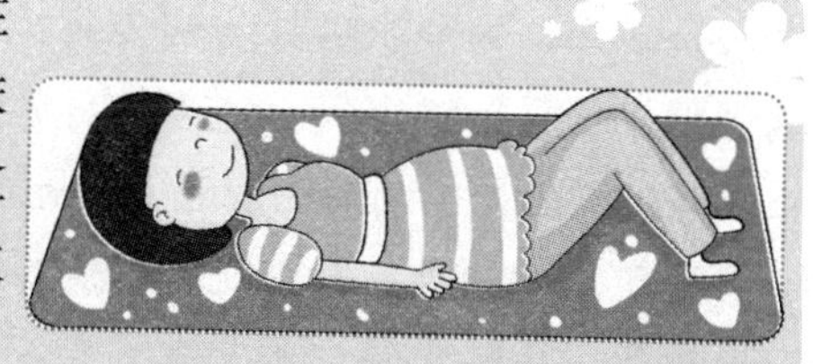

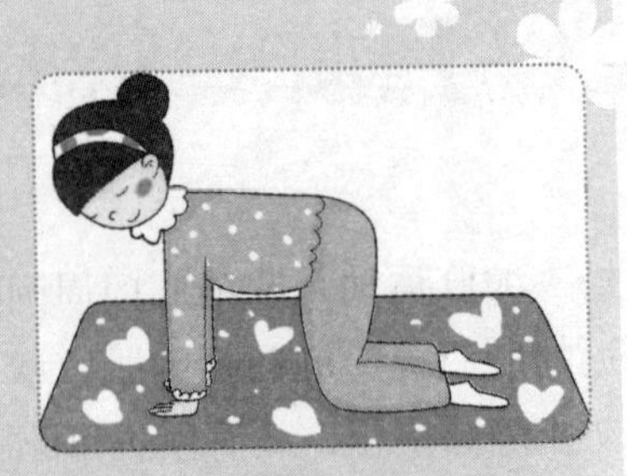

2. 手臂伸直，双手掌、双膝支撑住趴在床上，要设法保持背部平直。背部弓起，收紧腹部和臀部肌肉，并轻微向前倾斜骨盆，呼气。此姿势保持数秒钟，然后吸气，放松，恢复原姿势。重复数遍。注意练习时保持两肩不动。孕期坚持锻炼骨盆底肌肉，可以让准妈妈在产后快速地恢复骨盆区和下腹部的肌肉，最快速地恢复孕前体形。

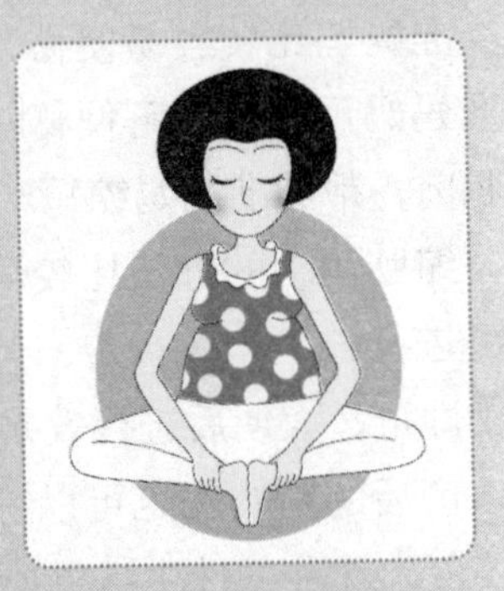

3. 保持背部的挺直坐下，两腿弯曲，脚掌相对。两脚尽量靠近身体，抓住脚踝，用两肘分别向外压迫大腿的内侧，使其伸展。这种姿势每次保持20秒，重复数次。

如果感到盘腿有困难，可以在大腿两侧各放一个垫子，或者背靠墙而坐，要尽量保持背部挺直。可以两腿交叉而坐，这种坐姿，也许会感到更舒服，要注意不时地更换两腿的前后位置。

这项锻炼可以增加背部肌肉，使大腿及骨盆更为灵活，并且能改善身体下半部的血液循环，使两腿在分娩时能很好地分开。

28 春季运动防病毒

提倡户外运动：冬季日照短，紫外线不足，户外运动少，容易造成维生素D缺乏，为了积极预防佝偻病，春季来临之际提倡准妈妈走出家门，多晒太阳，呼吸新鲜空气，适当的日光浴有利于钙、磷的吸收及胎儿骨骼的生长，并可以防止孕期缺钙引起的小腿抽筋现象。

避免病毒感染：春季是各种病毒感染的易感季节，为了避免感染，孕妇应尽量避免接触病原，不要到人群密集的公共场所去。如果接受过病毒感染的病人，千万不要自己滥用药物，可以做血清免疫检测以明确诊断。此外，春季空气中花粉含量增高，敏感体质的准妈妈在做户外运动时应避免去人多拥挤之地，如出现过敏反应需及时就医。

注意调整情绪：胎儿生长所处的内分泌环境与母体的精神状态密切相连，孕妇保持心情舒畅、乐观豁达、情绪稳定，有利于胎儿生长及中枢神经系统的发育。春季气候多变，容易干扰人体固有的生理功能。如果准妈妈自身适应能力差，可出现机体内外失衡，导致心理混乱的状况。因此，准妈妈在春季要注意调节情绪。

春季是肝炎的好发季节。戊肝以孕妇及中老年多发，主要经消化道传播。预防戊肝需要做好个人卫生，饭前便后洗手，避免不洁饮食，消灭传播媒介，灭蝇灭蟑等。

29 夏季运动防高温

运动时间不宜长：夏季，准妈妈可以做适量的室内运动。运动量不宜过大，衣着应选透气宽松的。注意运动的时候保持室内温度凉爽，避免体温升高或出汗。

锻炼时间要安排好：锻炼时间一般不要安排在中午，地点要选择有遮阳的地方，运动量不宜过大，体弱者每分钟增加的心率不要超过20次，出汗多时要及时补充水分和盐分。

注意防晒：夏季日光浴对身体很有好处，但需注意的是，过多的日晒会严重损伤皮肤，导致皮肤衰老甚至致癌。健康状况不佳者，最好征得医生同意后再进行日光浴。

运动后要补水：运动后补充足够的淡盐水，还应保证充足的睡眠。运动后，一旦遇到头痛、头晕及胸闷等中暑先兆，应立即在阴凉通风处歇卧或求医诊治。

夏季游泳多注意：为防止抽筋，下水前应做好准备活动；大汗淋漓、身体疲乏或刚吃饱饭后不要立即下水；下水前先用凉水冲一下身体，以使身体尽快适应凉水环境；游泳时间不宜过长；游泳后注意补充盐分。

30 秋季运动好处多

秋季运动可防止便秘：秋天干燥，加上准妈妈自身的生理特点，特别容易便秘。为预防便秘的发生，身体健康的准妈妈应参加适度运动，步行、慢跑、做保健操等运动方式都比较适宜。此外，准妈妈的饮食要适量，要多吃含纤维素较多的新鲜蔬菜和水果。起床后，先喝一杯凉开水，平时要养成良好的大便习惯。

秋季运动可调节情绪：情绪调节比较有效的办法除了起居要有规律外，还要注意体育锻炼，同时要多吃些牛奶、鸡蛋、肉类和豆类等高蛋白的食物。建议准妈妈多参加一些有意义的活动，如外出游玩、登高远眺，饱览秋日美景和硕硕果实，定会心旷神怡。

需要注意的是，秋天气温变化较大，准妈妈自身免疫力下降，所以很容易患感冒。因此，孕妇在秋季做运动时应注意保暖，避免受凉，尽量少到人多的地方去，居所要经常开窗通风。

31 冬季锻炼要保温

多做室内运动：不要因为天气变冷就中断运动。但冬天室外较冷，容易感冒，而且有时路较滑，容易摔倒，建议准妈妈多做室内运动，如孕妇体操就是冬季较为适合的一项运动。

常晒太阳：常晒冬阳可增强孕妇的抵抗力，预防各种感染。阳光中的紫外线有杀灭病原微生物的作用。常晒冬阳还有利于防止孕妇情绪波动，杜绝冬季抑郁症的发生。天气晴好时应到室外晒太阳，大风天气时可在室内有阳光的地方接受日光照射，每天至少晒太阳半小时。

严防病毒感染：冬季气温低，温差变化大，呼吸道抵抗力降低，容易患病毒性传染病。建议准妈妈尽量不去商店、影剧院等公共场所，避免传染上流感等疾病。

做好保暖：寒冷对孕妇和胎儿的健康很不利，因此，做好保暖十分重要。要完善取暖设施，用煤火炉取暖时，一定要保持烟道通畅，预防煤气中毒；注意室内空气新鲜流通；室内温度以21℃～24℃为宜；每天收听天气预报，根据气温变化，适时增减衣服，要穿得暖和一些；天气晴好时可到室外散步；大风、降雪、寒潮天气不要出门。

32 帮助胎儿做体操

到了孕中期，胎儿的活动更加丰富了，他可以在准妈妈的肚子里吞咽羊水、眯眼、吮拇指、握拳头、伸展四肢、转身，还能翻跟斗。此时，准妈妈更要频繁地与胎儿进行互动。可以通过抚摸的方法把关爱传递给宝宝，还可以用手在腹部帮助宝宝做体操。

可按从上到下、从左到右的顺序，轻轻反复地在腹部做抚摸动作。一开始，先用中指和食指轻轻并反复触压胎儿，然后双手稍握拳，轻轻叩击腹部。一般来说，胎儿会立即有轻微胎动反应，不过有时则要过一段时间，甚至一连好几天都没有反应。此时，准妈妈不要着急，这属于正常现象，但如果以前做过抚摸胎教，且胎儿每次都能做出反应，到了本月胎儿连续多次对抚摸没有反应，就要去看医生，检查究竟出现了什么问题。

到了后期，胎儿已经发育到足够大了，妈妈的腹壁也越来越薄，所以抚摸胎教的时间不宜过长，每天2次～3次，每次5分钟左右。需要注意的是，抚摸及触压胎宝宝的身体时，动作一定要轻柔，不可用力。

实践证明，经过此项胎教的胎儿，出生后大动作的发育要比未经过此项胎教的宝宝早，另外，准妈妈用手帮宝宝做体操，还能促进宝宝的大脑发育。

34 提前学习分娩呼吸法

学会呼吸安产法，能缓解准妈妈的紧张感，减轻分娩带来的疼痛感。当阵痛来临，准妈妈把自己的注意力集中在呼吸上，就能减轻疼痛带来的痛苦。

用力呼吸法

仰卧，屈膝双脚贴地，双手自然地放在大腿上；憋气，下巴向前缩抵住锁骨，眼睛看向肚脐，用力将肺部的空气压向下腹部。注意在需要换气的时候，马上把气呼出。此项练习有助于缩短产程。

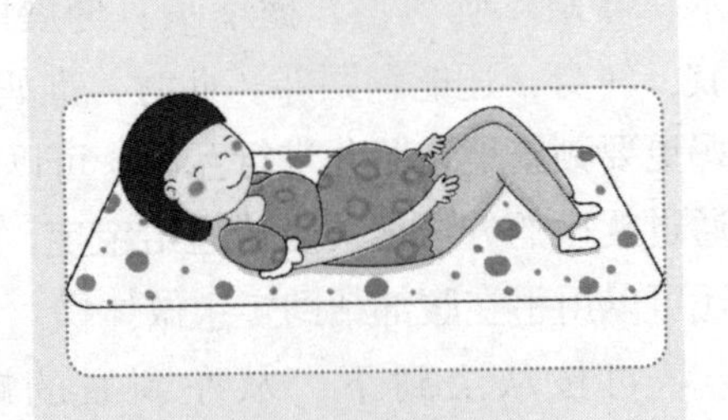

伸展呼吸法

身体保持正直，跪在垫子上。保持大腿、手臂与地面垂直，小腿前侧及脚背贴地，手掌、脚背压向地面，同时背部放松，眼睛看着地面；吸气，慢慢抬起头，挺起胸部，向上提升尾椎，然后呼气。呼吸进行3～5次再回复到初始姿势的姿势；吸气，缓慢放低尾椎骨并向上拱起脊柱，将背弓起来，尽量低头，下巴缩向肚脐的方向，呼气。保持此姿势呼吸3～5次。准妈妈可以根据自身的情况来选择动作，如果做不了不必勉强自己。此项练习能够帮助宝宝顺利娩出。

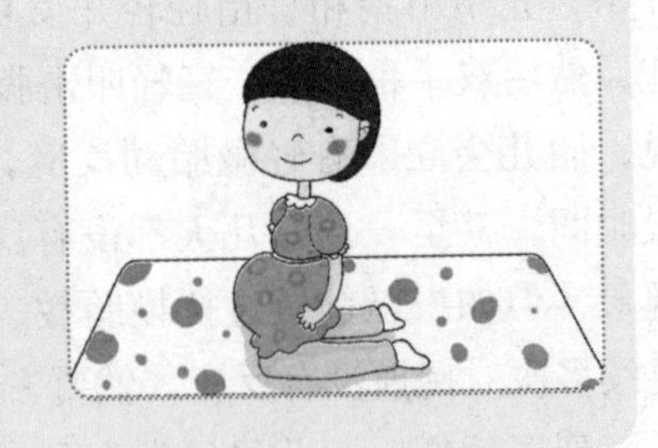

坐式呼吸法

坐在床上，双脚掌相对，双膝尽量下压，双手自然握住脚踝。闭上眼睛，将两肩向背部拉伸；在伸展背部肌肉的同时吸气；慢慢呼气，回复初始姿势。可反复练习5～10分钟。如果准妈妈双脚不能相对，不必勉强，将两脚交叉放在一起即可。此项练习能锻炼背部肌肉，拉伸骨盆，减轻分娩的焦虑感。

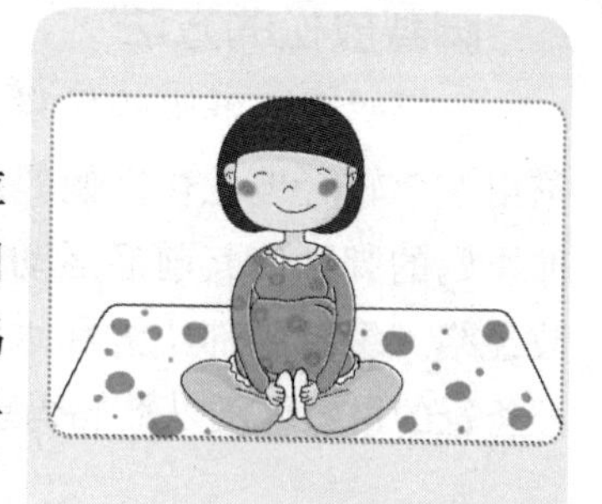

35 练习拉梅兹放松法

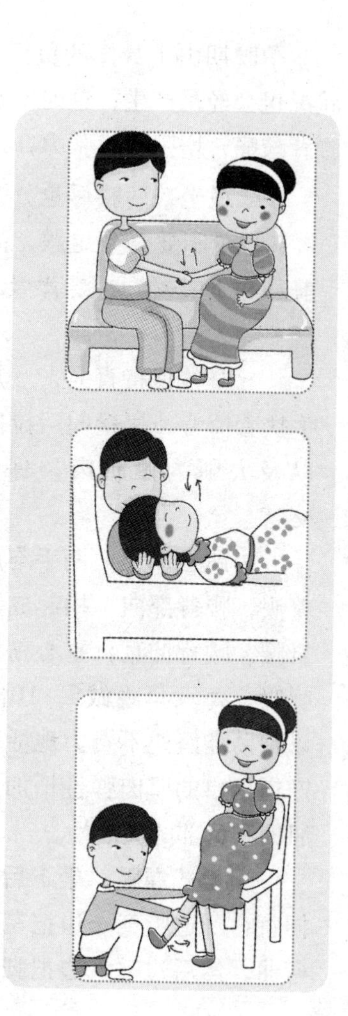

手腕放松方法

准妈妈找一个舒服的坐姿，准爸爸在一旁用右手轻轻地握住准妈妈的右手腕，用右手活动准妈妈的手腕，使其上下活动。此项运动能增加腕关节的灵活性，预防及缓解手部麻木。

头部放松方法

准妈妈躺在床上，全身放松。准爸爸用双手轻轻地托起准妈妈的头部，帮助准妈妈放松颈部。此项运动能有效缓解头、颈部疲劳。需要注意的是，准妈妈和准爸爸的用力方向要一致。

膝盖放松的方法

准爸爸用左手握住准妈妈的膝盖，右手握住准妈妈的脚踝，将准妈妈的膝盖反复弯曲、伸直，准爸爸还可以适当按摩准妈妈的小腿。此项运动能改善下肢静脉曲张和水肿带来的不适。

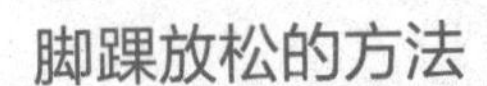

脚踝放松的方法

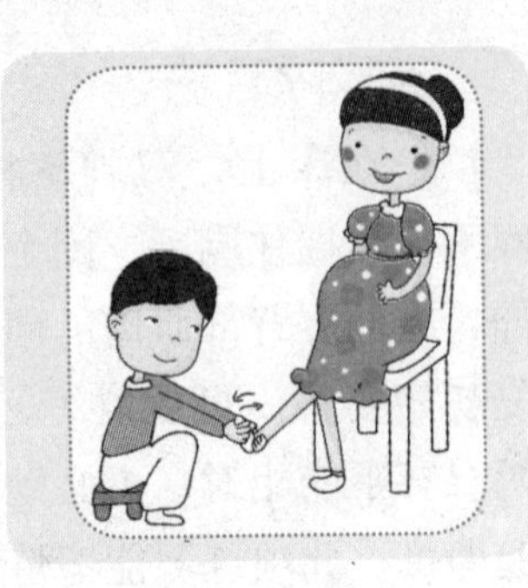

准妈妈采取舒服的坐姿，右脚向前伸。准爸爸用左手轻轻地托住准妈妈的脚踝，用右手推动准妈妈的脚趾使其前后运动。此项运动能疏通下肢经络，缓解脚部压力和水肿。需要注意的是，准爸爸的用力程度以准妈妈感到舒服为准。

36 有助于分娩的小动作

孕晚期由于身体的负担越来越重，下背部、臀部、腿部疼痛以及抽筋的状况也会经常产生，这时不妨每次花5分钟做一些伸展练习，可以有效地缓解腰背酸痛，增强腹肌张力，并拉伸髋、腿，为分娩做好准备。

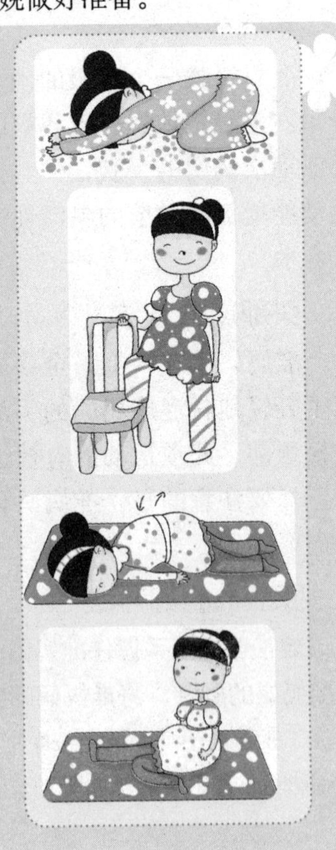

1. 跪坐，两膝尽量分开，双脚并拢，臀部尽量不要离开足跟，向前弯曲身体至前额触地，伸展腰背及髋关节，保持15秒。

2. 身体保持直立，一足置于椅面，一手扶着椅背，尽量向后拉伸，伸展髋关节以及大腿内侧肌肉，保持30秒，左右交替。

3. 趴在床上，两手与肩同宽，深深低着头，腰背部向上拱起成圆形；然后抬头挺腰，腰背伸直，重心前移。做时可配合呼吸，每天早晚做5～10次。这个动作可以帮助准妈妈不费力地活动骨盆，还可使产道出口的肌肉弹性增加，同时增强腹部肌肉和背部的灵活性。

4. 坐式屈腿。坐下后双手贴床，双脚伸直；一边吸气一边把左脚向左大腿外侧弯曲，然后边呼气边把脚伸直。双腿左右交换，重复做10次。这套动作可以疏通下肢经络及气血，缓解静脉曲张。

5. 坐式合臂。准妈妈挺直上半身，手臂在身体两侧平举，手肘弯曲，大臂与小臂垂直，吸气；一边吸气，一边让手肘保持向上，两手肘在脸的前方会合。此动作重复30次。这套动作可强化腋下至胸部的肌肉，预防乳房向两侧松弛扩散。若在温水里练习效果更佳。

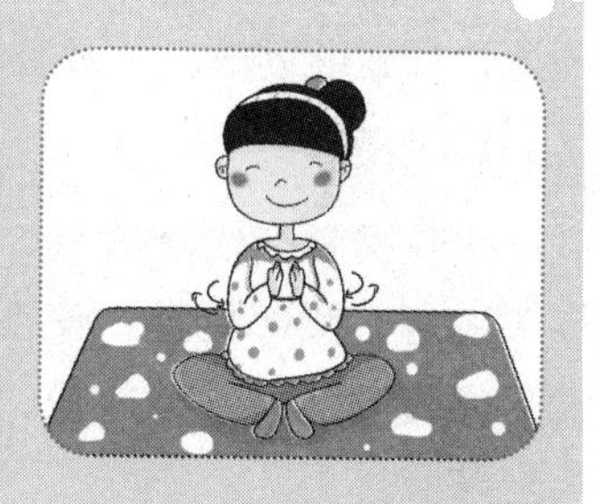

37 促进胎儿入盆的运动

准妈妈加强运动能促使胎儿入盆，同时还能锻炼盆底肌肉，增加产力。不过，运动的时候最好能找个人陪护，以防忽然发生紧急情况。

散步

散步可以帮助胎儿下降入盆，松弛骨盆韧带，为分娩作准备。散步时，准妈妈最好边抚摩腹部，边和宝宝交谈。散步可分早晚两次安排，每次30分钟左右，也可早中晚3次，每次20分钟左右。散步最好选择环境清幽的地方，不要在公路边散步。

小马步

手扶桌沿或椅背，双脚平稳站立，慢慢弯曲膝盖，骨盆下移，两腿膝盖自然分开直到完全屈曲；接着，慢慢站起，用脚力往上蹬，直到双腿及骨盆皆竖立为止。重复数次。

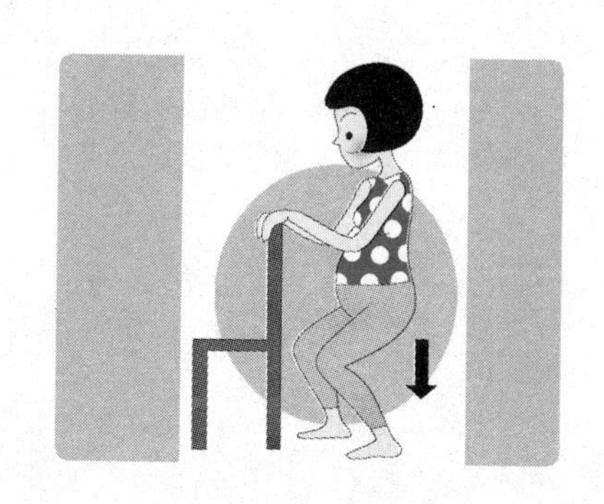

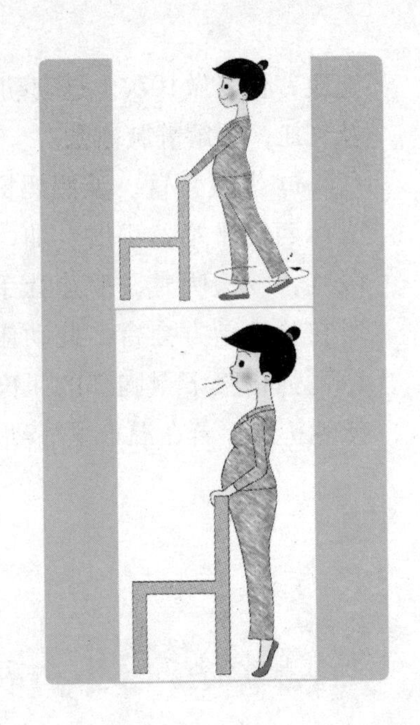

划腿运动

手扶椅背，右腿固定，左腿划圈，做毕还原，换腿继续做。早晚各做5~6次。

腰部运动

手扶椅背，缓缓吸气，同时手臂用力，脚尖踮起，腰部挺直，使下腹部紧靠椅背，然后慢慢呼气，手臂放松，脚还原。早晚各做5~6次。

爬楼梯

爬楼梯可以锻炼大腿和臀部的肌肉群，并帮助胎儿入盆，使第一产程尽快到来。平时准妈妈可在住处爬爬单元楼内的楼梯，假如觉得累要及时休息，下楼梯时要留心脚下，注意安全。

第7章

安全分娩：母子健康的保障

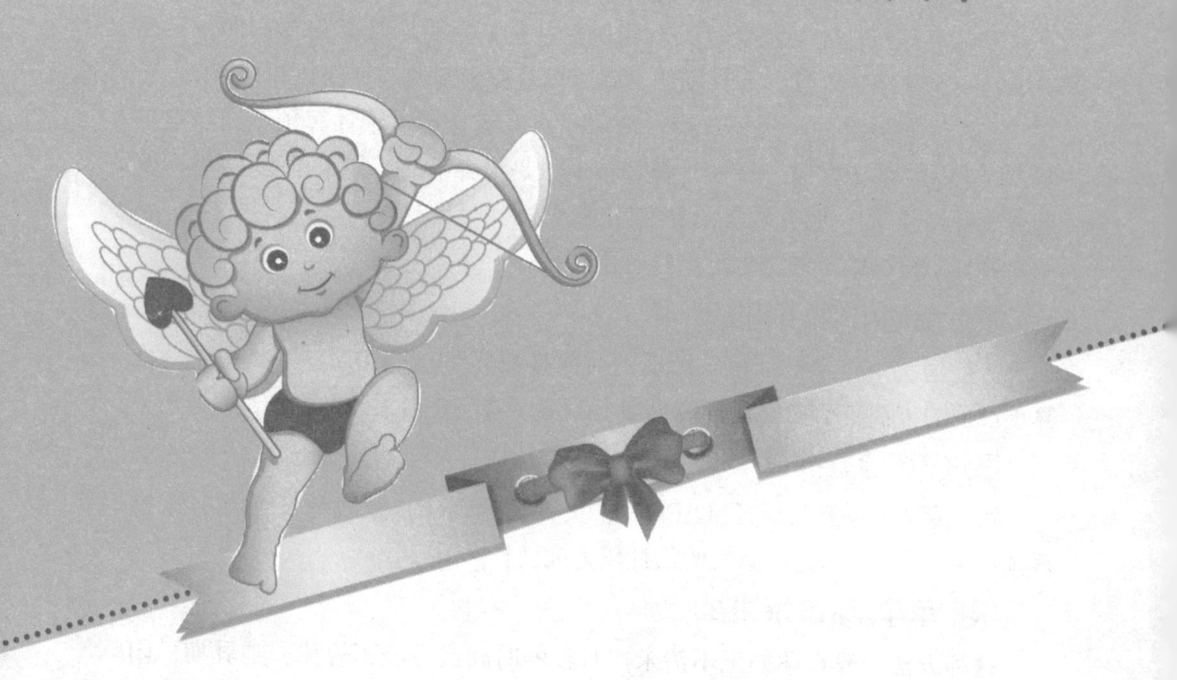

1 如何计算预产期

预产期是与宝宝见面的指标：从受精到分娩大约是266天（38周），由于准妈妈无法准确地判断出哪一天受孕，为了方便起见，医学上规定从末次月经的第一天开始计算，这样整个妊娠就多了2周，为280天。计算预产期的方法有下列几种。

预产期月份=末次月经第一天的月份+9（或−3）

预产期天数=末次月经第一天的天数+7

最后一次月经来临的时间为1～3月时：（A+9）月（B+7）日

例：最后一次月经开始时间为2月19日时，11月26日为预产期。

最后一次月经来临的时间为4～12月时：（A−3）月（B+7）日

例：最后一次月经开始时间为6月3日时，第二年3月10日为预产期。

利用妊娠日历计算预产期：通常，在医院检查是否怀孕时，医生们通过询问记录下月经日期及周数后，利用圆盘状的妊娠日历计算出预产期。只要将最后一次月经的首日对准刻度线，就可以获得当前的妊娠周数和预产期。

记住你的最后一次月经日期：最后一次月经日期对于计算预产期非常重要。因为从你的末次月经开始计算怀孕周数是最容易的。如果已受孕4周，就是末次月经后4周，胎儿的年龄和实际怀孕孕周就只有2周。

此外，根据以下方法也可以推算预产期：

根据胎动出现时间推算

一般情况下，孕妇能感觉胎动的时间是在怀孕18～20周，那么按胎动推算预产期的方法是胎动出现日期再加上20周，就能算出大致的预产期。

通过B超检查推算

可以通过B超测双顶径（BPD）、头臂长（CRL）及股骨长（FL）来推算预产期。孕早期B超对胎龄的估计较为准确。

根据早孕反应时间推算

这种方法一般在孕妇记不清末次月经的时间或月经不规律、哺乳期、闭经期妊娠时采用。一般妊娠反应在闭经6周左右出现，这时，预产期的推算方法是：出现早孕反应日加上34周，为预产期。

2 选择分娩医院

了解医院基础设施：通过多种渠道收集一下相关信息，了解医生情况。可以先听听护士的介绍，向同事、朋友和亲戚中生过宝宝的人打听一下，不要被广告所迷惑。

了解医院人性化设施：了解一下医院是否提供妊娠培训班。有的医院专门开设妊娠培训班，指导孕全程。有的医院倡导母乳喂养，并给予相关指导，如教哺乳方法和乳房按摩技巧等。了解一下是否可以提前住院待产。需要的话，还可以了解一下准爸爸是否可以进产房陪产。了解医院是否提供导乐式分娩（由助产士一对一陪伴新妈妈）、产后有无专人护理等。

医院的位置很重要：分娩时，车子是否能很方便地抵达医院、住院的相关事宜等，也是需要考虑的因素，所以，最好能选择附近的医院。

了解医院的服务范围：了解一下在分娩过程中医院是否提供胎心监护，在宝宝出生后，母子是否同室，是否有新生儿游泳和按摩、抚触等服务，此外，还应注意针对新生儿的检查制度是否完善。

在医院的选择上没必要追求过高的消费，要量力而行，理性消费。

3 准备好待产包

准妈妈物品	宝宝用品
少量现金、夫妻双方身份证、户口本、结婚证、产检证明、准生证	爽身粉、润肤露、奶瓶1个（多配几个奶嘴）
病历及产前检查资料	奶粉1桶、纸尿裤1包、湿纸巾1包、宝宝专用纸巾、纱布若干
两件宽大的前开襟棉质睡袍	小帽子两顶、棉质内衣3件～5件、抱被2件、小棉被1件
前开襟的内外衣各两件，内衣要棉质的	

续表

几条宽大的棉质长裤，如果是冬季，外裤为厚实的运动裤最佳	
准妈妈喜爱的小零食、巧克力、果汁饮料（生产过程中用于补充体力）	
卫生纸及卫生巾	
棉质毛巾1条、面巾2条	
棉质内裤、软质拖鞋、应季鞋袜	
帽子1顶或头巾1条	
洗漱用具1套、热水瓶及餐具1套	
2～3件配有一次性乳垫的哺乳文胸	
吸奶器1个	
其他：摄像机、手机、充电器、纸笔1套	

4 在预产期前1周开始的工作

1. 安排好家里的事和自己的工作，最好让单位或负责人知道自己的预产期。

2. 确认住院必需的证件已放在待产包内。

3. 将住院需要带的物品放在待产包内，把放包的位置告诉家人。

4. 确认到医院的最佳路线，确认乘坐的交通工具。

5. 确认在上下班时间交通拥挤时从家到达医院大约需要多长时间。

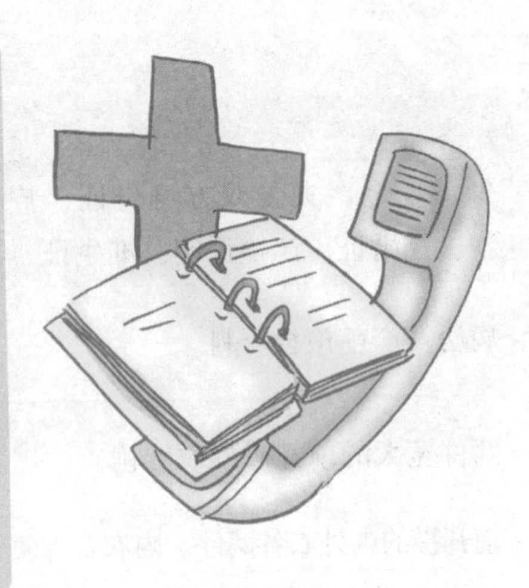

6. 最好预先演练一下去医院的路程和时间。

7. 找一条备用的路，以便第一条路堵塞时另外一条路可供选择，保证尽快到达医院。

8. 确认去医院陪同的人员，一有动静马上动身。

5 进行骨盆测量，判断能否自然分娩

产道包括骨产道和软产道。骨产道指的就是骨盆，骨盆的大小及形状与宝宝能否顺利分娩密切相关。

骨盆测量的意义

通过骨盆测量，可了解骨盆大小与形状，估计胎儿与骨盆的比例，判断能否自然分娩。骨盆测量一般在孕30周～34周进行。若过早测量，因为阴道和韧带不够松弛，会影响测量结果；过晚有引起感染或胎膜早破的危险。

骨盆内测量

骨盆测量分内测量和外测量。内测量前，医生会检查阴道分泌物和宫颈情况。测量时医生将手指伸入阴道，测量骨盆各个平面的宽度。测量时准妈妈要放松，配合医生得到准确的数据。若有先兆流产或早产史，则可暂不做内测量。

骨盆外测量

骨盆外测量是用特制的尺子从体外测量骨盆大小，由于受到骨骼厚度和皮下脂肪肌肉等软组织影响，测量结果往往不十分准确。

骨盆形态正常，径线小，仍有难产的可能；骨盆形态虽然异常，但径线长，分娩不一定困难。相反，即使骨盆大小正常，如果胎儿过大，与骨盆不相称，也会造成难产。这些因素医生都要在产前通过测量来综合考虑。

6 和医生一起制订分娩计划

自己制订分娩计划书后，交给医生审核一下，让医生给予更合理、更全

面的指导。

为了防止早产，最好在怀孕37周的时候开始制订计划表，而且经过医生的指导，还有可能会有一些修改的地方，提前进行，有备无患！

一份完整的分娩计划书的内容

分娩陪伴人	□丈夫□父母亲属□好朋友□保姆□其他人员
引产	□我不喜欢引产 □只有因为医学原因我才考虑引产 □我喜欢引产以控制分娩时间和日期
分娩	□如果可以的话，我希望能够下床和走动 □在分娩的第一阶段，我想休闲地喝饮料、吃东西 □如果可以，我想尽可能少做阴道检查 □我想用镜子观看接生
监测	□除非孩子发生窘迫，我不希望进行持续的胎儿检测
拍照	□我希望分娩时拍照或录像
疼痛处理	□我希望自然分娩，不想使用止痛药 □我希望硬膜外麻醉越早越好 □我希望在分娩后期进行硬膜外麻醉 □只有当我需要的时候，我才希望使用药物止痛
会阴切开术	□除非为了孩子安全的需要，我不希望进行会阴切开术 □我宁愿做会阴切开术也不愿意冒会阴撕裂的危险
剖宫产	□假如我需要进行紧急剖宫产，我希望手术时我的丈夫一直在场 □我希望手术时用硬膜外或脊髓麻醉 □如果必须进行全身麻醉，我希望孩子出生后将其教给××（某人的名字）
分娩后	□分娩后我想立即抱住孩子□我想等脐带不跳动时再剪断它 □我喜欢让丈夫来剪断脐带□我不愿在分娩后常规使用催产术 □我计划用母乳来喂养孩子□孩子出生后，尽量早哺乳

7 预先了解产房环境

准妈妈在分娩前对所要住的产房环境有所了解，既可以消除分娩的紧张情绪，也有助于分娩时较好地配合接生。

产床：产床上设有利于产妇分娩的支架，有些部位可以抬高和降低，床尾可去掉。

胎儿监测仪：可时刻记录下宫缩和胎儿心跳，通过这种仪器可以了解胎儿情况。

保温箱：因新生儿的热量易丧失，为防止体温降低，有时将其放入保温箱内。

吸氧设备：宫缩时胎儿的血液和氧气供应都会受到影响，吸氧会使产妇的氧气储备增加，增加对宫缩的耐受能力，对产妇和胎儿都有好处。

吸引器：胎儿在母体内处于羊水包围之中，口腔和肺内有一定量的羊水存在，新生儿受到产道的挤压，羊水被挤压出去，可减少肺部疾患的发生。少数新生儿口腔内仍有羊水，甚至还会有胎粪，就需要用吸引器吸出。它是产房必备的设备之一。

8 分娩前准妈妈的心理准备

分娩要求产道被撑开而让胎儿通过，所以痛是不可避免的。人感受到痛是大脑皮层中枢神经的作用，如果自我感觉不安，中枢神经会有非常敏感的反应，痛就会更厉害。很多准妈妈每每想到自己即将临产时，心中就忐忑不安，充满恐惧。所以，必须从思想上消除对分娩恐惧不安的心理障碍，保持平静的心情，分娩时也就不会感觉太疼痛了。

对于人体来说，心情舒畅，肌肉也会放松；心情越紧张，肌肉就会绷得越紧。如果产妇这时精神极度紧张，心理负担很重，肌肉也会绷得很紧，产道不容易撑开，胎儿不能顺利出来，不但疼痛加剧，还会造成难产、滞产，更严重的还会造成产后大出血现象。甚至使本来可以顺产下来的正常发育的胎儿，由于准妈妈过于紧张，产道不能撑开，致使胎儿突然窒息死亡，酿成更大的痛苦。

因此，产妇产前的精神状况和产痛有很大的关系，要对分娩的过程进行详细的了解，才会有效地克服对分娩的恐惧心理。

要学会将注意力和情绪转移到其他方面，而不是专注于分娩这一件事上。轻松地度过孕期的最后几天，轻松上阵，相信分娩时刻一定没有想象的那么可怕。

9 临近分娩，学习舒缓焦虑和不安的小动作

分娩前焦虑、不安的危害

临近分娩前，如果准妈妈常常感到焦虑不安，会直接影响到生产过程和胎儿的健康状况：

- 使准妈妈肾上腺激素分泌增加，导致代谢性酸中毒引起胎儿宫内缺氧。
- 焦虑还可引起自主神经紊乱，导致产时宫缩无力造成难产。
- 由于焦虑，得不到充分的休息和营养，生产时会造成滞产。产前严重焦虑的准妈妈剖宫产及阴道助产比正常准妈妈高一倍。
- 严重焦虑的准妈妈常伴有恶性妊娠呕吐，并可导致早产、流产。
- 产后易发生围产期并发症等。

舒缓焦虑和不安的小动作

放松肌肉法

挺直腰背坐在垫子上，全身放松下来。开始想象着自己背部肌肉开始一点点重下来，就像背着一座山那样沉重。这时睁开眼睛，抛开想象中的压力，体验一把轻松的感觉。想象完背部后，可以用此法再想象肩膀肌肉、臀部肌肉、大腿肌肉、小腿肌肉……这样来回放松肌肉，可以有效地使准妈妈疏通血液循环，缓解心理压力。

深呼吸法

坐在舒服的垫子上，挺直腰背，闭上眼睛，全身放松。慢慢地用鼻子先吸气。吸气时可想象自己在森林中漫步，或在白色的沙滩上捡到了漂亮的贝壳……空气吸入肺腑后屏住，然后慢慢地呼气。

多做几次，可以借调节气息来缓解紧张情绪。

刺激太阳穴和内关穴法

想要缓解不安和焦虑时，可刺激人体的太阳穴和内关穴，内关穴位于手腕向上三横指正中线上。这样做可以缓解紧张的情绪，具有稳定血压、镇静神经的作用。

10 准爸爸提前为产妇做好心理准备

临近分娩，准妈妈常会感到不安和恐惧，需要依赖身边人的加油和鼓励。准爸爸们在这个时期也会变得很辛苦，你们要做好准妈妈的“镇静剂”。

策略一：克服分娩的心理恐惧

人们对陌生的事物往往会感到恐惧，更不用说是生孩子这么大的事了。准爸爸应常带妻子一起去孕妇学校了解分娩的过程和有关常识，条件允许还可以参加一些分娩前的训练。经过学习，准妈妈会消除心理恐惧的。

策略二：做好分娩准备

临近生产期时，准爸爸最好留在家中照顾妻子。有你在身边，妻子会比较安心，而且万一早产也能尽快作出反应。另外，快到生产期时要经常带妻子去做产前检查，查看准妈妈和胎儿是否有异常情况，对他们的健康做到心中有数。

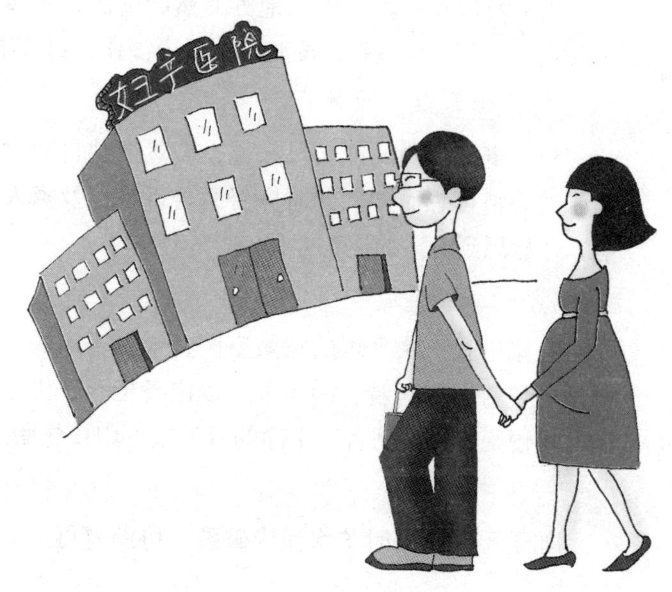

策略三：转移注意视线

当人紧盯着一个东西不放时，往往会看到它的更多缺点，徒增烦恼。对待孕期的准妈妈，准爸爸就应该学会帮她转移视线，不要总是想分娩的事。

策略四：运用暗示的力量

对于经常紧张和恐惧的准妈妈，准爸爸要常对她说："亲爱的，分娩只是一时的疼痛，我相信你能胜利的！""再坚持一下，我们就要见到宝宝了，还有什么比得过这个幸福呢！"

策略五：做个"情绪垃圾桶"

准爸爸要当个情绪垃圾桶，负责倾听准妈妈的所有烦恼，还要做出相应的回应。倾听她的烦恼，拉近你们的心理距离，实现结婚时说的"患难与共"，让她感觉到你的爱是有重量的！

策略六：带她去散步

孕晚期准妈妈最适宜的运动莫过于散步。散步有利于血液循环和神经调节，可安定准妈妈的神经系统，放松紧张与焦虑的心情，振奋精神。准爸爸这时要陪在妻子身边，给妻子以温情的支持。

11 突发急产怎么办

当准妈妈在医院以外的地方突然肚子痛，好像要临产了，周围的人该怎么办呢？千万不要慌张，按照以下程序操作，保证准妈妈和胎儿平安！

先冷静下来

对于毫无经验的准父母来说，突然要独自面对宝宝即将出生的过程，那紧张的心情可想而知。此时应努力告诉自己及家人不要慌张，只有先保持冷静，才能想到合适的应对办法。

找宽敞空间

在家中找一块平坦的宽敞空间，铺上干净的大浴巾，请产妇保持一个最舒适的姿势，如斜躺、蹲坐等，以准备把孩子生下来。接下来产妇要用力让胎儿慢慢娩出，协助者以干净的双手或毛巾接住胎儿。

羊水的处理

如果胎头娩出时羊水尚未破裂，协助者可用干净的剪刀小心地将羊水弄破，让胎儿顺利娩出。

让胎儿哭出来

胎儿娩出后，要尽快用干净的毛巾擦拭婴儿脸部和身体，如果婴儿没有哭声的话，应马上把婴儿倒提起来，使他哭出声音。

剪断脐带

用橡皮筋或者干净的绳子在距离婴儿肚子5厘米以上的地方将脐带绑紧，再用干净的剪刀剪断脐带。

胎盘的处理

婴儿出生后不久，胎盘通常会跟着娩出。此时找容器把胎盘装起来，稍后带到医院请医师确认一下，看胎盘是否完全娩出。如果胎盘没有娩出也不要紧，等到医院之后请医师处理即可。

包好婴儿

为了防止体温下降过快，婴儿出生后要立即用干净的大毛巾小心包好。此时可以把他放在妈妈身边，让他立刻开始吸乳。

平平安安去医院

当产妇和婴儿身体状况大致处理完毕之后，请尽快前往医院，让专业医师接手下面的护理工作。

12 随时做好住院准备

每天洗澡

尽可能每天洗澡，保持身体清洁。淋浴最好，特别是要注意保持外阴部的清洁。头发最好剪个适合打理的发式。绝对不要做对母体不利的动作，避免向高处伸手或压迫腹部的姿势。

吃好睡好

充分摄取营养，充分睡眠、休息，以积蓄体力。初产妇从宫缩加剧到分娩结束需要十几个小时，特别要做好体能的准备。

严禁性生活

到了孕晚期，性生活一定要禁止了，此时性生活可能造成胎膜早破和早产。

不要走远

不知道什么时候、会在哪儿开始出现宫缩，因此要避免一个人在外走得太远，即便是买菜、购物这些事，也要将地点、时间等向家人交代清楚，或留个条子再出去。

再确认一下住院准备的落实情况

物品、车辆的安排，与丈夫和家人的联系方法，不在家期间的事情等，是否都安排妥当了。此外，如果过了预产期仍无临产征兆，请遵守以上的注意事项，以沉着的心情等待。

入院预约

提前预约产科医生、保健医生、住院部、月嫂等。特别是月嫂，要提前联系好，如果生产时间赶上春节或假期，更要提前做好劳务人员的储备，以防到时候找不到合适的人员。

13 分娩前的身体准备

在预产期的前两周都有可能分娩，准妈妈每天会感到几次不规则的子宫收缩，休息过后，宫缩又会很快消失。这个阶段，准妈妈要做的就是积蓄充足的体力，保证睡眠，多吃些好消化、有营养的东西，为分娩作准备。

睡眠：分娩时体力消耗较大，因此分娩前必须保证充分的睡眠时间，午睡可以缓解身体疲劳，对分娩也非常有利。

生活安排：接近预产期的准妈妈应尽量不外出和旅行，但也不要整天卧床休息，做一些力所能及的轻微运动还是有好处的。

洗澡：准妈妈必须注意身体的清洁，由于产后不能马上洗澡，因此，住院之前应洗澡。临产前要保证会阴清洁，每天应洗1次澡，至少要清洗1次会阴。若要到公共浴池洗澡，必须有人陪伴，以防止湿热的蒸汽引起准妈妈昏厥。

学习相关知识：在孕前、孕期做好相关方面的学习，了解分娩的相关知识，如看一些生育方面的科普书籍，参加孕妇学校课程，与分娩过的新妈妈交谈，与医护人员交流等。

14 准爸爸陪产有助分娩

有调查发现，有98%的新妈妈在分娩过程中有恐惧感，100%的新妈妈期望在分娩时有家属陪伴。准爸爸伴随准妈妈走过分娩的过程，可以让准爸爸更快地进入父亲的色，增进父子之间的感情。随着产房里新生命降临人世的第一声啼哭，父子关系瞬间升华。

在产妇的整个产程中，第一产程所需的时间最长，从子宫开始规律宫缩到子宫颈口完全开全为止，初产妇平均需花费10～12小时。第一产程需要的时间会因人而异，假如产妇过于紧张，会延长分娩的时间。

研究表明：产妇分娩时有准爸爸陪伴，就能够给予痛苦的准妈妈安慰和帮助，这样会大大鼓舞准妈妈的分娩，使宝宝在降临人世的过程中少受挫折。据统计：初产妇分娩的时间可由10～12小时缩短至7.3小时；经产妇分娩的时间可由6～8小时缩短至5.2小时。

准爸爸进产房，对产妇心理、生理和生产顺利进行都是有益的。有准爸爸在身边，准妈妈的心情更加放松，更有安全感，产程进展更加顺利，与医生的工作配合会更好，产后出血减少，孩子发生窒息等不适症状也会得到有效缓解。

所以，如果有可能，就让准爸爸陪你进产房吧！

15 选择合适的分娩方式

对产妇来讲，选择一种合适的分娩方式关系到产妇生产是否顺利，母子是否平安。常用的分娩方式主要有顺产、辅助阴道分娩、剖宫产三种。

如果胎儿发育正常，准妈妈骨盆发育也正常，身体状况良好，就应该选择自然阴道分娩，也就是顺产，靠子宫阵发的有节律的收缩将胎儿推出体外。这是最正常、理想的分娩方式，对准妈妈和胎儿都没有多大损伤，而且母亲产后恢复快，并发症少，产后可立即进食，可喂哺母乳。

如果胎儿太大，宫缩无力，产妇体力不够时，或者在顺产过程中出现子宫收缩无力、待产时间拖得过长时，就要用会阴侧切、胎头吸引器，或者适当使用一些加速分娩的药物来增加子宫收缩力，缩短产程，帮助分娩，这就是人工辅助阴道分娩。

如果骨盆狭小、胎盘异常、产道异常或破水过早、胎儿出现异常，需要尽快结束分娩时应采取剖宫分娩方式，以确保母子平安。剖宫产手术对母亲的损伤较大，产后恢复远比阴道分娩慢，而且还会有手术后遗症发生。

16 顺产的好处

自然分娩对胎儿的好处是毋庸置疑的，因为自然分娩的胎儿经过产道的挤压，有利于其肺部羊水的排出，增强肺功能，还可刺激胎儿的血液循环。

经过产道的有力挤压，宝宝的皮肤得到充分的触摸，在神经发育的第一堂课中，他体会到了温度、湿度，辨别了上、下、左、右，皮肤反应和大脑触觉得到锻炼。

对新妈妈来说，分娩阵痛时子宫下段变薄，上段变厚，宫口扩张。这种变化使新妈妈产后子宫收缩力增强，有利于产后恶露排出，子宫复原，减少产后出血。产后恢复快，当天可以下床，而且出奶也快。

自然分娩的好处并非绝对性的，而是相对于剖宫产而言的。只要准妈妈身体条件允许，建议准妈妈尽量选择顺产。

17 顺产对产后性生活的影响

不少人认为自然分娩时挤压阴道，会造成阴道松弛，进而影响性生活。这种说法是片面的。阴道是一个扩张性很强的筒状器官，胎儿能顺利通过，产后阴道的解剖结构也能正常恢复。只有反复多次分娩的女性，才会因为阴道的多次反复扩张而导致阴道松弛。

就性生活质量来说，达到美满程度的最大因素实际上不是自然状态下的阴道宽度，而是阴道在高潮时收缩的强度，这主要取决于盆底肌肉的收缩力。自然分娩正好提供了一个锻炼骨盆肌肉的机会。

顺产的妈妈还可以在产后进行紧致阴道的凯格尔运动，帮助阴道恢复孕前状态。所以说，顺产会导致性生活质量降低的说法是不科学的。

真正影响夫妻产后性生活的主要原因，是情绪低落以及极度困倦，而剖宫产的伤口虽然不在会阴部，但其伤口复原的时间较长，性生活的满意度有可能会下降。

18 适合剖宫产的状况

有以下状况发生时，准妈妈一定要选择剖宫产。

胎儿的指征

1. 胎儿过大，准妈妈的骨盆无法容纳胎儿的头部通过。
2. 胎儿出现宫内缺氧，或分娩过程中缺氧，短时间不能顺利分娩。
3. 胎位异常，如横位、臀位，尤其是胎足先入盆，持续性枕后位等。
4. 产程停滞，胎儿从阴道娩出困难。

准妈妈的指征

1. 骨盆狭窄或畸形。
2. 软产道异常，如梗阻、瘢痕、子宫体部修补及矫形。
3. 患严重的妊娠高血压疾病，无法承受自然分娩。
4. 高龄初产。
5. 前置胎盘或胎盘早剥。
6. 严重妊娠并发症，如合并心脏病、糖尿病、慢性肾炎等。
7. 有多次流产史或不良产史的准妈妈。

19 剖宫产的缺点

对于不能从阴道顺利分娩的母婴而言，剖宫产无疑是一种比较好的分娩方式。而当因某种原因，绝对不能从阴道分娩时，剖宫产更是唯一的一种分娩方式。然而，剖宫产却存在以下缺点：

手术时可能发生大出血，损伤腹内其他器官。术后可能发生子宫弛缓性出血，也可能发生泌尿、心血管、呼吸等系统的并发症。

产后子宫及全身的恢复都比自然分娩慢。

两年内再孕有子宫破裂的危险，避孕失败做人流时易发生子宫穿孔。

婴儿因未经产道挤压，不易适应外界环境的骤变，易发生新生儿窒息、吸入性肺炎及剖宫产儿综合征，包括呼吸困难、发绀、呕吐、肺透明膜病等。

20 剖宫产存在的风险

对于剖宫产，人们还有很多误区。不少准妈妈认为顺产会让阴道松弛，影响以后的性生活，因此而选择剖宫产；还有准妈妈错误地认为剖宫产的宝宝更聪明……这些认识上的误区导致了我国近年来剖宫产率的上升。

其实，与正常阴道分娩相比，剖宫产存在较多并发症。

新妈妈风险：手术过程中除麻醉风险，术中出血量多于自然分娩；手术后易发生感染；手术后活动受限制、不能很快恢复饮食，会引起乳汁减少，使哺乳时间推迟；腹部手术伤口愈合较阴道自然分娩慢得多。

宝宝风险：阴道分娩，胎头娩出过程中经产道多次挤压，使胎儿的大脑及肺受到规律性、渐进性的良性刺激，有利于新生儿的智力发育，同时肺内液体被挤压出来可明显减少新生儿肺炎湿肺的发生。而剖宫产分娩的宝宝由于没有经过产道挤压过程，像湿肺等并发症比自然分娩高。

自然分娩是最理想的分娩方式，但并不是所有的孕妇都能如愿以偿地进行自然分娩。有时候，为了新妈妈和胎儿的健康，必须实施剖宫产手术。

21 无痛分娩

“无痛分娩”在医学上称为分娩镇痛，就是在产妇头脑清醒的情况下，由麻醉师在脊椎的硬膜外腔注射麻醉药，阻断产妇腰部以下的痛觉神经传导，很大程度上减轻了产痛。无痛分娩可缩短产程，减少剖宫产率及产后出血率，改善胎盘血流量，降低胎儿缺氧和新生儿窒息发生率。镇痛起效快，可控性强，运动神经阻滞轻微，母婴毒性低，对宫缩无明显干扰，且不影响产程。

硬膜外阻滞镇痛：这是目前各大医院运用最广泛、效果比较理想的一种。它可以阻断分娩妈妈的感觉神经，但不影响其子宫收缩及运动神经，而且分娩的妈妈头脑清醒，能积极配合参与整个分娩过程。

笑气镇痛：笑气即氧化亚氮，是一种吸入性麻醉剂。分娩妈妈可开始自控吸入笑气，不需要特殊设备，也不需要麻醉医生的帮助。笑气镇痛效果比较好，也不影响分娩过程，还能使分娩妈妈保持清醒状态，可以很好地配合医生，还能缩短产程。

无痛分娩的无痛也不是绝对“无痛”，不管用什么方法都很难做到绝对不痛，只是设法减轻疼痛，让疼痛相对减轻一些而已。

专家指导

无痛分娩对胎儿无不良影响。无痛分娩的药物浓度远低于一般手术如剖宫产的麻醉剂量，实行无痛分娩是以维护母亲和胎儿安全为最高原则，经由胎盘吸收的药物量微乎其微，对胎儿并无不良影响，更不会影响婴儿的大脑健康。

22 导乐式分娩

导乐（Doula）是希腊语的译音，表示一位妇女照顾另一位妇女。导乐式分娩是指一个有爱心、有分娩经历的妇女，在整个产程中给新妈妈以持续的生理、心理及感情上的科学支持。

在导乐式分娩中，新妈妈由有分娩经验的助产士陪伴，实行一对一服务，使产程在无焦虑、充满热情、关怀和鼓励的气氛中进行。

导乐式分娩是一种经济节约、符合人类生殖生理的精神镇痛分娩方式。人类分娩过程中的疼痛严重程度与精神因素有密切关系。新妈妈的思想可以直接影响子宫收缩，如恐惧或精神紧张等，会使子宫收缩失去协调。子宫收缩失去协调后，新妈妈就会感到下腹疼痛，同时又影响子宫颈扩张，难产随之发生。而导乐作为有同情心、有分娩经验的医务人员，能给新妈妈以主动、热情的关心、安慰和指导，这样，新妈妈在充分理解分娩过程中应该发生的问题后，就有了足够的精神准备和信心，分娩就会顺利完成。

专家指导

有资料显示，导乐式分娩可使剖宫产率下降50%，产程缩短25%，需要催产素静脉滴注者减少40%，需用镇痛药者减少30%，产钳助产率减少40%，母儿并发症率也明显减少。

23 手术产

产钳术：产钳分左、右两叶，分娩中当胎头娩出困难时，医生将产钳分别置于胎儿头两侧，两叶扣合后，医生用臂力并借助新妈妈子宫收缩和腹压之力，牵引产钳协助新妈妈娩出胎头，完成分娩过程。

胎头吸引术：使用时将胎头吸引器置于胎儿头上，用注射器将吸引器内空气吸出125毫升～150毫升，形成每平方厘米0.5千克左右的负压区，吸住胎头，再行牵引，以协助新妈妈娩出胎头。

只要能正确地使用产钳术和胎头吸引术，术后是不会对宝宝智能和体格

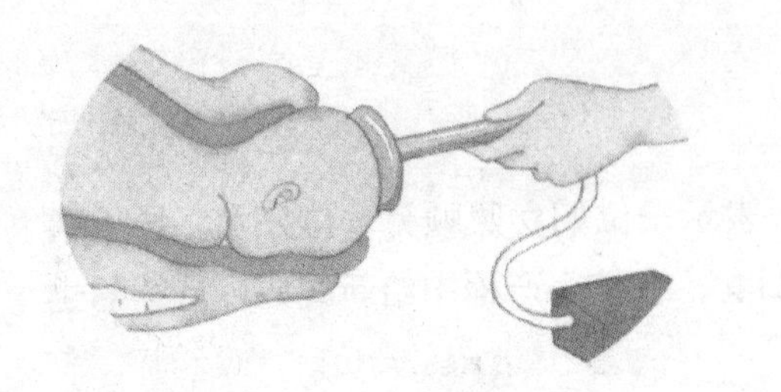

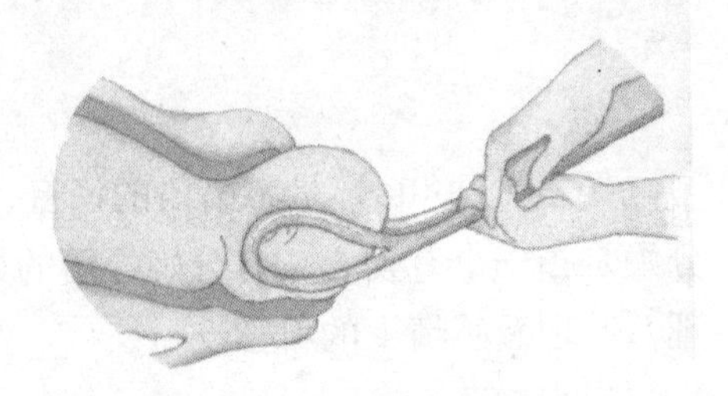

发育产生不良影响的。大量的研究结果表明，经产钳术或胎头吸引术分娩的宝宝，在智力与身体生长发育方面，与足月顺产、剖宫产分娩的宝宝没有明显差异。

据研究，锌能促进子宫肌收缩，把胎儿驱出子宫腔。缺锌则子宫肌收缩力弱，无法自行驱出胎儿，因而需要借助产钳、吸引等外力，才能娩出胎儿，严重缺锌者需剖宫产。因此，准妈妈在产前应注意补锌。

24 会阴侧切

会阴是指阴道到肛门之间长2厘米～3厘米的软组织。胎儿出生时要经过子宫口、阴道和会阴等，会阴是产道的最后一关。会阴侧切是产科常见的一种手术。在分娩过程中，由于某种原因，影响胎儿顺利娩出或分娩容易造成阴道撕裂，需要做会阴侧切手术，以扩大婴儿出生的通道。

产妇分娩时，通常有以下几种情况要做会阴侧切：

1. 胎儿过大，第二产程延长，胎儿出现宫内窘迫。

2. 施用产钳术、胎头吸引术、足月臀位或牵引术时。

3. 产妇患有严禁加大腹压的心肺疾病。

4. 产妇曾做过阴道损伤修补术及会阴发育不良。

5. 会阴紧，不切开将发生会阴严重撕裂者。

6. 早产（以减少颅内损伤）或胎儿需迅速娩出者。

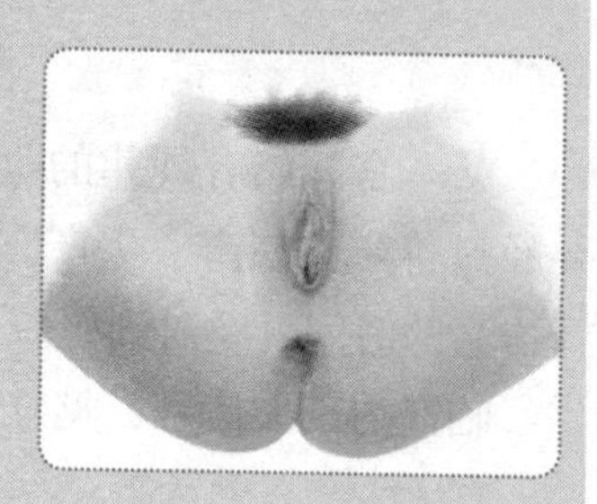

专家指导

产妇会阴切开后，阴道和会阴大约在1周内愈合，再经过一段时间即可完全恢复正常，阴道仍然可以保持良好的弹性。所以，在做会阴侧切时，产妇不必太过恐惧。

25 避免会阴侧切的会阴按摩法

1. 修剪指甲，手洗净，坐在一个温暖舒适的地方，把腿伸展开，呈一个半坐着的分娩姿势。然后把一面镜子放在会阴的前面，面朝会阴部。这样就可以清楚地看见会阴周围肌肉组织的情况了。

2. 选择按摩油，例如纯的菜籽油，或者水溶性的润滑剂，用拇指和食指把按摩油涂在会阴周围。

3. 把拇指尽量深地插入阴道，伸展双腿。朝直肠的方向按压会阴组织。轻柔地继续伸展会阴口，直到感觉有些轻微的烧灼或刺痛的感觉。保持这种伸展，直到刺痛的感觉平息，然后继续前后地轻柔按摩阴道。

4. 按摩当中，在阴道里勾起拇指，并且缓慢地向前拉伸阴道组织，分娩时宝宝的头也会这样出来的。

5. 最后，前后轻柔按摩拇指和食指之间的肌肉组织大约1分钟。

过于用力会引起会阴部敏感的肌肤出现瘀伤和刺痛。同时，在按摩期间不要用力按压尿道，因为这样会导致感染和发炎。

26 正确识别临产信号

从子宫开始有规律的收缩，一直到胎盘娩出都算是自然分娩的全过程，要经过待产、临产、生产三个过程。对准妈妈来说，正确识别临产信号，选择恰当的时间，及时到医院去，是安全生产的保障。

临产的三大信号：见红、阵痛、破水。

见红

见红是分娩的征兆之一，是由于子宫收缩，宝宝的头开始下坠入盆，胎膜和子宫壁逐渐分离摩擦就会引起血管破裂而出血造成的。通常是粉红色或是褐色的黏稠液体，或是分泌物中有血丝。一般来说，见红后的24小时内就会开始阵痛，进入分娩阶段。但是实际情况是很多人见红后几天甚至7天后才分娩。个体差异很大，所以关键在于见红后要观察它的形状、颜色、量等再作判断。如果只是淡淡的血丝，量也不多，准妈妈可以留在家里观察，平时注意不要过于操劳，避免剧烈运动就可以了。

阵痛

阵痛指周期性的子宫收缩。起初每30分钟或1小时，有10秒～20秒的腹部张力，然后间隔时间越来越短，反复地加强规则性的子宫收缩。到了每10分钟1次规则的阵痛，就意味着分娩即将开始，必须入院了。产妇早一点入院较安全。

破水

一般先阵痛才破水。阴道突然流出清亮的液体，包裹胎儿的卵膜破裂使羊水流出，稍黏、无色，与尿液相似，有时含胎粪或胎脂，称为"胎膜破裂"。准妈妈感觉到热的液体从阴道流出，无意识、不能控制，具有持续性。

专家指导

如果发现出血量和生理期的出血量相当甚至超出，血呈鲜红色，或者大量涌出，并且伴有腹痛的感觉，就一定要立刻到医院就诊。因为这可能是胎盘剥离引起血管破裂而造成的出血，而非分娩先兆。

27 区别真假宫缩

子宫出现收缩现象就叫宫缩。临产前的宫缩阵痛是分娩的信号之一。但是宫缩从怀孕开始就出现了，只不过开始时准妈妈觉察不出来；到孕后期，宫缩会逐渐频繁，尤其是最后两周，宫缩甚至会10～20分钟就收缩1次。为了明确分娩信号，准妈妈应学会区分真假宫缩。

假宫缩：通常假宫缩无规律，时间间隔不会越来越小，而且宫缩程度不如真分娩剧烈，通常比较弱，不会越来越强。有时会增强，但然后又会转弱。宫缩疼痛部位通常只在前方疼痛，准妈妈行走或休息片刻后，有时甚至换一下体位后都会停止宫缩。

真宫缩：真宫缩有固定的时间间隔，随着时间的推移，间隔越来越小，每次宫缩约持续30～70秒。宫缩强度稳定增加。宫缩时先从后背部开始疼痛，而后转移至前方。不管如何运动，宫缩照常进行。

准妈妈应避免走太多的路、搬重物，防止着凉，疲倦时躺下休息，让精神放松，这样可以避免引起假宫缩，给自己带来不适感。

28 产妇临盆入院不宜过早或过晚

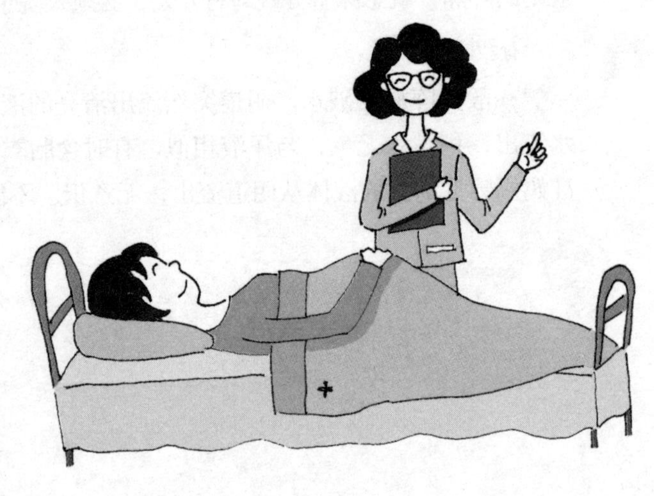

一些准妈妈觉得快要生产了，应早点入院待产，才有安全感。其实，正常的产妇在接近预产期时，即使着急住院，医生也不一定会安排住院。因为，入院太早，时间过长不生孩子，就会精神紧张，也容易疲劳，往往引起滞产；入院太晚，又容易产生意外，危及大人和孩子生命。一般来说，出现以下征兆后入院比较合适。

临近预产期：如果平时月经正常的话，基本上是预产期前后分娩。所以，临近预产期时就要准备入院。

子宫收缩增强：当宫缩间歇由时间较长转入逐渐缩短，并持续时间逐渐增长，且强度不断增加时，应赶紧入院。

尿频：准妈妈本来就比正常人的小便次数多，间隔时间短，但在临产前会突然感觉到离不开厕所，这说明胎儿头部已经入盆，即将临产，应立即入院。

见红：分娩前24小时内，50%的准妈妈常有一些带血的黏液性分泌物从阴道排出，称为“见红”，这是分娩即将开始的一个可靠征兆，应立即入院。

胎膜早破：胎膜早破就是通常所说的提前破水。当宫缩真正开始，宫颈不断扩张，包裹在胎宝宝和羊水外面的卵膜才会在不断增加的压力下破裂，流出大量羊水，胎宝宝也将随之降生。提前破水是指还未真正开始分娩，胎膜就破了。这时应立即平卧着送医院，以防止羊水溢出过多、脐带脱垂等，危及胎儿生命。

29 需要提前入院待产的情况

经系统产前检查，如果发现孕妇有下列情况，就应按医生建议提前入院待产，以防发生意外。

1. 存在妊娠合并内科疾病，如心脏病、肺结核、重度贫血、肝肾疾患等。

2. 急产史和不良生育史，如流产3次以上、早产、死胎、死产、新生儿死亡或畸形儿史等。

3. 本次妊娠出现某些异常现象，如过期妊娠、妊娠高血压综合征、羊水过多、羊水过少、前置胎盘、胎位不正等。

4. 经医生检查确定骨盆及软产道有明显异常者。

5. 其他特殊情况，如高龄产妇、身材矮小等。

30 分娩异常问题

通常在怀孕37周时，医生会根据你的胎儿大小及骨盆大小作出鉴定，初步判断你是否可以自然分娩。但即使决定了可以自然分娩，也必须要经过产程试产，还有难产的可能性。

胎儿宫内窘迫

胎儿宫内窘迫是指胎儿在子宫内缺氧，并同时发生酸中毒等代谢障碍。胎儿宫内窘迫一般是因胎盘早剥、前置胎盘、妊娠高血压综合征、妊娠糖尿病、贫血、母子血型不合、过期妊娠、脐带异常、宫缩过频、胎儿太大或胎位不正，以及产妇过于恐惧和紧张而引发的。

如果发生在分娩时，大多是胎儿急性缺氧，对胎儿有严重影响，可导致窒息、大脑缺氧、智力障碍甚至死亡等不良后果。

为了避免发生这种情况，孕期一定要认真做产前检查，一旦发现心脏病、贫血、糖尿病、妊娠高血压或过期妊娠等情况，及早妥善处理，进行治疗并预防并发症；如果胎位异常，在怀孕晚期应该注意休息，以防发生胎膜早破、脐带脱垂等并发症，引发胎儿宫内窘迫；要及早发现胎儿的异常表现，如注意观察胎动及强度，尤其是在临产时，对于胎儿异常做到早发现、早处理；分娩时如果发生胎儿缺氧，应积极配合医生采取各种治疗措施，如吸氧等。

宫缩乏力

宫缩乏力是指子宫收缩仍然保持着正常的节律性、对称性和积极性，但宫缩强度却在降低，导致宫缩间隔时间延长，持续时间缩短。这样，每次宫缩时力量弱，宫口扩展缓慢，使分娩时间延长，胎儿受到威胁，产妇疲惫不堪，但宫口却迟迟不开，致使产程拖延，导致胎头进入骨盆后，膀胱被压迫在胎头和耻骨联合之间，发生排尿困难、尿滞留；影响胎盘从子宫壁上剥离，引发产后出血；增加胎儿宫内缺氧和创伤的机会。

当产妇因为分娩的紧张和恐惧而引起宫缩乏力时，准爸爸和家人要耐心疏导，以帮助产妇放松精神，最终能够正常分娩。

31 规避分娩前可能发生的意外事件

粗心大意——赶到医院却没床位

有不少人带着全家人拖着大包小包来到医院，却发现没有床位，于是又气呼呼地转往第二家医院……

准妈妈突然肚子痛，如果这时在半夜或其他非正常上班的时间段，就要事先打个电话问问，看是否需要住院，如果需要住院医院还有床位吗？如果没有床位再联系另外的医院。

在正常上班的时间赶到医院，如果没有床位就问下医生能不能加床？如果情况紧急建议选择加床，但最好转往其他有床位的医院。一是由于是临时加床，周围空间难免拥挤，自己住着不舒服，也给其他准妈妈带来不便；二来加重了医护人员的工作量，自己也得不到最好的照顾，影响自己的心情甚至影响胎儿。

毫不在意——宫缩时仍在做家务

有的准妈妈是第二次生产，相比第一次的慌乱，这次已经有了足够的经验，不那么紧张和在意了，甚至宫缩时还在做家务。

像这种大大咧咧的准妈妈非常多，到了妊娠末期仍不以为然，结果临产前来到医院，身上什么都没带。虽然生活用品在医院能够买到，但在赶往医院前，至少也要把产妇的各种证件，如就诊卡、孕期保健手册、病历资料、化验单等带在身上。这些资料可以让医生迅速了解产妇的各方面情况，为助产做好准备。

极度紧张——把整个家搬到医院

由于过度紧张，有的产妇会把能想到的都带来病房，可是左等右等，肚子还是没有动静。

所以产科医生不赞成早住院。一来是由于环境的改变，准妈妈不能很快适应，难免会影响到她的饮食和睡眠。二是医院里床位紧张，流动人员多，容易导致母婴感染病菌。

所以，在分娩前应了解足够多的产前知识，了解分娩征兆，做好充分的思想和物质准备，当出现分娩征兆时，及时联系医院，保证顺利分娩。

32 分娩开始

有了产兆且一旦规律阵痛开始，则真正的临产就此开始，经过开口期、娩出期、后产期，分娩即终了。比较确切的分娩征兆有：

出血

子宫的收缩反复加强，最后子宫颈口在压力下开始张开，因而羊膜下方会自子宫颈口附近的肌壁剥离，以至于出血，并与黏液共同流出体外，此谓“产兆”。若量少则呈粉红色，量多则呈红色，若时间一久则变为褐色。

产兆往往不只出现1次，有时即使有产兆出现，但隔两三天仍无阵痛发生，或者阵痛发生后，才出现产兆。无论如何，血液和黏液都将随着分娩的进行而增加。

破水

分娩开始时子宫收缩、内部压力增加，羊水便会向外溢泄，这个溢泄出口便是子宫颈口。随着压力增加，羊膜便会由子宫壁剥离，而失去支撑的羊膜则开始膨胀，这就称为胎胞。

胎胞逐渐压迫子宫颈口，待子宫颈口充分张开、耐不住压力时，胎胞则破裂，羊水流出，这就称为破水。若羊膜不破，便需实行人工破膜。

分娩开始

有了产兆，规律阵痛也会随之开始，子宫颈口张开，胎胞成形，即可谓真正的分娩。然而这些产兆并非同时出现，子宫颈口的状况也无从确定。

临床医学所认定的开始分娩是指阵痛间歇在10分钟以内。

33 顺产产程

第一产程：从规律阵痛到宫口全开（10厘米）。这期间，初产准妈妈往往要经历12～14小时的阵痛；经准妈妈因子宫颈较松，容易扩张，需要6～8小时。准妈妈要保持安静，尽量忍住疼痛，不要大喊大叫白白消耗体力。如果把体力提前消耗掉，反而会减缓产程，疼痛也会变本加厉。

第二产程：从子宫颈全开到胎儿娩出。初产准妈妈这个过程要持续1～2小时，经产准妈妈可在 1 小时内完成。这期间宫缩疼痛会减轻。在胎头即将娩出的那一刹那，准妈妈不可用尽全力，以免造成会阴撕裂或损伤。

接近临产时，起初是不规则的子宫收缩，然后才渐渐规律化。而其间隔由30～60分钟，渐渐变为20分钟或15分钟，而张力也逐渐增强。等到出现10分钟间隔的规律收缩时，真正的分娩也就开始了。不过，每一位产妇的状况不同，如经产妇就可能不是逐渐缩短间歇时间，而会立刻由不规律状态进入5分钟的短暂间歇，在极短时间内进入分娩状态，这是必须注意的地方。

第三产程：从胎儿娩出到胎盘娩出。需要5～15分钟，一般不会超过30分钟。

这期间准妈妈要安静地卧床休息，千万不要乱踢乱动，以免引起感染。

准妈妈可运用呼吸方法来缓解阵痛，或者接受亲人的安慰、聊聊天、听听音乐、想象宝宝的样子来转移注意力。

34 不同产程的配合方法

第一产程，不宜用力

思想放松，精神愉快：紧张情绪会使食欲减退，引起疲劳乏力，影响子宫收缩和产程进展。

注意休息，适当活动：利用宫缩间隙休息，节省体力，切忌烦躁不安，消耗精力。如果胎膜未破，可以下床活动，适当的活动能促进宫缩，有利于胎头下降。

采取最佳的体位：除非是医生认为有必要，不要采取特定的体位，只要能使你感觉阵痛减轻，就是最佳的体位。

补充营养和水分：尽量吃些高热量的食物，如粥、牛奶、鸡蛋等，多饮汤水，以保证有足够的精力来承担分娩重任。

勤排小便：膨胀的膀胱有碍胎先露下降和子宫收缩。应在保证充足水分摄入的前提下，每2小时～4小时主动排尿1次。

在分娩的第一阶段，宫口未全开，产妇用力是徒劳的，过早用力反而会使宫口膨胀、发紧，不易张开。

第二产程，巧用力

宫口全开后，产妇要注意随着宫缩用力。宫缩间隙要休息，放松，喝点儿水，准备下次用力。当胎头即将娩出时，产妇要密切配合接生人员，不要用力屏气，避免造成会阴严重裂伤。

第三产程，保持情绪平稳

分娩结束后两小时内，产妇应卧床休息，进食半流质饮食，补充能量。一般产后不会马上排便，若产妇感觉肛门坠胀，有排大便感，要及时告诉医生，医生要排除软产道血肿的可能。如有头晕、眼花或胸闷等症状，应及时告诉医生，给予处理。

35 分娩三要素之一：产道

产道（产出婴儿的通道）、胎儿、娩出力（婴儿挤出产道的力量）是直接影响分娩顺利与否的三个要素。此外，母体的健康状况、周围环境都是分娩的相关要素。

产道是胎儿从母体降生的通道，分为软产道与骨产道两部分。

骨产道是指骨盆，软产道是由子宫下段、子宫颈、阴道及骨盆软组织构成的，这是子宫内的胎儿离开子宫到达外界必须通过的第一关，是平时紧闭的子宫入口，然后是通过阴道到达外阴部的第二关。这些通道都是柔软的组织，所以称为软产道，是由各种肌肉与韧带形成的通道。分娩时，这些组织会更柔软，而且上述的两个关卡处将会有黏液羊水润滑，使胎儿便于通过。

软产道虽然柔软带有伸缩性，但四周却是形成骨盆的骨骼，其结构将影响胎儿是否能顺利分娩，因此软产道外壁的骨盆下部（小骨盆）就称为骨产道。

骨产道是由数块骨骼组合而成的空间，这些骨骼由关节连接，靠着韧带坚强地结合起来。但这个空间并非上下四方均等，上部的骨盆入口（横向长）、骨盆开阔部（斜向长）、骨盆狭部（纵向长）等各部分都不等长。产期临近时，位于女性生殖器大阴唇的上方骨盆的耻骨结合处会松弛，并稍微张开，有利于胎儿通过。

产前检查的一个重要项目就是测量骨盆，骨盆过小或不张开，就会出现难产。

36 分娩三要素之一：胎儿的状态

婴儿必须由弯曲的产道钻出，所以在通过狭窄处时和停留在子宫内时的姿势虽一样，但会尽可能地缩成一团。胎儿身体最大、最硬的部分是头部，就像过小山洞、钻栅栏一样，只要头过去，身子就好办了。所以，一般说来，分娩时只要胎儿头部顺利通过，然后就轻松了。胎儿头骨也是由5块骨骼组成，但并未像成人一般固定，因而在通过狭窄的产道时，这些骨骼会重叠起来，使头部变小以便前进，这种构造称为应表功能，以便位于最前的头部能变成尖状顺利娩出，不过出生数日后，即可恢复原形。以下就来看看正常的胎儿是如何分娩出来的。

第1回旋（衔接一下降一俯屈）

胎儿头部位于骨盆入口时，最长的前后径与骨盆入口部的长径一致，也就是胎儿横向位于母体内。

在向下的阵痛压力下，头盖骨后方抵住背骨，在杠杆原理的作用下，后头部承受更强的压力，使胎儿下巴抵在胸口上，结果后头部便居于前方，使分娩容易进行。

第2回旋（内回转）

在紧接而来的阵痛压力下，婴儿降至骨盆开阔部，此处斜向长，所以胎儿前后径也转至斜向，后头部便回旋至母体的斜前方。

接着由骨盆达出口部，此处前后径较长，因而后头部便转到母体前方，胎儿姿势就像回头望母体背部一般，所以到了此处，胎儿出生时刻也就越来越近了。

第3回旋（仰伸）

进行到此处，胎儿后头部被挡在耻骨下方，枕骨便成为支点迫使前头部、脸部依序外仰，然后被挤出阴户外，接着后头部滑出，整个头部便因此露出母体外。胎儿头部降至骨产道时，背部便朝向母体前方，意即肩宽与骨盆入口处较长的横径一致。

当胎儿头部露出母体外，肩宽也按次序沿着骨产道的长径，在母体内做横、斜、纵的回转，也就是说，肩宽与胎头部前后径做同向的移动。

第4回旋（外回转）

胎儿肩部被娩出时，肩幅（横径）与骨盆出口部的前后长一致，因而向母体背部的胎儿头部，也跟着转向母体大脚内侧，这就称为胎儿头部的第4回旋。

一旦胎儿头肩露出，其他的也就能顺利地通过产道，自然顺利分娩了。

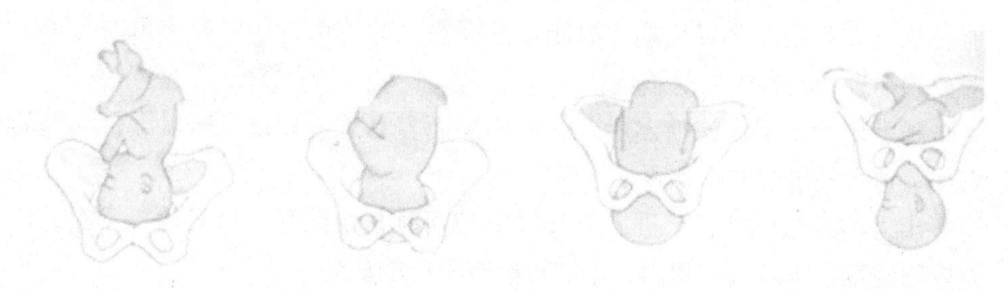

37 分娩三要素之一：娩出力

阵痛

子宫的肌肉无法像手脚的肌肉那样由意志来控制活动。然而子宫肌肉的收缩却具有周期性，这就称为阵痛，为分娩的原动力。

在怀孕期，尤其是第16周以后，便会出现怀孕阵痛，但都是不规律阵痛，与分娩阵痛有所不同。阵痛并非是子宫肌肉持续收缩，而是收缩与弛缓反复交替。这种收缩就是阵痛发作，阵痛发作与发作间的休止期就称为阵痛间歇。

阵痛发作，子宫肌肉便会僵硬，抚摸腹部即可感觉，在子宫反复收缩下，子宫会向下降落、子宫颈口张开，以便胎儿易于通过。

随着分娩进行，间歇会逐渐缩短、阵痛会逐渐变强变长，最后间歇和阵痛时间约10分钟，反复交替，此时加上腹压的辅助，不久婴儿即可诞生。

腹压

利用腹壁肌肉和横隔膜收缩，增加腹部压力就称腹压，而这种压力也可用于子宫，以帮助分娩。

腹压就是普通所称的用力，是在有意识状态下进行，但分娩进行至胎儿头部下降到压迫直肠时，便会像解大便一般的动作，自然地使出劲来。

尤其在胎儿即将出生时，随着阵痛发作的反射性用力，更是产妇难以自我控制的，这称为共压阵痛。

若无腹压也可能分娩，可是一般产妇必须靠阵痛和腹压共同发生作用才能完成，尤其是在分娩后期，腹压可发挥极大的功用，所以善于用力与否，对分娩的进行具有极大的影响。

随意出力不但无法挤出胎儿，产妇反而容易感觉疲倦，所以配合阵痛的发作，适当的出力非常重要。

出力的方法应在怀孕进入第36周～37周时开始练习，每天1次～2次。但是应该注意，不可太过用力，不然可能有早产的危险。

38 产程各时段中呼吸技巧的运用

第1产程早期

宫缩很轻微，你可以在整个宫缩期间做深的均匀呼吸。对宫缩不要紧张而应作出欢迎的反应，对每次宫缩都要做均匀而缓慢的呼气。

第1产程后期

开始呼气，然后在宫缩中进行一点儿不需下半身出力的轻轻的短促呼吸。当宫缩过后深吸一口气松弛一下，以对自已及周围的人给出宫缩已过去的信号。

过渡阶段

试用最浅表的呼吸喘气，仅用口呼吸，然而不要换气过度，以免身体缺乏二氧化碳。如果觉得头晕眼花，接生助手会在你呼吸时用手做杯状蒙着你的口、鼻部。

第2产程

做深吸气并忍住，使气往下压，使得骨盆底往外膨出，使推力（产力）长而平稳。如宫缩仍强烈，再重复1次，宫缩过后要慢慢且轻轻地躺下。

39 短促呼吸的运用

胎儿的头部露出外阴后不久，头部最宽的部分就会通过外阴，之后靠子宫收缩的力量就已足够，不需再用力。产妇一旦用力或发出声音，就会使胎儿头部受压迫，而使伸展变薄的会阴部（肛门与阴道之间）裂开。为了防止这种情况，并方便助产士工作，可利用短促呼吸取代用力。

短促呼吸，是在分娩第2期的最后阶段所做的动作，且只做1次，1次1分钟，有时必须反复做几次，由于时间短促无法修正，所以绝不可轻视它的重要性。

正确的方法如下：

1. 仰卧、膝盖弯曲、双腿充分张开、双手交叉握在胸前。

2. 依平常的方式吸足气后，立刻快速地吐气，再反射性地吸气、吐气……反复做短促急速的呼吸。如同长跑后，自然而然的急促呼吸。做的时候要能听得到“哈、哈”狂乱急促的呼吸声。

3. 如果中途感觉呼吸困难，那是因为把“吐气→吸气”的顺序搞错了，变成“吸→吐气”所造成的。

4. 吐气量与吸气量必须相等，否则会感觉呼吸困难，此时要立刻中断。短促呼吸时，吐气量多半多于吸气量，所以吸气时要大口大口地吸。

5. 进入呼吸运动前的吸气，如果吸入的量比平常多，或以全身来做运动时，下半身容易摇晃，造成助产士工作上的不便。

专家指导

分娩前，只要记住秘诀，就能快速学会短促呼吸的方法。最主要的是，记住它的呼吸量与平时相同，只是速度较快而已。如果还不会的话，请捏住鼻子、张开嘴巴，暂停呼吸数秒后再吸气，然后以这种状态呼吸，再稍微加快速度即可。从怀孕第10个月初开始，最好每晚练习1次，等熟练之后再配合用力一起做，试着练习在用力的途中突然转做短促呼吸，直到配合良好为止。

40 腹式呼吸可减缓疼痛

当宫缩开始时，可做腹式深呼吸以缓解紧张情绪，减轻宫缩疼痛。

腹式深呼吸具有稳定情绪的效果，反复地做，可减弱因子宫收缩而引起的强烈刺激。此外，腹式深呼吸还可防止胎儿氧气补给功能的低落，借此项运动可松弛产道周围肌肉的紧张，促进子宫口的扩张。

一般而言，在分娩的第1产程产妇容易焦躁不安，为了稳定情绪，平安度过这一产程，腹式深呼吸是必要的动作。害怕因子宫收缩引起反射性的下腹部用力阻碍分娩的进行时，可做腹式深呼吸。如此便能轻松、快速地度过第1期。

腹式深呼吸的方法：深吸气时使下腹部膨胀般地鼓起；吐气时，使下腹部凹隐般地恢复原状。

腹式深呼吸是最重要的基本动作，平时就要反复练习，直到能持续30分钟

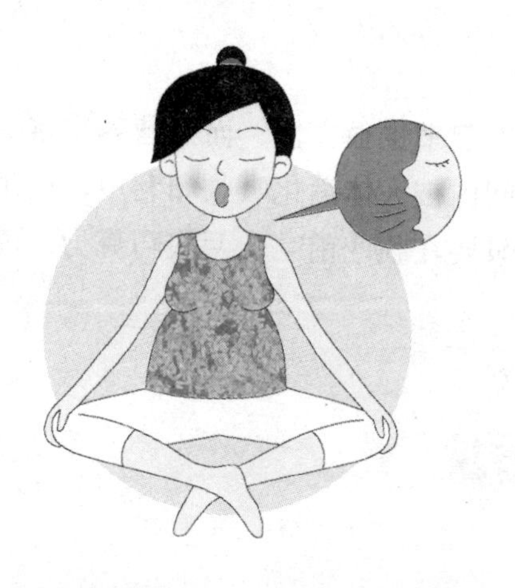

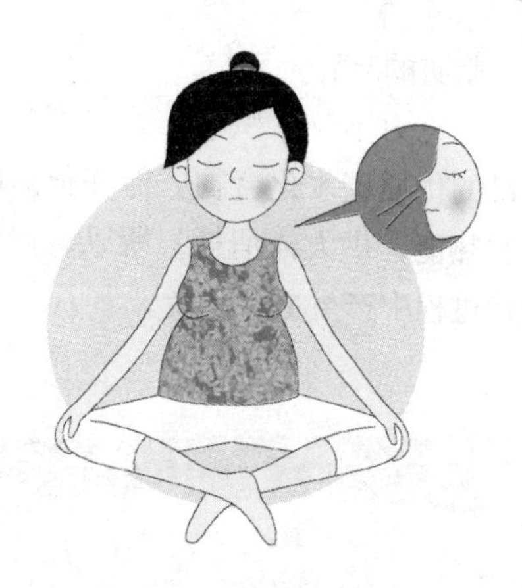

左右也不疲倦为止。由于刚开始容易感到疲倦，所以逐渐延长练习时间即可。

做腹式深呼吸时，胎动较为活跃，但不必担心。最初即使用力也无妨，只要尽量使腹部膨胀即可。当腹部膨胀至最大极限时，再慢慢地吐气。也就是反复“膨胀”“吐气”，多练习几次，就能做得很好。反复练到习惯时，只要一吸气，腹部就会自然鼓起。尚未习惯时，可能会做出肩膀用力、腹部稍稍鼓起、只有上腹部鼓起或胸部鼓起后腹部才鼓起等笨拙、不灵活的动作，但只要多练习几次，这些问题就会逐渐消失。

41 产前吃巧克力能助产

据产科专家研究，临产前正常子宫每分钟收缩3次～5次，而正常产程需12小时～16小时，总共需消耗热量2.6万焦耳。这相当于跑完一万米所需要的能量。这些被消耗的能量必须在产程中加以补充，分娩才能顺利进行。

谁能当此“助产力士”呢？营养专家首推巧克力，并将它誉为“分娩佳品”。据测定，每100克巧克力中含有碳水化合物50克左右，脂肪30克左右，蛋白质15克以上，还含有较多的锌、维生素B_2、铁和钙等，它被消化吸收和利用的速度是鸡蛋的5

倍、脂肪的3倍。

巧克力不仅体积小、香甜可口，吃起来也很方便，而且营养丰富，含有大量的优质碳水化合物，能在很短时间内被人体消化吸收和利用，产生出大量的热能，供人体消耗。所以，产妇只要在临产前吃一两块巧克力，就能在分娩过程中产生更多热量。

42 缓解产痛的音乐疗法

音乐在分娩时能起到一定的作用，如果你在产前挑出一首最喜欢、最熟悉，并且能唤起你愉悦情绪的音乐，这将对缓解分娩疼痛非常有好处。

音乐疗法能镇痛

国内外都有在产房放音乐来缓解分娩疼痛的尝试，音乐疗法能使呼吸、血压、心跳保持平稳，肌肉放松，进而调整精神状态，使注意力转移到音乐的旋律、节奏、音高及快慢上，以分散对分娩疼痛的感应力。

不过音乐疗法要提前进行训练，以便及早挑出最喜欢、最熟悉、最能唤起愉悦情绪的音乐，起到最佳的镇痛效果，你可以单纯地听音乐，也可以把音乐跟其他活动结合起来。

音乐疗法配合身体运动

在听音乐的时候，准妈妈可以在音乐的节奏中，把身体各个部位活动开，依次轻拍大腿、腰部、手臂、手腕，这同时也有助于你对分娩怀有主动和积极的心态。

音乐配合腹式呼吸

跟着音乐的旋律和节奏，一边想象一边放松，然后进行腹式深呼吸，先慢慢用鼻吸气入腹部，然后再缓慢张嘴吐出，这可以帮助准妈妈进入到一种舒适的状态。如果条件允许，音乐疗法最好能找专业音乐治疗师指导，另外，看喜欢的电影或图书，收到一件意想不到的小礼物等，这些方法对于转移宫缩疼痛都是可行的。

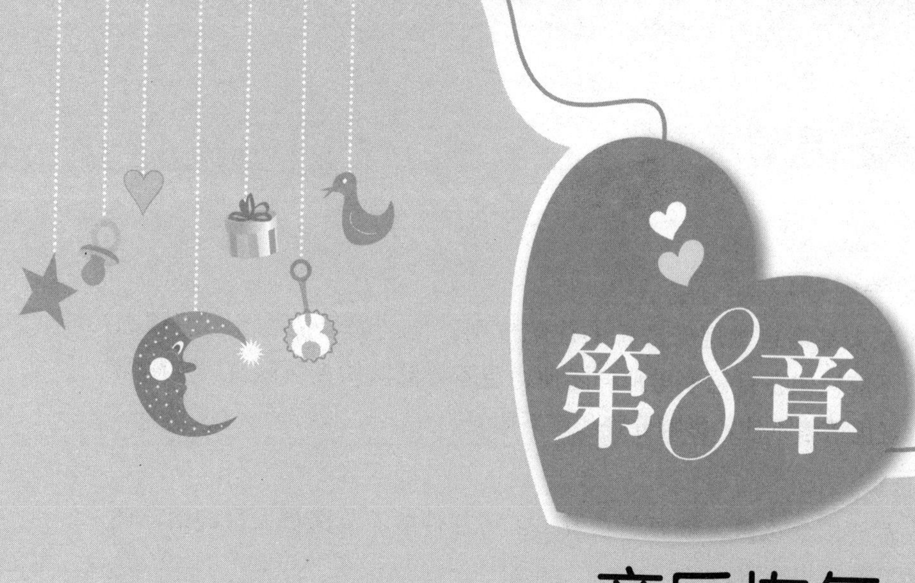

第8章

产后恢复：抓住休养生息的黄金期

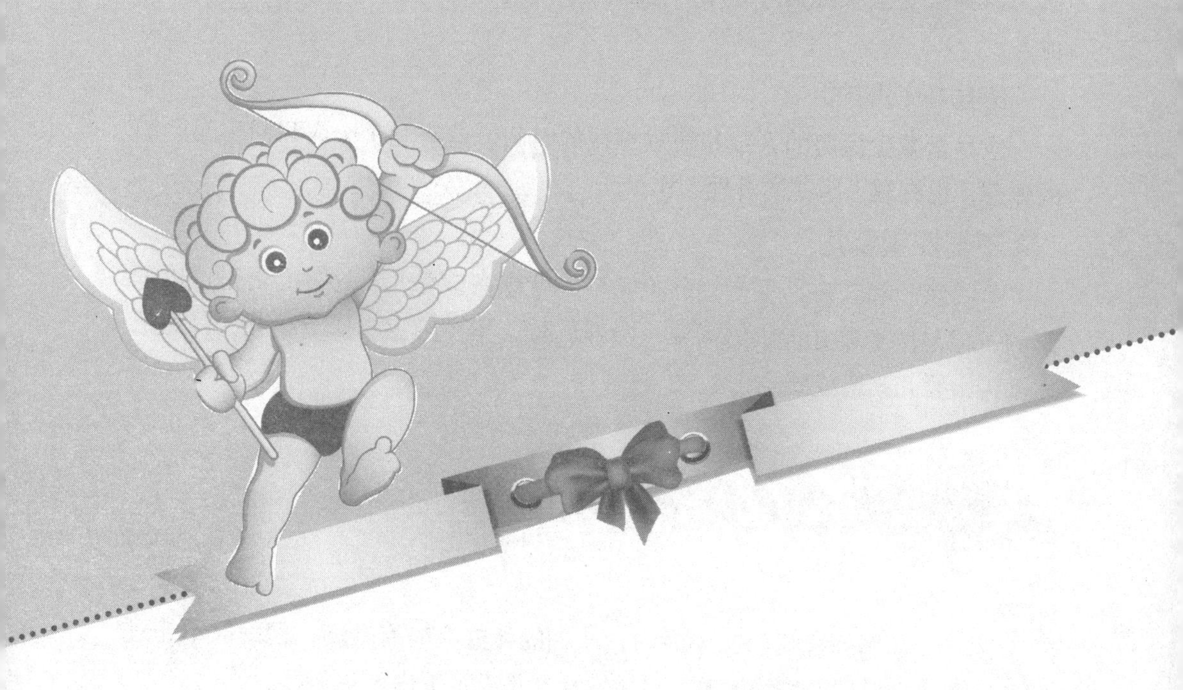

1 住院的注意事项

遵守住院规则

产妇和家人都需自觉遵守医院的住院规则，使产妇尽快熟悉、习惯医院的生活。不应该像在自己家里那样随便，更不要同医护人员以及病友闹意见，搞得分娩前情绪不佳，影响分娩和产后康复。

听从医护人员的指导

医护人员要求怎么做，就要怎么做，不可任性或不听医护人员的话，使医护人员的工作受到妨碍。

遵守医院生活制度

不要往病房随意带东西，注意室内卫生；不要干扰其他产妇的休息和生活；遇到医护人员照顾不周，不要发脾气，要有礼貌地提出要求，并体谅他人。

缩短探视时间

应尽量减少探房的人数和缩短探视的时间。这有利于个人和同房间产妇的休息，也有利于医院的管理工作。

不要探望婴儿

有的家长和亲友，见产妇分娩完毕，就想探望婴儿。这种心情是可以理解的，但是出于婴儿健康的需要，除哺乳外，不要随意去探望婴儿，以免把病菌带给婴儿，造成感染。

2 分娩后24小时产妇的情况

体温：在刚分娩后的24小时内，产妇的体温会略有升高，但一般不超过38℃。在这之后，产妇的体温大多会恢复到正常范围内。

脉搏：由于子宫胎盘循环的停止和卧床休息，产妇的脉搏略为缓慢，为60～70次/分钟；呼吸14～16次/分钟；血压平稳，变化不大。如果是妊娠高血压综合征患者则血压明显下降。

子宫：子宫底在平脐或脐下一指左右，大约在产后10天降入盆腔内。

腹痛：刚分娩后，产妇会因为宫缩而引起下腹部阵发性疼痛，被称为“产后宫缩痛”，一般在2～3天后会自然消失。

3 建立良好的休息环境

从产房转至病房后，产褥期房间要注意卫生，室内温度应适宜，一般控制在20℃，保持空气新鲜，通风良好。即使在冬季也要在一定时间开窗通风，以保持空气新鲜，但要避免直接吹风。居室内要清洁舒适，在房间内不要吸烟。由于刚分娩后的产妇需要静养以恢复体力，亲友最好不要在此时来探望。有慢性病或感冒的亲友更不要来探望产妇和新生儿，以免引起交叉感染。

分娩过程耗尽了妈妈的体力，产后最重要的是休息，以确保体力的恢复。现在很多都是母婴同室，宝宝与妈妈在一起，大约每隔3～4小时就要哺乳，还要给宝宝换尿布，尤其是宝宝一哭闹，妈妈就更没时间睡觉，所以新妈妈应争取时间休息。

在此期间，陪护的家人要做到以下几点：

1. 保持安静，尤其是在宝宝或者妈妈睡着时。
2. 必须有人随时陪伴，了解母子情况并及时满足他们的需要。
3. 尽量不要安排亲友看望。

4 产后尽快排小便

自然分娩的产妇，在分娩后4小时即可排尿。少数产妇排尿困难，发生尿潴留，其原因可能与膀胱长期受压及会阴部疼痛反射有关，应鼓励产妇尽量起床解小便，如仍不能排尿，应进行导尿。

自然分娩的新妈妈产后6～12小时就能试着慢慢下床走动，这样可以增强腹肌收缩，促进子宫复原，恶露排出，增进食欲，防止尿滞留和便秘的发生。剖宫产妈妈在醒后也可以做些简单活动。

5 产后何时排便

产妇应该在产后2～3天内排便，但是由于黄体素影响肠肌松弛或是腹内压力减小，很多人产后第1次排便的时间往往会延后，尤其是因为准备分娩而没有正常饮食时，更容易造成排便不顺。

家人护理的要点包括：

1. 为了避免排便时用力过度，可以适当多喝水、多吃新鲜水果，有条件者，可以吃一些全麦或粗粮食品。
2. 常下床行走可帮助肠胃蠕动，促进排便。
3. 避免忍便，或延迟排便的时间，以免导致便秘。
4. 避免咖啡、茶、辣椒、酒等刺激性食物。
5. 避免油腻的食物。
6. 如果有便秘情况，可根据医师指导少量口服泻药或软便药。
7. 排便之后，使用清水由前往后清洗干净。

6 产后尽早活动

产后多长时间能够下地活动

在产后睡上一个好觉，6～8小时可以坐起，12小时可在家人搀扶下自行大便，24小时可坐起在床上活动，48小时下床活动。原则上是循序渐进。若有病可量力而行；感到疲劳可放慢时间。不可在床上躺1个月。

产后早下床活动好

在西方国家，产妇没有坐月子之说，她们分娩后一般在24小时后就下床

活动。散散步，循序渐进地做几节保健操，活动活动身子大有好处。专家把早期下床活动归纳出如下十大优点：

1. 有利于较快恢复机体正常生理功能。

2. 由产妇角色变成常人，精神振奋，心情舒畅；逐渐加大活动量，食欲增加，有助于乳汁分泌。

3. 活动促进了心搏和血液循环，有利于子宫复旧、恶露排出。

4. 活动加快了静脉血液回流，减少静脉血栓、下肢静脉炎、肺部并发症的发生。

5. 可改善胃肠功能，促进肠蠕动，增进消化，防止便秘，剖宫产者可减少术后肠粘连。

6. 早期活动、锻炼，能增强盆底肌肉和筋膜的紧张度，有助于防止子宫脱垂、膀胱直肠膨出和痔疮的发生。

7. 可促进盆腔脏器复位及全身血液循环，促进子宫、阴道的早日复原，增进身体健康。

8. 可加强腹壁肌肉的收缩力，使分娩后腹壁松弛状况得到改善。

9. 有助于产妇体形恢复，预防生育性肥胖，使产妇早日恢复苗条的身材。

7 产后24小时内如何护理

产后2小时～3小时内应解第1次小便。宫缩痛是产后一种常见现象，3～5天后可自行消失，不需特殊处理。产后24小时后正常分娩妇女可下床活动。有特殊情况如出血太多，剖宫产等，身体虚弱者应遵医师指示及自己体力情况，不要勉强。

会阴处理：每日清洗两次，保持会阴干净，并观察出血情况，大、小便后用温开水冲洗外阴。

恶露的处理：注意勤换会阴垫，预防感染，保持会阴清洁。

有下列情况时则应就医：产后第4天，仍有多量鲜血，有恶臭味，下腹部疼痛或发热，在白色恶露开始后又发生鲜红的出血，可能是细菌感染，应尽快就医。

排卵及月经的来潮：产后6～8周不来月经，哺乳期4个月～5个月不会出现，停止哺乳后1个月，月经才来。但月经来潮前即有可能排卵，因此不能等月经恢复后才开始避孕。

饮食方面：产后并非吃得越多越好，要均衡饮食，不要专吃高蛋白、高脂肪食物，而要均匀合理安排食谱。科学的吃法是平均地摄入高能量、高蛋白、高维生素、高糖和易消化的食品，蔬菜、水果和水分应多摄取，以免便秘。多饮水，多喝汤，有利于早产奶、多产奶。

身体的洁净：淋浴，以免感染。产后最初几天，淋浴时应有人在旁协助，因常发生眩晕。

休息：足够的休息和睡眠对于产妇恢复身体和分泌乳汁是非常重要的。

剖宫产术后的护理：多翻身，鼓励产妇在体力许可的情况下，尽早下床活动，可促进肠蠕动、排气及恶露的排出。手术当天禁食，次日清流，第3日半流，第4日起进普食。疼痛时可注射止痛药，但次数尽量减少，以免影响正常肠蠕动。注意阴道出血、排尿情况，一般在手术后7天左右拆线。

8 出院时要注意什么

办出院手续时，应在前一天晚上或当日早上按照医师的指示来办。出院手续很麻烦，所以产妇最好不要自己亲自去办。在其他人办手续时，最好安静地待着，吃完饭顺顺利利地出院。

在出院之前，认真记下医师和护士的嘱咐。大部分人毫不在意地听，过后，不知道是什么内容。最好事先准备好笔和纸，记下喂奶时间，吃的量，如何洗澡，预防注射接种，还有产妇的药品服用和下次应该来医院的日子等事项，这样会便利些。

记录下次产后检查的日期，如：出院后缝合手术部位的检查，是否拆线，观察恶露状态等，防止错过。

出院时最好乘坐轿车或出租车。因为公交车摇晃，空气质量相对较差，拥挤的公交车对于产妇和宝宝都是不好的环境。

9 侧切伤口恢复指导

1. 拆线前，每天应该冲洗两次伤口。大便后也要冲洗1次，避免排泄物污染伤口。清洗时，可用一个消过毒的瓶子装满水，用喷射出来的水流冲洗伤口，或者用水拍打会阴周围，这样比干擦感觉要好得多。

2. 拆线后，如恶露还没有干净，仍然应该坚持每天用温开水冲洗外阴两次。

3. 保持大便通畅，以免伤口裂开。排便时，最好采用坐式，并尽量缩短时间。

4. 拆线后伤口内部尚不牢固，最好不要过多地运动，也不宜做幅度较大的动作。

5. 在恢复性生活后，为了避免对恢复后的肌肉组织产生更多牵扯，可以使用润滑剂。

如果伤口在缝合后1～2小时出现严重疼痛，而且越来越重，甚至出现肛门坠胀感，应及时找医生就诊。

10 剖宫产伤口恢复建议

剖宫产要在小腹部做一条长约10厘米的切口，切开子宫，取出胎儿然后缝合。手术伤口很大，创面广，又和藏有细菌的阴道相通连，所以术后伤口恢复应注意。

坚持补液：术后3天内常输液，补足水分，纠正脱水状态。此外，术后6小时可进食些炖蛋、蛋花汤、藕粉等流质食物。术后第二天后正常，可吃粥、鲫鱼汤等半流质食物。

及早活动：麻醉消失后，上下肢肌肉可做些收放动作，术后6小时就可起床活动。这样可促进血液流动和肠段活动，可防止血栓形成，还可防肠粘连。

防腹部伤口裂开：咳嗽、恶心呕吐时应压住伤口两侧，防止缝线断裂。

及时排尿：留置导尿管一般手术第二天补液结束后拔除，拔除后3～4小时应及时排尿。卧床解不出，应起床去厕所，再不行，应告诉医生，直至能畅通排尿为止。

注意经期伤口疼痛：伤口部位发生子宫内膜异位症时有所见，表现为经期伤口处持续胀痛，且一月比一月严重，后期可出现硬块。一旦出现此类症状，应及早去医院就诊。

剖宫产子宫出血较多，家属应不时看一下阴道出血量，如超过月经量，应通知医生，及时采取止血措施。

11 产后恶露

产后从阴道内排出的液体称为恶露，也叫产露。通过观察恶露的性质、气味、量及持续时间，可以了解子宫复原情况及其有无感染的存在。恶露的成分有血液、黏液、坏死的蜕膜组织及细菌等，有腥味。根据产后时间的不同，恶露的量和成分也随之发生变化。

产后3~7天内：为血性恶露，量多，色鲜红，含有大量血液、黏液及坏死的蜕膜组织，有血腥味，以后随着子宫内膜的修复，出血量逐渐减少，变为浆液性恶露，量减少，其色较淡，内含血液减少，宫颈黏液相对增多，且含坏死蜕膜组织及阴道分泌物和细菌。

产后2周~4周：变为白色或淡黄色，形成白色恶露，量更少，不再有血液，一般持续3周左右停止。

专家指导

如果血性恶露持续2周以上，量多，常提示胎盘附着处复原不良或有胎盘胎膜残留。如果恶露持续时间长且为脓性，或有臭味，表示有宫腔内感染。如果伴有大量出血，子宫大而软，常提示子宫复旧不良。

12 尿潴留

产后很容易发生尿潴留，原因主要有三种。

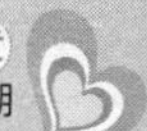

1. 新妈妈心理上怕痛。分娩时腹部阵缩的疼痛，会阴切开的疼痛，都会使尿道括约肌引起反射性的痉挛性收缩。对疼痛较为敏感的新妈妈，排尿（便）时稍微遇到一些困难或增加腹压，便会产生畏惧心理，从而发生尿潴留。

2. 分娩时，胎头先露部分在膀胱和尿道的压迫，引起器官充血、水肿，使尿道变窄受阻，妨碍了排尿，加重了尿潴留。

3. 产前腹壁由于长期处于紧张状态，现在一下子变得松弛，使膀胱失去限制而扩张，膀胱鼓张力降低也易导致尿潴留。

还有部分新妈妈因为不习惯在床上解便而导致了尿潴留。为了预防尿潴留，新妈妈应在产后4小时忍痛主动解尿。

为了促使排便，可用热水袋热敷腹部膀胱区，以消除黏膜充血、水肿。也可用手按摩腹部，对膀胱施加压力。

13 产后便秘

一般情况下，产前灌肠者产后2～3天才解大便；产前未灌肠者可能产后1～2天首次排便。一旦在产后超过3天未解大便，应注意便秘的出现；如果便秘持续3天以上，则一定要请医生予以适当的处理。

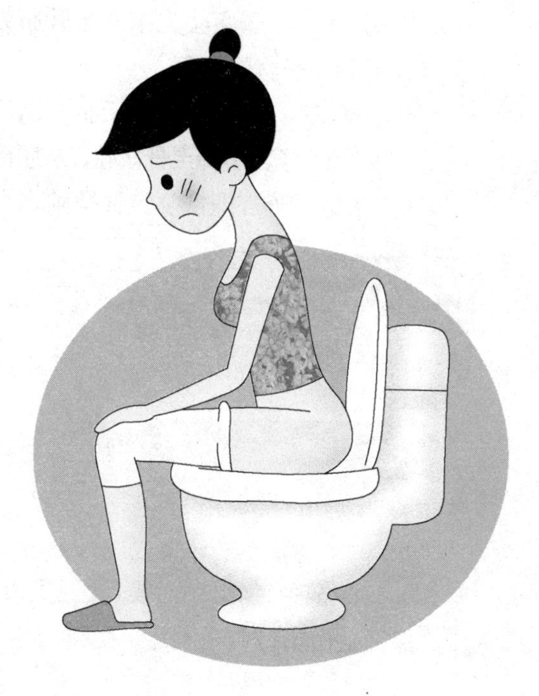

产后便秘的主要原因，包括分娩中体力消耗大，腹部肌肉疲劳；分娩后胎儿对直肠的压迫消失，肠腔反应性扩大，肠内容物滞留；产后体质虚弱或手术伤口使自己不能依靠腹压来协助排便；卧床时间多，活动减少，影响直肠蠕动等。

要预防产后便秘，新妈妈在产后

得到医生允许后，应尽早起身做些简单轻松的运动。提肛运动和凯格尔运动有助于会阴、骨盆肌肉的恢复。饮食上要在保证高蛋白同时，多吃含纤维素多的水果和蔬菜，比如香蕉、韭菜、芹菜等。同时还要注意休息，尽快将自己的生物钟与宝宝协调。

专家指导

新妈妈禁用大黄及以大黄为主的清热泻药，如三黄片、牛黄解毒片、牛黄上清丸等。可以使用不太刺激肠胃，又不会产生依赖性的缓泻剂，比如开塞露塞肛。

14 子宫恢复

整个孕期，子宫可以说是体内变化最大的器官，它从原来的50克一直增长到妊娠足月时的1千克。所以，分娩之后，子宫不可能一下子就恢复到原来的状态。

当胎盘排出子宫外时，子宫会立刻收缩，子宫底的高度会随着产后的天数而有改变。

产后1小时：子宫会先下降至肚脐处。新妈妈应及时排空膀胱，以免压迫子宫，不利于子宫的恢复。

产后第2天：子宫会稍高于脐，以后每日下降约一指宽度。

产后2周：子宫下降至骨盆腔，从腹部无法摸到。子宫已经可以收缩得很好。

产后6周：子宫即恢复至怀孕前之大小。

专家指导

宝宝的吮吸刺激会反射性地引起子宫收缩，加强激素分泌，促进子宫复原。

15 产后会阴护理

1. 至少每4个小时换1次卫生巾。记得换之前和之后都要洗手，并确保卫生巾垫得合适牢靠，免得卫生巾动来动去引起更多刺激。

2. 小便时用温水冲洗会阴。水可以冲淡尿液，这样就不会有刺痛感。小便后用温水冲洗会阴部，并用干净的毛巾轻轻蘸干，而不要用手纸。每次要从前往后拍干，避免把肛门的细菌带到阴道。大便后也应立即冲洗会阴和肛门，但要注意从前往后擦拭或清洗。

3. 在自己卧室时，试着不用卫生巾躺在床上，把吸水的床上隔垫（在一些药店可买到）或一些旧毛巾铺在下面，让你的会阴“自然风干”。

4. 多淋浴或坐浴也可以起到缓解作用。避免在水中加盐，因为没有研究显示盐有任何帮助，并且盐还会引起皮肤干燥和发痒。洗澡时间也不要太久，因为这会使会阴组织湿漉漉的，从而延缓恢复的时间。

产后使用的卫生纸及卫生垫应买安全、卫生的，最好是知名品牌，口碑不错的，并且要勤换。

16 产后乳房保健

哺乳时要讲究方法：每次喂奶，先让宝宝吸一侧乳房，吸空后，再吸另一侧，反复轮换，以免乳房大小不均。哺乳时不要让宝宝过度牵拉乳头，每次哺乳后，用手轻轻托起乳房按摩10分钟，以免乳房下垂。

进行适当的锻炼：运动能增强神经分泌系统的功能，促进新陈代谢，消耗体内过多的营养素和糖，有效地防止肥胖，能使你的身材更健美。坚持做俯卧撑等扩胸运动，可促使胸部肌肉发达有力，增强对乳房的支撑作用。

断奶不宜太迟：最好在宝宝周岁左右给宝宝断奶。过分延长哺乳时间，乳房分泌量减少，会使乳房变得干瘪，断奶后乳房会失去丰满，影响曲线美。

专家指导

每日用温水洗浴乳房两次，并进行适当的按摩，可以保证乳房的清洁卫生，并能防止乳房下垂，保持乳房的健美。

17 产后营养指南

粗细搭配，营养均衡：饭菜应多样化，粗细粮搭配，荤素菜夹杂，以富含蛋白质、维生素及矿物质（钙、镁）等的食物为主。进食的品种越丰富，营养越平衡和全面。

少吃多餐：产褥期每日餐次应较一般人多，以5~6次为宜，但每次的量不宜过多，吃七分饱为宜，以利于食物消化吸收，保证充足的营养。一次进食过多只会增加胃肠负担，从而减弱胃肠功能。

干稀搭配：每餐食物应做到干稀搭配，比例为1∶1为好，即干食、稀食一样一半。干食要保证营养的供给，而稀食则要提供足够的水分，且也要保证营养的摄入。

荤素搭配：应摒弃过去坐月子只吃肉类的饮食误区，提倡荤素搭配。多吃新鲜水果、蔬菜，有利于补充足够的维生素、纤维素，还可以防止产后便秘。

月子里的饮食应以清淡为宜，即在调味料上如葱、姜、大蒜、花椒、辣椒、料酒等应少于一般人的量，食盐也以少放为宜。

18 产后饮食有禁忌

忌多食辛辣食物：过食辛辣食物可使新妈妈内热上火，口舌生疮，大便秘结或痔疮发作，宝宝吃奶后会引起口腔炎、流口水等毛病。所以，新妈妈应少吃韭菜、蒜薹、辣椒、胡椒、茴香、酒等食物与饮品。以上辛辣之品作为调料是可以的。

忌吃冷饭：因为冷饭易损伤脾胃，影响消化功能，造成腹泻。中医认为“热行寒滞”，生冷之物易致瘀血滞留，而引起产后腹痛、恶露不行等疾病。所以，新妈妈尽量不要吃冷饭。

忌饮咖啡因饮品：因为咖啡、浓茶内的咖啡因可通过乳汁进入宝宝腹中，引起宝宝肠痉挛。常饮咖啡、浓茶的新妈妈哺育的宝宝经常无缘无故地啼哭，就是这个道理。

新妈妈在产后7天之内不宜进食比较油腻的鸡汤、鱼汤等营养汤汁，只有适时、适量地摄入高营养汤汁，才能有效地刺激泌乳。

19 素食妈妈的产后营养

增加食量：为了补充足够的营养，素食妈妈可以增加进食量，每日多吃几餐，以4～5餐较为合适。两餐之间最好饮水或果汁，以促进乳汁的分泌。

补充优质蛋白质：多吃高蛋白的海带、发菜、豆腐类。

补钙：由于乳汁分泌越多，新妈妈钙的需要量越大，所以膳食中多补充豆类及豆制品、芝麻酱等。膳食摄入钙不足时可在医生指导下服用钙制剂等。同时，素食妈妈应尽量到户外多晒晒太阳，这是补充维生素D的最佳途径，可帮助体内钙的吸收。

素食的新妈妈在月子里可以食用麻油泡姜加素鸡或素肉，麻油有杀菌之功效，并含有多种必需氨基酸，有助于产后气血流失的恢复补充。

20 产后宜吃的食物

红糖：富含钙、磷、铁、锌等矿物质，及胡萝卜素、维生素B_2、烟酸等微量元素。有健脾暖胃、益气养血、活血化淤的功效，能够帮助产妇补血、散寒和补充热量。

芝麻：含有蛋白质、脂肪、维生素A、维生素D、维生素E等营养成分，有补中健身、破积血等作用。素食新妈妈可以用芝麻来补钙。

鸡蛋：含有丰富的利用价值和很高的营养素，能维护神经系统的健康。注意鸡蛋不可多吃，新妈妈每天吃1～2个鸡蛋就足够了，否则会引起消化不良。

小米：富含新妈妈急需的铁与B族维生素，对新妈妈恢复体力有极大的帮助。

除了鸡汤、猪蹄汤以外，豆浆、豆腐汤、煮麸皮水等也可以催乳。把大豆、花生等加在肉类中焖成菜或在椰子中加鱼尾煮成汤，也可以促进乳汁的分泌。

21 不同体质的进补原则

寒性体质：这类新妈妈一般面色苍白，怕冷或四肢冰冷，口淡不渴，大便稀软，尿频尿量多色淡，痰涎清，涕清稀，舌苔白，易感冒。月子进补应吃较为温补的食物，如麻油鸡、烧酒鸡、四物鸡或十全大补汤等，原则上不能太油，以免腹泻。

热性体质：这类新妈妈一般表现为面红目赤，怕热，四肢或手足心热，口干或口苦，大便干硬或便秘，痰涕黄稠，尿量少色黄赤味臭，舌苔黄或干，舌质红赤，易口破，皮肤易长痘疮或痔疮等症。月子进补宜用食补，不宜多吃麻油鸡。煮麻油鸡时，姜及麻油用量要减少，酒也少用。可多吃山药鸡、黑糯米、鱼汤、排骨汤等，蔬菜类可选丝瓜、冬瓜、莲藕等，或吃青菜豆腐汤，以降低火气。腰酸的人用炒杜仲五钱煮猪腰汤。

中性体质：这类新妈妈一般不热不寒，不特别口干，无特殊常发作之疾病。可以食补与药补交叉食用，没有什么特别问题。如果补了之后口干、口苦或长痘子，就停一下药补，吃些较降火的蔬菜。

现在城市里有许多月子护理中心，如果新妈妈需要的话，可以提前在孕期考察一下护理中心的软硬件设施，然后决定去哪家护理中心坐月子。

22 产后饮水问题

孕妇到了怀孕末期身体里就比怀孕前多40%的水分，大约要到生产后一段时间才可将身体里多余的水分全部代谢出去。有观点认为，新妈妈若在产后两周内喝水，容易使水分子进入松弛的细胞内而造成内脏下垂，而致身材难以恢复。

民间也有产后不能喝水的说法，这种说法大多由于以前饮用水不洁，容易导致并发症造成的。而现在卫生条件大为改善，新妈妈在月子期间不需要禁喝水。就西医的观点来说，并无不可喝水的限制，甚至鼓励多喝水以促进血液循环。

综合看来，建议新妈妈在产后两周内适量饮水，以利于身体通过流汗、排尿来排泄多余的水分，早日恢复身材。这期间，中医会鼓励新妈妈多补充蛋白质，多喝鸡汤、鱼汤或牛奶，以帮助排泄水分。新妈妈多吃山药、薏米也可以帮助排水。也可以通过清淡的汤品、热煮水果茶等来补充水分。

新妈妈月子饮食要以清淡为原则，尽量不要加盐，因为摄取过多盐分反而会使水分滞留在身体里。

23 哺乳妈妈要注意补钙

乳汁中的钙，是宝宝所需钙的主要来源。哺乳期的母亲每天分泌约700毫升的乳汁，平均每天丢失钙约300毫克。若得不到及时补充，母体钙代谢就会出现负平衡，容易导致骨密度降低，出现骨质疏松的症状，常见的有小腿抽筋，下肢水肿，腰背酸痛，牙齿松动，倦怠乏力等症状。因此，新妈妈产后一定要注意补钙。

中国营养学会推荐乳母每天适宜钙摄入量为1200毫克，而一般情况下，每人每天实际膳食钙摄入量仅为479毫克左右，与推荐钙摄入量相距甚远。因此，建议新妈妈在医生指导下服用适量的钙制剂。

关于如何选择钙制剂，专家提供了五大标准：

1. 合适的钙元素含量。
2. 含有适量维生素D。
3. 安全可靠，适宜人群广泛。
4. 具有经过医学验证的临床效果。
5. 服用方便，性价比高。

新妈妈缺钙的直接后果是奶水缺钙，进一步导致处于哺乳期的新生儿先天性缺钙，为母子将来高发的骨质疏松患病率埋下隐患。

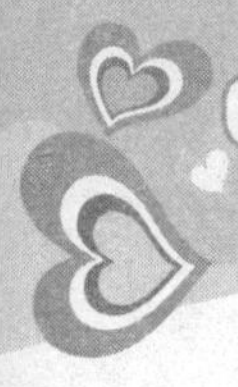

24 产后宜吃的9种水果

猕猴桃：有解热止渴、利尿通乳的功效，常食可强化免疫系统。对于剖宫产术后恢复有利。因其性冷，食用前用热水烫温。每日1个为宜。

榴莲：能壮阳助火，对促进体温、加强血液循环有良好的作用。适宜产后虚寒者食用。榴莲性热，不易消化，多吃易上火。剖宫产后易有小肠粘连的新妈妈谨食。

苹果：有生津、开胃、通肠的功效，能减少产后便秘。

木瓜：有降压解毒、消肿驱虫、帮助乳汁分泌的功效，新妈妈多吃能让胸部更丰满。新妈妈产后乳汁稀少或乳汁不下，均可用木瓜与鱼同炖后食用。

橄榄：有清热解毒、生津止渴之效。孕妇及哺乳期妇女常食橄榄，可使宝宝更聪明。

葡萄：有补气血、强筋骨、利小便的功效。因其含铁量较高，所以可补血。制成葡萄干后，铁占比例更大，可当作补铁食品。妇女产后失血过多，可以把葡萄作为补血圣品。

香蕉：含有大量的纤维素和铁质，有通便补血的作用。可有效防止新妈妈便秘。因其性寒，每日不可多食，食用前先用热水浸烫。

龙眼：益心脾、补气血、安精神，适宜产后体质虚弱者进补。将龙眼肉与蛋花同煮后喝汤，对于产后调养效果极好。

山楂：有生津止渴、散淤活血的功效。可以帮助新妈妈增进食欲，并能排出子宫内的瘀血，减轻腹痛。

新妈妈不宜多吃橘子、西瓜、柿子等水果。

25 产后刷牙有讲究

刷牙前要用温水将牙刷泡软：每天早上和晚上临睡前各刷1次，用餐后要漱口，晚上刷牙后就不要再吃东西，特别是不要吃甜食。

产后3天内最好用指刷法：指刷有活血通络、坚齿固牙、避免牙齿松动的作用。具体操作方法：将右手食指洗净，或用干净纱布缠食指，再将牙膏挤于指上，犹如使用牙刷样来回上下揩拭，然后用食指按摩牙龈数遍。

刷牙的方法：要用竖刷法，上牙应从上往下刷，下牙从下往上刷，咬合面上下来回刷，而且里里外外都要刷到，这样才能保持牙齿的清洁。

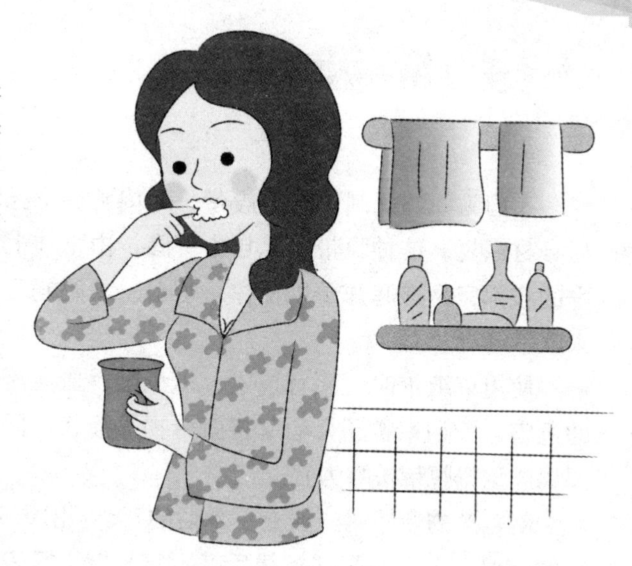

26 注意保护眼睛

不可流泪。女性的老化从眼睛开始，所以产后眼部的保养是非常重要的。新妈妈如果哭的话，眼睛会提早老化，有时会演变为眼睛酸痛、青光眼或白内障的起因。

少看电视及报刊。新妈妈应该尽量少看电视及报刊，如果一定要看，那么每15分钟要让眼睛休息10分钟。

食物护眼。经常吃些动物肝脏、蜂蜜、胡萝卜、黄绿色蔬菜，能使新妈妈眼睛变得明亮，因为这些食物中都富含维生素A和维生素B。

常做眼部按摩。眼睛容易疲劳的新妈妈可以在三餐饭前及睡前将毛巾蘸上热水，拧干后以毛巾热敷于眼部数分钟，再施行眼部按摩。方法如下：

1. 闭上眼睛，张开双肘，将双手中指从鼻梁由下往上推置于额中间的发际。

2. 以拇指指腹放在眉头下凹处，用力压、揉，但不能压到眼珠。

3. 两中指仍维持往下压在发际，拇指渐向两侧按压，直到眼尾上方。

27 产后可用束腹带

专门为新妈妈制作的束腹带，对内脏有举托的功效，有助于新妈妈的产后身材恢复。这种腹带可以自由绑腹，由下往上沿着身体曲线缠绑，能将下垂的腹部完全提起并予以支撑、塑形。新妈妈应该在医生的指导下正确使用束腹带修身。

使用束缚带时，不宜过紧，以免阻碍血液流通、压迫肠胃，造成不必要的危害。长期束腰还会引起腰肌劳损等症状，因此，一旦脏器举托复位，新妈妈应该将腹带松解为宜。

剖宫产的新妈妈一般在手术后的7天内用腹带包裹腹部，这是促进伤口愈合的需要。但是，腹部拆线后就不宜长期用腹带。自然分娩的新妈妈一般不宜长期使用束缚带。

有观点认为使用腹带或健美裤束身，不但不能减肥，反而易引起盆腔炎、附件炎、盆腔瘀血综合征等各种妇科疾病，严重影响新妈妈健康。

28 产后不宜急于减肥

在正常的情况下，怀孕后妈妈的体重是一定会增加的，通常要比怀孕前增加10千克～15千克，而宝宝降生后，体重还要比怀孕前重5千克左右，增加的重量包括增大的乳房、子宫和部分增加的脂肪，这些重量在度过产褥期（产后的42天）和哺乳期后会逐渐消失。

新妈妈产后不要急于减肥。尤其不要急于进行激烈运动来达到减肥目的。因为新妈妈的韧带、肌肉都比较松弛，过早的参加大运动量的运动会加剧松弛的状态。

通常产后运动可以在产后7天开始（剖宫产产后10天），包括臀部上提、收缩肛门、仰卧起坐等方法，每天运动1～3次，每次3～10分钟即可。

新妈妈也不宜过早节食减肥，否则必然要影响母乳的质量，从而间接影响宝宝的健康。但新妈妈可以少吃点甜食和高胆固醇食品，多吃蔬菜、水果、米饭，补充优质蛋白。

月子之后，新妈妈可进行各种肌群锻炼，以恢复大腿肌肉的强度、弹力，适宜的运动有慢跑、双腿伸屈运动、游泳，等等。

29 哺乳期不要化妆

新妈妈化妆对哺乳期婴幼儿是有害的。

新生儿的嗅觉颇为敏锐，尤其对母亲身上的气味更为敏感。他们能将头准确地转向母亲，并唤起愉快的情绪，使食欲增强。而新妈妈使用的化妆品会遮盖身体原有的气味，新生儿便认为这不是自己的妈妈，因而情绪低落，不愿与其靠近，甚至会拒绝吃奶和睡觉，这对于宝宝的身心健康是不利的。

部分抗衰老的化妆品含有大量雌激素。宝宝的皮肤细嫩，血管丰富，能经皮肤吸收多种物质，容易在与妈妈的接触中吸收化妆品中所含的性激素，长期接触可引起宝宝性早熟或性发育异常。

所以，建议新妈妈在哺乳期最好不要化妆。如果化妆，最好在接触宝宝之前卸妆。

有妊娠斑的女性，应该注意防晒，出门注意涂防晒霜，要打伞，这样可以避免加重妊娠斑。

30 产后要勤洗澡、洗发

传统的月子观念认为，新妈妈在月子里不能洗澡、洗发。这种说法是建立在以往浴室保暖条件不好的基础上的。现在暖气、暖风、冷暖空调、浴霸等设施齐全，浴室完全可以控制温度，洗完了在浴室里面擦干，穿好衣服再出来，头发也可在浴室中用暖风吹

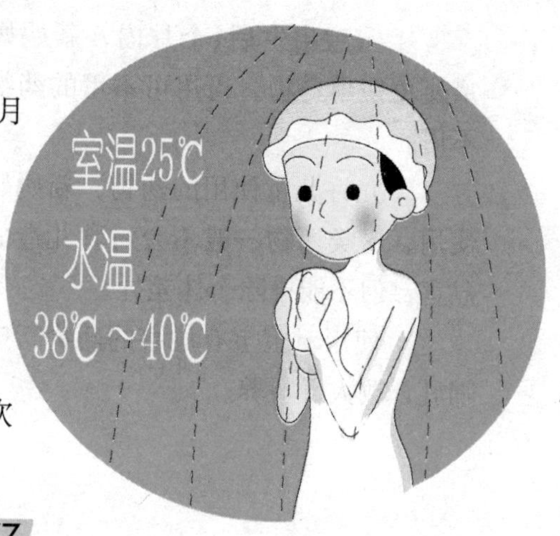

干。坐月子洗澡已经没有了月子病发生的“条件”，因此，月子里洗澡、洗头不必顾虑太多。

不过月子里洗澡、洗发仍需注意以下要点：

1. 如果会阴伤口大或撕裂伤严重、腹部有刀口，需等待伤口愈合后再洗淋浴，可先做擦浴。

2. 月子里洗头，水温最好保持在37℃左右；洗头时可用指腹按摩头皮，不要使用太刺激的洗发用品；洗完头后，在头发未干时不要扎头发，也不可马上睡觉，避免湿邪侵入体内，引起头痛和脖子痛。

31 产后用药要谨慎

新妈妈在顺利生下宝宝后仍要注意谨慎用药。专家指出，新妈妈在哺乳期用药后，许多药物可以出现在乳汁中，因此新妈妈用药时必须考虑可能进入乳汁中的药物对乳儿的影响。

哺乳期避免使用的药物：含碘制剂、抗肿瘤药物、氯霉素、四环素、锂盐、雌激素等，这类药物多具有内在的高毒性或较严重的副作用。

哺乳期慎用药：解热镇痛药、抗组织胺药、抗结核药、抗精神病药、抗甲亢药等。

新妈妈在哺乳期应遵循如下用药原则：

1. 宝宝出生后1个月内，新妈妈应尽量避免使用药物。可用可不用的药物最好不用。

2. 允许儿童使用的药物，新妈妈可以使用，这类药物一般不会对乳儿造成大的危害，但不能排除个体差异。

3. 使用对宝宝有危害的药物，应停止哺乳，改人工喂养。

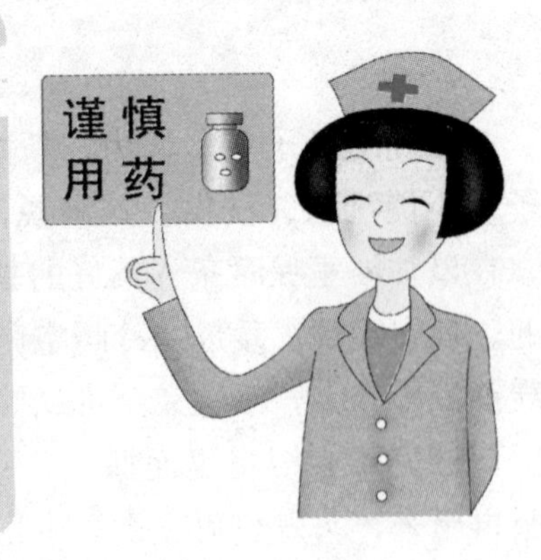

新妈妈如果产后因为疾病关系需要用药，必须在医生指导下服用，必要时可以暂时停止给宝宝哺乳。

32 积极预防产后抑郁症

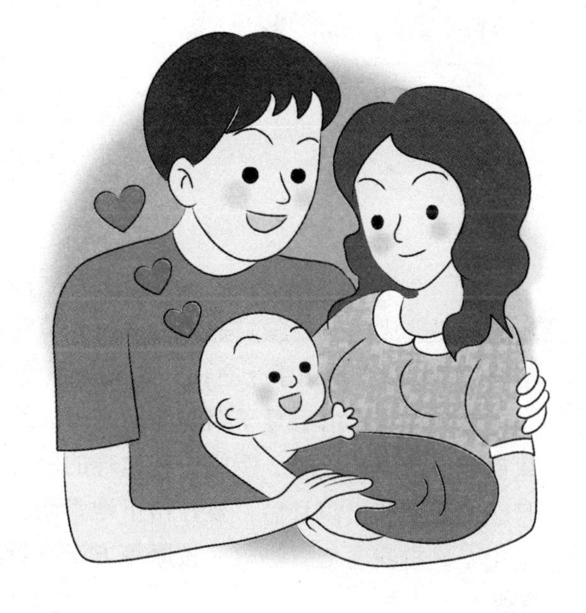

由于产后新妈妈体内的雌激素迅速下降，造成体内内分泌发生变化，从而产生抑郁症状：爱哭、委屈、内疚、绝望、悲观、紧张、恐惧、有轻生念头等。抑郁症多在产后3天内出现，持续7天左右，以后多数新妈妈的症状可减轻或消失，但也有的持续较长时间，并可诱发新妈妈既存的精神疾病。严重者甚至会导致自杀或杀婴。

预防产后抑郁，家人应该充分了解新妈妈产后将会产生的情绪变化及其后果，做好必要的准备。要让新妈妈做适量的家务劳动和体育锻炼，转移她的注意力。此外，体力劳动或体育锻炼，可以使体内自动地产生快乐元素。让新妈妈做自己喜欢做的事情，在自己爱好的活动中忘记烦恼。

一旦新妈妈出现抑郁症的症状时，要及时在医生的指导下服用抗抑郁类药物，及时控制病情，不要轻视抑郁症对人的危害性。

预防产后抑郁症，需要注意以下几点：

孕期做好锻炼：适度运动能缓解准妈妈的疲劳，调节准妈妈的神经系统功能，保持一种良好的心理状态，对预防产后抑郁非常有效。尤其是许多常坐办公室的准妈妈，要每天参加一些适宜的有氧运动，使机体能够在产后尽早恢复健康，适应繁忙的母亲角色。

尽快进入母亲角色：对孕产、育儿知识要有一定的了解，在孕期以及孩子出生后不至于手忙脚乱。通过阅读书刊、听讲座，观摩周围有经验的妈妈等途径，学习孕产、育儿知识和技能。

及时释放不良情绪：情绪沮丧时，要及时发泄，不要每天陷入痛苦的事情中不能自拔。经常放松自己，如睡上一小会儿或读书、洗澡、听音乐、看影碟或精美杂志等；还可以跟丈夫、朋友、同事倾诉自己的苦恼。

在娘家坐月子：熟悉的环境和生活习惯、至爱的亲人，可帮助新妈妈化解照料小宝贝的无措感。

33 产后关节痛

腕部、手指关节疼痛：这是由于产后内分泌改变导致了关节的松弛和功能的减弱造成的。要预防腕部、手指关节疼痛，关键在于产后要注意休息，不要过早、过多地用手干重活，尤其是不要使手和足部受凉、受寒。

足跟部痛：由于月子期间活动减少，致使足跟部的脂肪垫发生失用性退化而变得薄弱造成的。新妈妈在休养的同时应适当地下床活动，特别是“坐月子”后期和出满月后，要经常下地走动。如果不慎患上产后手脚痛，可以采用一些自我温灸、热敷、按摩等方法进行处理，如果不能缓解，则要求助于医生。

新妈妈在产后过早、过多地从事家务劳动，或接触冷水等，会使关节、肌腱和韧带负担过重，引起手腕部及手指关节痛，且经久不愈。

34 预防产后腰痛的窍门

1. 均衡合理地进食，避免增重过多而增大腰部的负担，造成腰肌和韧带的损伤。

2. 注意充分休息，坐位时可将枕头、坐垫一类的柔软物经常垫在腋窝下，使自己感到很舒服，以减轻腰部的负荷。睡眠时最好取左侧卧位、双腿屈曲，减少腰部的负担。

3. 穿轻便柔软的鞋子，不要穿高跟鞋，避免弯腰等腰部活动过大的举动，避免经常弯腰或久站久蹲。

4. 在医生指导下适当地做一些预防腰痛的体操。除了生理原因，过度劳累、长期卧床、姿势不当（经常弯腰、久坐、久站）等，都易诱发腰部疼痛。

35 恢复性生活的时间

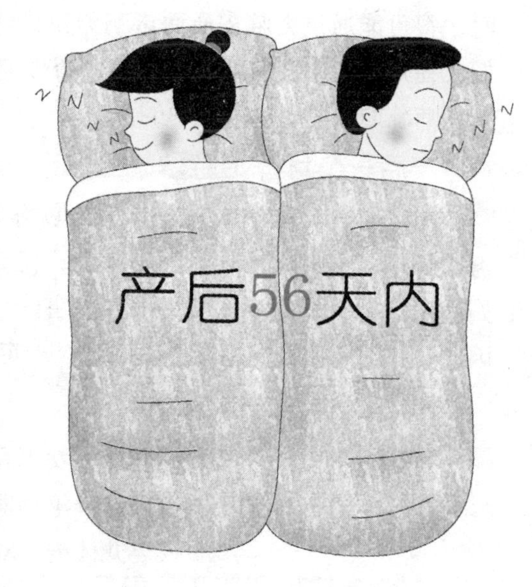

产后6周禁止性生活：新妈妈在分娩过程中，生殖器官大多都有或轻或重的损伤，加之产后要排恶露，因而更需较长的时间恢复，在产后6周以后新妈妈的身体才基本恢复。在这期间应该绝对禁止性交。

性生活前要去医院检查：新爸爸要陪伴新妈妈先去产科进行全面检查，特别是对生殖系统进行较为细致的检查。如果医生认为生殖器官复原得很好，也就是说恶露全部排干净，会阴部、阴道及宫颈的伤口已经完全愈合，才可以考虑最佳“亲密”时机。

产后第一次性生活要温柔：行房时，新爸爸一定要动作轻柔，不要急躁，需等润滑液分泌多一些才行。以免动作激烈引起会阴组织损伤、出血，特别是新妈妈患有贫血、营养不良或阴道会阴部发生炎症时。

第一次性生活要注意使用避孕套避孕，这不但可以保护新妈妈脆弱的阴道不受感染，也不会影响新妈妈给宝宝哺乳。

第一次性生活后，如果发现新妈妈阴道出血应立即去医院就诊，不可延误病情。

36 产后安全避孕

意外怀孕会给新妈妈带来很多烦恼和痛苦。研究显示，产后6个月内，无论是否哺乳，妈妈的妊娠发生率都很高。因此，采取有效的避孕措施是非常必要的。

"哺乳期避孕"并非万无一失

人体"内分泌之王"——脑垂体是受"顶头上司"下丘脑控制的。当婴儿吸吮乳头时能反射性地使下丘脑受到抑制，从而抑制卵巢排卵。如果婴儿吸吮乳头减少，或者产妇受环境变化、气候变化、情绪变化及性生活影响时，很可能通过大脑皮质而影响卵巢排卵。由于排卵在先，月经在后，有的妇女在月经未来之前就可能受孕，俗称"暗怀"。据调查，有5%～10%的妇女在哺乳期是莫明其妙受孕的。

产后三个月开始避孕

哺乳期妇女最好在产后3个月后就开始采取避孕措施。如果在此时不小心再次怀孕，不仅会使乳汁分泌减少，使婴儿的生长发育受到影响，而且对产妇尚未完全康复的身体又是一次有害的冲击，对妇女的身心均会造成伤害。因此，在哺乳期不要抱有侥幸心理，一定要坚持避孕。

哺乳期避孕方法

口服避孕药（不可取）	女用	哺乳期妇女不宜口服避孕药，因为服用后不仅会减少乳汁分泌，避孕药物的某些成分还会通过乳汁进入婴儿体内，对婴儿造成不良影响
阴茎套	男用	使用方法比较简单，效果比较可靠，只要坚持正确使用，避孕成功率高于其他方法
阴道隔膜（子宫帽）	女用	虽然没有异物感，但使用技术要求比较高，必须先请医生指导，根据阴道的大小选配合适的型号
宫内节育器	女用	最好在产后42天检查时即放置，此时放节育器有促进子宫收缩的作用。效果很理想，具有高效长期的特点，使用方便，不影响性感，是目前最受欢迎的女用避孕工具。如果是剖宫产，还是先使用其他避孕法为好，半年之后再放，可以给子宫充裕的恢复时间

37 乳头破裂的处理

乳头破裂是指乳头及乳晕部裂口，疼痛，揩之出血或流黏水。产后乳头破裂大多是哺乳不当的初新妈妈。其中有的让宝宝含乳头入睡，时间太久；有的乳头表皮太娇嫩，经不起吮吸；也有的是被宝宝咬破的。

乳头被乳汁浸软后可致脓点样白色溃疡及潮红的糜烂面，使得妈妈在哺乳时痛不可忍，如刀割般。有时裂口较深，可引起出血，或裂口中分泌物干燥结痂，引起干燥性疼痛。乳头破裂易导致细菌侵入引起化脓性乳腺炎、淋巴管炎等疾患。

发生乳头破裂的新妈妈，若症状较轻，可在哺乳后涂药，哺乳前拭去，或用吸奶器吸出乳汁喂养。但若见乳汁中挟有黄色的脓液，则不宜给宝宝喂食。照顾好自己，才能更好地照顾宝宝。同样的，做好自身的乳房护理，才能保证乳汁正常分泌，把宝宝喂得白白胖胖。

38 清洁乳头的方法

热毛巾擦洗乳头。从怀孕早期开始，每天应用热毛巾擦洗乳头。这样能使乳头的表皮角质增生、变厚，以后喂哺宝宝及清洁乳头时，不会造成乳头破裂。

在哺乳前，应用温水把乳头擦洗一次，并且用软布吸干水分，然后用手轻轻挤压乳房。最初挤出的两三滴乳汁应弃之不用，这样能保证乳腺管通畅，不致让宝宝费力吸吮。另外，乳腺管开口处有各种细菌，它们会利用残余的乳汁不断繁殖。虽然这些细菌大部分都不会致病，但偶尔也会有少数致病菌混杂其中，故最初两三滴乳汁最好不吃。

不要让宝宝含着乳头睡觉。宝宝含着乳头睡觉易使乳头被浸软而破裂。喂完奶后，应该用手帮助乳头轻轻退出，千万不要用力拔出，否则容易造成乳头破裂。吃完奶后，再挤出一两滴乳汁涂在乳头上，保护乳头的皮肤。

39 产后运动安排

产后3天～3个月：新妈妈应主要做一些轻松简单的动作。包括骨盆腔底部肌肉训练、腹部肌肉运动、腿部肌肉运动、胸部运动等。这些简单的运动都可以在床上完成。新妈妈应根据自己的身体状况决定运动量的大小，以不累不痛为原则。剖宫产的新妈妈需要推迟运动的时间，一般根据医生的指示，在伤口愈合良好之后再进行适量的运动。

产后3～6个月：可开始增加运动量。最好进行全身肌肉力量的恢复训练，并加强腹部和骨盆腔底部肌肉锻炼，运动量还是根据个人体能而定。

注意，新妈妈如果运动中出现流血量变大或血呈鲜红色的情况，要立即停下来休息，并咨询医护人员，延迟运动。

产后的6周内，新妈妈应尽量避免采用趴着或膝盖和胸部着地的姿势，以免导致空气性栓塞的发生。

40 收缩会阴的凯格尔运动

凯格尔运动，又称会阴收缩运动，是一种为了治疗产后大小便失禁的训练方法。其目的是加强盆腔底部肌肉，促进尿道和肛门括约肌的功能，防止肛门失禁。产后练习凯格尔运动，可以达到收缩会阴/帮助阴道恢复紧致的效果。

运动步骤：洗净双手，仰卧于床上，将1个手指轻轻插入阴道，此时尽量将身体放松。然后主动收缩肌肉夹紧手指，在收缩肌肉时吸气，你能够感到肌肉对手指的包裹力量，当放松肌肉时呼气。反复几次，每次肌肉持续收缩

3秒钟，然后放松3秒钟。做10个3秒钟后拿出手指，继续练习放松收缩肌肉，同时集中精力感受肌肉的收缩与放松。

练习时如果能够收缩与放松自如，可以进行从收缩到放松的快速转变练习，达到1秒钟内可以收缩放松各1次。

凯格尔练习至少要持续6周。每天至少要做几次，并逐渐增多肌肉收缩次数和收缩强度，长期坚持。

41 产后健胸运动

俯卧撑：身体平直俯卧床上，双手撑起身体，收腹挺胸，双臂与床垂直。胳膊弯曲向床俯卧，但身体不能着床。每天做几个，可逐渐增加。

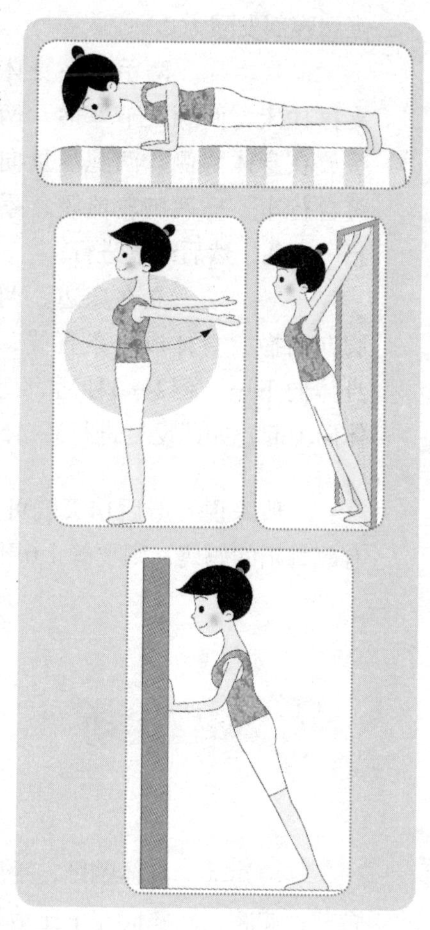

扩胸运动：两脚站立与肩同宽，身体直立，两臂沿身侧提至胸前平举，挺胸，双臂后展，坚持30秒。做这一动作时注意扩胸时呼气收臂时吸气。

展胸运动：将门打开，在门前站立，双脚与肩同宽，双手在身后抓住两边门框。轻轻向前挺胸，整个身体成一条直线，坚持30秒。注意脚跟不能抬离地面，重心前移时双肩放平，不要耸肩。

撑胸运动：面向墙壁站立，双脚与肩同宽，双臂举至与胸同高，直伸出去，将手掌平放于墙面上，弯曲双肘，胸部贴近墙壁，双肘朝下猛推墙，使身体返回原来状态。注意只用双臂用力，身体挺直不动。

如果正在哺乳时进行健胸计划，应尽量在锻炼前哺乳，避免过度剧烈的手臂运动，还应大量喝水以防止脱水。

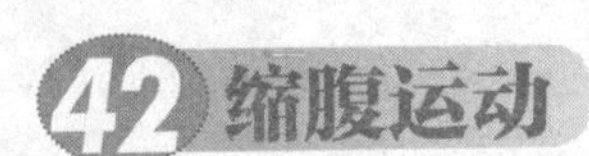

42 缩腹运动

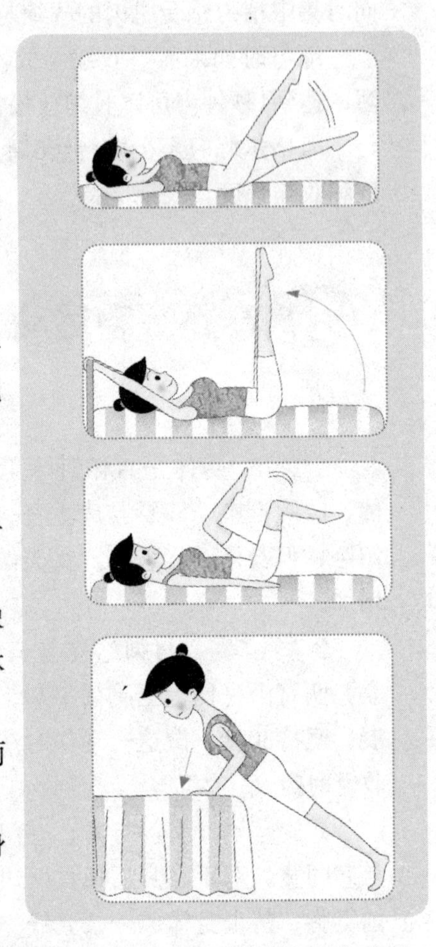

蹬腿运动：仰卧床上，两手抱住后脑勺，胸腹稍抬起，两腿伸直上下交替运动。幅度由小到大，由慢到快，由少到多，连做50次左右。

直角运动：仰卧床上，两手握住床栏，两腿同时向上翘，膝关节不要弯曲，脚尖要绷直，两腿和身体的角度最好达到90°，翘上去后停一会儿再落下来。如此反复进行，直到腹部发酸为止。

蹬车运动：两手放在身体的两侧，用手支撑住床，两膝关节弯曲，两脚掌蹬住床，手放在身体两侧，两腿尽量向上翘，然后像蹬自行车一样两脚轮流蹬，累了就停下来休息一会儿，然后继续进行。

下压运动：立在床边，两手扶住床，两脚向后撤，身体成一条直线，两前臂弯曲，身体向下压，停2～3秒后，两前臂伸直，身体向上起，如此反复进行5～15次。

一般来说，产后14天就可以开始进行腹肌收缩、仰卧起坐等运动，喜欢有氧舞蹈的妈妈，则要等上6周才可以重新开始。

43 塑臀运动

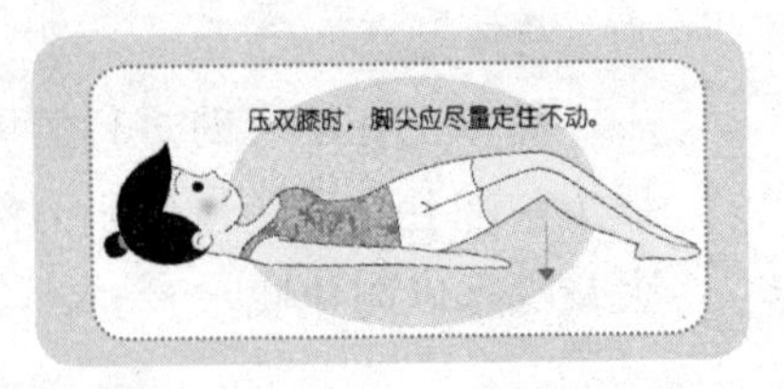

转臀运动：身体躺卧，手肘平放于地、双脚合并、屈膝，双膝向左下压地板，再向右下压地

板。这个动作可促进循环，使臀部肌肉恢复弹性。需要注意的是压双膝时，脚尖应尽量定住不动，这样功效较佳。

抱膝运动：平躺在床上，双手抱左膝，将左膝靠向腹部，再换右膝。或以手抱双膝，同时靠向腹部。两腿可交换做，也可以同时做，可美化臀部并收缩小腹。

爬行运动：手撑起上半身，双脚屈膝，趴在地上，类似擦地，可借出汗将"囤积"体内的水分排泄掉，恢复臀部肌肉弹性。新妈妈可用护膝，避免受伤。

推臀按摩：站立时，将手置于臀部，由上往下推臀部，或由下往上推。由上往下推有助于局部细胞活化，可增进肌肉弹性；由下往上，则可美化臀部曲线。可双轨进行。

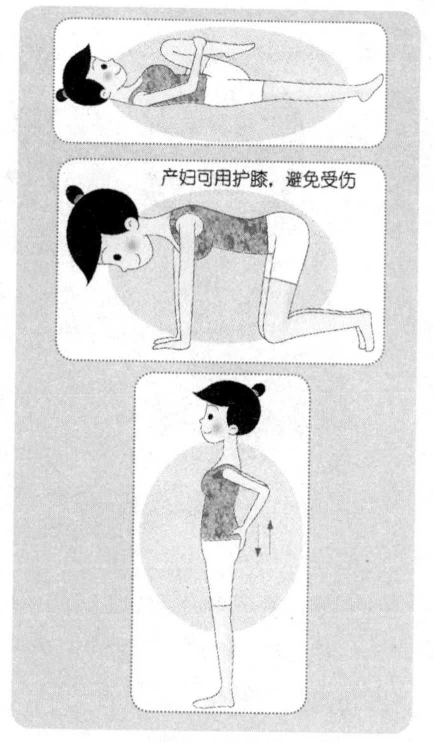

专家指导

产后关节松弛可能会持续一段时间，特别是母乳喂养的女性，应该注意保护关节，尽量不做单脚用力的动作，如跳跃等。

44 做一次全面的妇科检查

一般来说，分娩医院会安排产妇在产后第42天进行一次全面的检查，同时也会对宝宝进行一系列发育检查。

一般健康检查

称体重：如果发现产后体重增加过快，就应适当调整饮食，减少主食和糖类的摄入，增加含蛋白质和维生素较丰富的食物，同时应坚持锻炼。体重下降过快的妈妈，则应加强营养，有助身体恢复，亦可保证乳汁质量。

测血压：产后，一般产妇的血压都会恢复到孕前水平。如果血压尚未恢

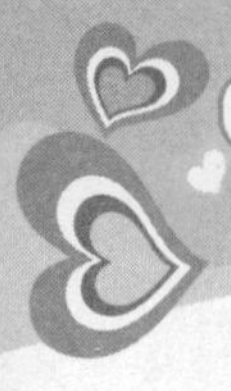

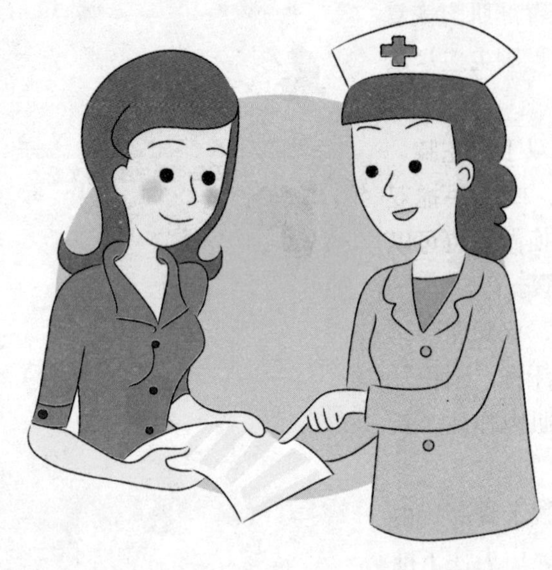

复，应该及时查明原因，对症治疗。

血常规：对妊娠合并贫血、产后出血的产妇，一定要复查血常规，如有贫血，应及时治疗。有高热等症状的妈妈也需要进行血常规检查，便于确定身体是否有炎症。

尿常规：有患妊娠中毒或感觉小便不适的妈妈，需要做尿常规检查，根据相关指标可以判断妊娠中毒是否已经痊愈；对于小便不适的妈妈，还可查出是否有尿路感染等。

其他内科检查：对有产后并发症的妈妈，如患肝病、心脏病、肾炎等，应到内科再做检查。

盆腔器官检查

检查阴道分泌物的量、色、味：产褥期过后，一般产妇恶露都会排干净。如果还有血性分泌物，颜色暗且量大，或有臭味，则表明子宫复旧不良或子宫内膜有炎症。

子宫颈有无糜烂：如有，可在3～4个月后进行复查及治疗，看一看子宫的附件及周围组织有无炎症及包块。

子宫恢复情况：子宫大小是否正常，子宫位置有无脱垂。如子宫位置靠后，则应采取侧卧睡眠，膝胸卧位的练习也有助于子宫位置的恢复。